ポケット 英和

医学用語・略語辞典

「ポケット英和医学用語・略語辞典」編集委員会 編

南 山 堂

序

　医療界では，カルテや検査申込書，検査結果報告書などに，頻繁に医学英単語や略語が使用されている．それが理解できなければ，各職種との連携，すなわちチーム医療の実践ができず，患者さんに満足していただける医療の提供は難しくなる．

　このような医療環境の中で，すべてのメディカルスタッフが医学英単語や略語を理解する必要性を痛感し，1980年代半ばから，九州大学医学部附属病院で使用されている医学英単語と略語を故廣渡 諭氏が中心となってまとめ，それを基に1999年に「ポケット医学英単語・略語辞典」が上梓された．第13版からは体裁も一新され，現在の書名となった．改訂にあたっては，より多くの用語を収録したうえで(第26版の総項目数は，英和編 約5,700，略語編 約3,400)，付録として基準線や臓器・腫瘍の分類など医用画像の理解に役立つ内容を掲載しているが，従来通り持ち運びに便利なポケットサイズを維持しつつ，できるだけ安価に入手できるように配慮している．

　本書がみなさんから愛用されて今日まで至ったことに感謝し，また，編纂に関わった九州大学病院放射線部のスタッフ，協力いただいた南山堂の方々に心より敬意を表する．

　これからも，医療従事者を目指す学生諸氏においては臨地実習の場で，また，現場で働く医療従事者においてはいつも携行していただき，手軽に使える辞典として役立つことを切に願っている．

　2024年1月

九州大学病院医療技術部放射線部門

技師長　加藤豊幸

凡　例

1. 本書は英和編と略語編の 2 部より構成される.

2. 見出し語の配列はアルファベット順に行った（先頭の単語が同じ見出し語は連続して配列，数字や化学物質の性質を表す *n-*, *p-*, *O-* などは無視して配列されている）. ギリシア文字から始まる語は，その英語の綴りにより該当するアルファベットの最初に配列した.

3. 用語中で使われる（　）は置換や省略が可能な語を示す.

4. ［　］内には補足事項を記載した.

5. Ⓡ=ラテン語, 独=ドイツ語, 仏=フランス語, 複=複数形, 名=名詞, 形=形容詞, 対=対義語　を表す.

6. 巻末には以下の付録を収載した.
   体表面と骨格(頭蓋・体幹)／手の骨と関節／全身の主な動静脈／頭部の動脈／大腿・腓腹の動静脈／AHA分類による冠動脈の区域と名称／心筋シンチグラフィの断層像／心筋の領域分割／気管支・肺区域／食道の区分／胃の区分／胃の隆起性病変の肉眼分類／胃癌(肉眼分類・ボールマン分類・TNM分類)／大腸の区分／肝区域(クイノーの区域分類・肝内血管)／造影CT・MRIにおける肝病変の描出像の例／乳腺の構造と乳房区域／硫酸バリウム濃度調整表／酸素ボンベ使用可能時間の目安／X線造影剤の造影部位／放射線被ばく

英和編

A

α₁-antitrypsin α₁-AT α₁-アンチトリプシン ［血液の形態，止血機能の一検査法］

abdomen abd., ABD 腹部 ＝Bauch(Ba) 獨

abdominal aorta AA 腹部大動脈

abdominal aortic aneurysm AAA 腹部大動脈瘤

abdominal circumference AC 腹囲

abdominal compartment syndrome ACS 腹部コンパートメント症候群

abdominal distention 腹部膨満(感)

abdominal esophagus Ea 腹部食道

abdominal wall tumor 腹壁腫瘍

abdominoperineal resection APR 腹会陰式直腸切断術

abduction Abd. 外転

ablation 取り除くこと，切除すること ［一般的に不整脈分野でのカテーテルアブレーション(心筋焼灼術)治療を指すことが多い］

abnormal shadow 異常陰影

abscess 膿瘍

acanthosis nigricans 黒色表皮腫

accelerate 促進する ［活動，進度などを］

accelerated hyperfractionation AHF 加速過分割照射(法)，加速多分割照射(法) ［放射線治療中の腫瘍の加速再増殖の影響を抑えるために，照射期間を短縮し，1日に複数回の照射を行う照射法］

accelerated idioventricular rhythm AIVR 促進型心室固有調律

accelerated phase AP 移行期 ［慢性骨髄性白血病などにおける病期分類］

accessory adrenal 副副腎 ＝adrenal rest

accessory left hepatic artery 副左肝動脈 ［左胃動脈から分岐する左肝動脈のこと］

accessory meningeal artery AMA 副硬膜動脈

accessory saphenous vein ASV 副伏在静脈

accessory spleen 副脾

accidental swallowing of foreign body 異物誤飲

accumulate 集積

acetabulum 寛骨臼

acetate-free biofiltration AFB(F) 無酢酸透析

acetylcholine ACh アセチルコリン

achalasia 弛緩不能(症)，痙攣

Achilles tendinitis アキレス腱炎

achondroplasia 軟骨発育不全症

acidophil adenoma 好酸性細胞腺腫

acinar 細葉の，腺房の

acinar cell carcinoma ACC 腺房細胞癌

acoustic neurinoma AN 聴神経鞘腫

acoustic shadow　AS　音響陰影　[超音波用語]

acoustic window　音響窓　[超音波用語]

acquired cystic disease of the kidney　ACDK　後天性嚢胞性腎疾患

acquired immunodeficiency syndrome　AIDS　後天性免疫不全症候群, エイズ

acrocyanosis　肢端チアノーゼ

acromegaly　末端肥大症

acromiohumeral interval　AHI　肩峰骨頭間距離

actinic keratosis　AK　光線角化症

actinomycosis　放線菌症, アクチノミセス症

activated coagulation time　ACT　活性化凝固時間

activated partial thromboplastin time　APTT　活性化部分トロンボプラスチン時間　[血液が凝固するまでの時間を計るもの]

active contour models　ACM　動的輪郭モデル　[コンピュータにより輪郭線を抽出するための手法]

active transport　能動輸送

activities of daily livings　ADL　基本的日常生活動作

acute　急性の

acute abdomen　急性腹症

acute angle-closure glaucoma　AACG　急性閉塞隅角緑内障

acute anterior uveitis　AAU　急性前部ブドウ膜炎

acute aortic dissection　AAD　急性大動脈解離

acute bacterial endocarditis　ABE　急性細菌性心内膜炎

acute coronary syndrome　ACS　急性冠症候群

acute disseminated encephalomyelitis　ADEM　急性散在性脳脊髄炎

acute eosinophilic pneumonia　AEP　急性好酸球性肺炎

acute epidural hematoma　AEDH　急性硬膜外血腫

acute flaccid myelitis　AFM　急性弛緩性脊髄炎

acute focal bacterial nephritis　AFBN　急性巣状細菌性腎炎

acute gastric mucosal lesion　AGML　急性胃粘膜病変

acute generalized exanthematous pustulosis　AGEP　急性汎発性発疹性膿疱症

acute generalized pustular bacterid　AGPB　急性汎発性膿疱性細菌疹

acute glomerulonephritis　AGN　急性糸球体腎炎

acute heart failure　AHF　急性心不全

acute hemorrhagic conjunctivitis　AHC　急性出血性結膜炎

acute hemorrhagic leukoencephalitis　AHLE　急性出血性白質脳炎

acute hepatitis　AH　急性肝炎

acute intermittent porphyria　AIP　急性間欠性ポルフィリン症

acute interstitial nephritis　AIN　急性間質性腎炎

acute interstitial pneumonia　AIP　急性間質性肺炎

acute intracerebral hemorrhage　急性期脳内出血

acute kidney injury　AKI　急性腎障害

acute lung injury　ALI　急性肺損傷

acute lymphoblastic leukemia　ALL　急性リンパ(芽球)性白血病

acute lymphocytic leukemia ALL 急性リンパ(球)性白血病
acute monocytic leukemia AMoL 急性単球性白血病
acute myeloblastic leukemia AML 急性骨髄芽球性白血病
acute myelocytic leukemia AML 急性骨髄性白血病
acute myelomonocytic leukemia AMML, AMMoL 急性骨髄単球性白血病
acute myocardial infarction AMI 急性心筋梗塞
acute necrotizing encephalopathy ANE 急性壊死性脳症
acute non-lymphocytic leukemia ANLL 急性非リンパ(球)性白血病
acute obstructive suppurative cholangitis AOSC 急性閉塞性化膿性胆管炎
acute phase 急性期
acute posterior multifocal placoid pigment epitheliopathy APMPPE 急性後部多発性斑状色素上皮症 [若年者に多くみられる炎症性眼疾患]
acute promyelocytic leukemia APL 急性前骨髄(球)性白血病
acute renal failure ARF 急性腎不全
acute renal failure with severe loin pain and patchy renal ischemia after anaerobic exercise ALPE 運動後急性腎不全
acute respiratory distress syndrome ARDS 急性呼吸障害(窮迫)症候群
acute retinal necrosis ARN 急性網膜壊死(症) [桐沢型ぶどう膜炎]
acute rheumatic fever ARF 急性リウマチ熱
acute (simple) tympanitis 急性中耳炎 ＝otitis media acuta(OMA) ⇒
acute subdural hematoma ASDH 急性硬膜下血腫
acute suppurant obstruction cholangitis ASOC 急性化膿性閉塞性胆管炎
acute transverse myelitis ATM 急性横断性脊髄炎
acute tubular necrosis ATN 急性尿細管壊死
acute undifferentiated cell leukemia AUL 急性非分類型白血病
acute viral hepatitis AVH 急性ウイルス性肝炎
acute zonal occult outer retinopathy AZOOR 急性帯状潜在性網膜外層症
Adams-Stokes syndrome アダムス・ストークス症候群
adaptive iterative dose reduction 3D AIDR 3D 逐次近似応用画像再構成法
adaptive radiation therapy ART 適応放射線治療 [患者の変化に合わせて，治療計画を修正する放射線治療]
Addison's disease アジソン病 [副腎皮質機能低下症]
adduction Add. 内転
adenocarcinoma 腺癌
adenocarcinoma in situ AIS 上皮内腺癌
adenoid 咽頭扁桃
adenoid cystic carcinoma ACC 腺様嚢胞癌 [涙腺，唾液腺，乳腺などに生じる悪性腫瘍]
adenolipoma 腺脂肪腫 [良性腫瘍]
adenolymphoma 腺リンパ腫 ＝Warthin's tumor

adenomatoid tumor　腺腫様腫瘍

adenomatosis　腺腫症

adenomatous goiter　腺腫性甲状腺腫

adenomatous hyperplasia　AH　腺腫様過形成

adenomyomatosis (of the gallbladder)　ADM　（胆囊）腺筋腫症

adenomyotic cyst　囊胞性腺筋症　＝cystic adenomyosis

adenosine monophosphate-activated protein kinase　AMPK
アデノシン一リン酸（AMP）活性化プロテインキナーゼ　［細胞内のエネルギー
バランスの変化を感じるセンサーで，低血糖，運動などで活性化する］

adhesion　癒着　圏 adhesive

adhesive capsulitis　癒着性関節包炎

administered activity　実投与量　［RI用語］

admission　Ad.　入院　図 discharge　退院

adnexa　付属器

adnexectomy　（子宮）付属器切除術

adolescent and young adult　AYA　AYA(アヤ)世代　［思春期，若年成人．
15～39歳までを指す］

adrenal　副腎

adrenal carcinoma　副腎癌

adrenal gland　副腎　［glandは生物体の液体を分泌する器官をいう］

adrenal hyperplasia　副腎過形成

adrenal medulla scintigraphy　副腎髄質シンチグラフィ

adrenal rest　副副腎，異所性副腎組織　＝accessory adrenal

adrenal tumor　副腎腫瘍

adrenocortical adenoma　副腎皮質腺腫

adrenocortical carcinoma　副腎皮質癌

adrenocortical scintigraphy　副腎皮質シンチグラフィ

adrenocorticotropic hormone　ACTH　副腎皮質刺激ホルモン

**adrenocorticotropic hormone-independent bilateral macronodular
adrenocortical hyperplasia**　AIMAH　ACTH非依存性両側副腎皮質大
結節性過形成

adrenogenital syndrome　AGS　副腎性器症候群

adrenoleukodystrophy　ALD　副腎白質ジストロフィー

adriamycin　ADM　アドリアマイシン　［抗癌剤］

adriamycin, bleomycin, vincristine, DTIC　ABVD　アドリアマイシン，ブレ
オマイシン，ビンクリスチン，DTIC　［悪性リンパ腫の化学療法］

adult congenital heart disease　ACHD　成人先天性心疾患

adult-onset Still's disease　AOSD　成人発症スティル病　［自己免疫性炎症
性疾患］

adult T-cell leukemia　ATL　成人T細胞白血病

adult T-cell leukemia antibody　ATLA　成人T細胞白血病抗体

adult T-cell lymphocytic leukemia　ATLL　成人T細胞リンパ（球）性白血病

advance care planning　ACP　アドバンス・ケア・プランニング　［人生最終
段階における治療・療養について本人を主体に家族，医療従事者と事前に話
し合うプロセス］

advanced cardiovascular life support　ACLS　二次救命処置　［アメリカ心臓学会が提唱する救命処置法］

advanced gastric cancer　進行胃癌

advanced life support　ALS　二次救命処置

adventitia　外膜

adverse drug reaction　ADR　薬物有害反応

aerophagia　空気嚥下症

aerosol inhalation lung scintigraphy　エアロゾル吸入肺シンチグラフィ

age-related macular degeneration　AMD　加齢黄斑変性

agenesis of the corpus callosum　ACC　脳梁欠損症

agnosia　失認症

agranulocytosis　無顆粒球症

AIDS-related lymphoma　ARL　［エイズに関係したリンパ腫］

air bronchogram　気管支透亮像　［気管支周囲の肺胞に滲出液がたまり，空気で気管支造影したかのように見やすくなる病態をいう］

air cyst　空気性嚢胞

airspace enlargement with fibrosis　AEF　線維化を伴う気腔拡大

airway pressure release ventilation　APRV　気道圧開放換気

akinesia　運動不能，失動　［心臓壁運動に使用］

alanine aminotransferase (transaminase)　ALT　アラニンアミノトランスフェラーゼ（アラニントランスアミナーゼ）＝glutamate pyruvate transaminase (GPT)　［肝障害の指標として使用］

Alberta Stroke Program Early CT Score　ASPECTS　［ASPECTS（アスペクツ）．頭部CTでの早期虚血変化(EIC)の評価に用いられる］

albumin　Alb　アルブミン

alcohol addiction　アルコール嗜癖

alcohol injection therapy　アルコール注入療法

alcoholic fatty liver disease　AFLD　アルコール性脂肪性肝疾患

alcoholic hepatitis　アルコール性肝炎

alcoholism　アルコール中毒症

aldosterone-producing adenoma　APA　アルドステロン産生腺腫

aldosteronism　アルドステロン症

Aleutian disease　AD　アリューシャン病　［ミンクの遅発性ウイルス感染症］

alkaline　アルカリ性の

alkaline phosphatase　ALP　アルカリ(性)リン酸分解酵素

allergic　アレルギー性の

allergic alveolitis　アレルギー性肺胞炎

allergic bronchopulmonary aspergillosis　ABPA　アレルギー性気管支肺アスペルギルス症

allergic fungal rhinosinusitis　AFRS　アレルギー性真菌性副鼻腔炎

allergic granulomatous angiitis　AGA　アレルギー性肉芽腫性血管炎　＝eosinophilic granulomatosis with polyangiitis (EGPA)，Churg-Strauss syndrome (CSS)　［旧称．現在は好酸球性多発血管炎性肉芽腫症(EGPA)と呼ばれる］

alopecia cicatrisata　瘢痕性脱毛症

alopecia diffuse　広汎性脱毛症

alpha-fetoprotein AFP　アルファフェトタンパク　［α-fet］

18 alternative forced choice 18-AFC　18-強制選択法　［画像工学用語．画質評価法の一つ］

alveolar abscess AA　歯槽膿瘍

alveolar-arterial oxygen difference A-aDo2　肺胞気動脈血酸素分圧較差

alveolar crest 歯槽頂

alveolar microlithiasis 肺胞微石症

alveolar proteinosis 肺胞タンパク症

alveolar soft part sarcoma ASPS　胞巣状軟部肉腫　［成人では通常下肢に発生することが多く，女性生殖器官，縦隔，乳腺組織，膀胱，消化管，骨など，さまざまな場所に発生する］

alveoli 肺胞　［alveolusの複数］

alveolitis 歯槽炎，肺胞炎

Alzheimer's disease AD　アルツハイマー病　［脳全体の高度萎縮］

amaurosis fugax 一過性黒内障

amebic colitis アメーバ性大腸炎

ameloblastoma エナメル上皮腫

amenorrhea 無月経

American Association for the Study of Liver Diseases AASLD米国肝臓学会

American Association of Physicists in Medicine AAPM　米国医学物理学会

American College of Cardiology ACC　米国心臓病学会

American College of Radiology ACR　米国放射線医学会

American College of Radiology National Electrical Manufacturers Association ACR-NEMA　［アメリカにおける放射線機器の規格］

American Heart Association AHA　米国心臓協会

American Medical Information Association AMIA　米国医療情報学会

American Society for Therapeutic Radiology and Oncology ASTRO　米国放射線腫瘍学会

American Thoracic Society ATS　米国胸部疾患学会

amide proton transfer APT　［3T MRIで可能な内因性CESTイメージング］

amniotic fluid index AFI　羊水指数　［超音波検査による羊水量測定の指数］

Amplatzer duct occluder ADO　アンプラッツァーダクトオクルーダー（動脈管閉鎖栓）

Amplatzer septal occluder ASO　アンプラッツァーセプタルオクルーダー（中隔閉鎖栓）［心房中隔欠損のIVR治療に使用されるデバイス］

amplitude of low-frequency fluctuation ALFF　低周波振動振幅　［MR用語］

ampule Amp　アンプル

amputation 離断，切断術

amylase Amy　アミラーゼ

amyloid angiopathy AAG　アミロイドアンギオパチー　［アミロイドが脳の血管に沈着して発症する病気］

amyloidosis アミロイドーシス，アミロイド沈着症
amyopathic dermatomyositis ADM 無筋痛性皮膚筋炎
amyotrophic lateral sclerosis ALS 筋萎縮性側索硬化症
amyotrophy 筋萎縮
anal 肛門の
anal atresia 肛門閉鎖，鎖肛 ＝atresia ani ⑦
analog-digital converter ADC アナログ・デジタル変換器
analytical anisotropic algorithm AAA 分析的異方性アルゴリズム ［理論
　データに基づいた計算アルゴリズム，放射線治療における線量計算方法の一
　つ］
anaphylactoid アナフィラキシー様の
anaphylaxis アナフィラキシー，過敏症
anaplasia 退形成，退化
anaplastic carcinoma 未分化癌
anaplastic lymphoma kinase ALK 未分化リンパ腫キナーゼ
anaplastic medulloblastoma 退形成性髄芽腫
anaplastic oligodendroglioma 退形成乏突起(乏枝)神経膠腫
anasarca 全身浮腫 ＝Anasarka 圖
Anasarka 圖 全身浮腫 ＝anasarca
anastomosis 吻合術，吻合(症)
anatomical snuff box 解剖学的嗅ぎ煙草窩
androgen deprivation therapy ADT アンドロゲン遮断療法 ［前立腺癌の
　治療法の一つ］
androgenetic alopecia AGA 男性型脱毛症
anemia 貧血
anemic infarct 貧血性梗塞
anesthesiologist dependent AD 麻酔科依頼
aneurysm 動脈瘤
aneurysm of cerebral arteries 脳動脈瘤
aneurysmectomy 動脈瘤切除術
angina 狭心症
angina pectoris AP 狭心症
angina (pectoris) at rest 安静時狭心症 ＝rest angina (pectoris)(RA)
angiocentric glioma 血管中心性膠腫
angiocentric immunoproliferative lesion AIL 血管中心性リンパ球増殖性
　病変
angiodysplasia 血管性異形成(形成障害)
angiography Angio. 血管造影撮影法
angioimmunoblastic lymphadenopathy with dysproteinemia
　AILD 異常タンパク血症を伴った血管免疫芽細胞のリンパ腺腫 ［網膜症の一
　種］
angiokeratoma 被角血管腫，血管角化腫 ＝angioceratoma, Mibelli's
　disease
angiomyolipoma AML 血管筋脂肪腫
angiomyoma 血管筋腫

angionecrosis　血管壊死
angiosarcoma　血管肉腫
angiotensin-converting enzyme　ACE　アンジオテンシン変換酵素
angular vision　AV　角視力
anion gap　AG　アニオンギャップ　[代謝性アシドーシスの原因を鑑別する指標]
ankle brachial index　ABI　足関節上腕血圧比　＝ankle brachial pressure index(ABPI)
ankle brachial pressure index　ABPI　足関節上腕血圧比　＝ankle brachial index(ABI)
ankylosing spinal hyperostosis　ASH　強直性脊椎骨増殖症
ankylosing spondylitis　AS　強直性脊椎炎
annihilation coincidence detection　ACD　消滅放射線同時計数方式
annual limit of intake　ALI　年摂取限度
annular pancreas　輪状膵
annuloaortic ectasia　AAE　大動脈弁下部拡張症
anomalous venous return　静脈還流異常症
anomaly　奇形　≒malformation
anorectal carcinoma　肛門直腸癌
anorectum　肛門直腸
anorexia　食欲不振
anorexia nervosa　AN　神経性食欲不振症
anterior　Ant.　前方の
anterior band of inferior glenohumeral ligament　AIGHL　前下関節上腕靱帯
anterior cerebral artery　ACA　前大脳動脈
anterior cervical spine fixation　A(C)SF　頸椎前方固定術
anterior chamber　AC　前房, 前眼房
anterior choroidal artery　AChA　前脈絡叢動脈
anterior commissure-posterior commissure line　AC-PC line　前交連・後交連線　[左右の大脳半球を結ぶ線維束で, 前交連は第三脳室の前壁をつくる終板の後ろ, 後交連は第三脳室後方の中脳水道に連なる部位のすぐ上方]
anterior communicating artery　ACA, Acom　前交通動脈
anterior cruciate ligament　ACL　前十字靱帯
anterior deep temporal artery　ADTA　前深側頭動脈
anterior fat pad　AFP　前方脂肪層　[上腕骨の]
anterior inferior cerebellar artery　AICA　前下小脳動脈
anterior inferior tibiofibular ligament　AITFL　前下脛腓靱帯[posterior ～後下脛腓靱帯]
anterior interosseous artery　AIA　前骨間動脈
anterior interosseous vein　AIV　前骨間静脈
anterior ischemic optic neuropathy　AION　前部虚血性視神経症
anterior mediastinal tumor　前縦隔腫瘍
anterior mitral leaflet　AML　僧帽弁前尖
anterior nasal spine　ANS　前鼻棘の尖端点　[セファロの計測点]

anterior pararenal space　APS　前腎傍腔
anterior-posterior (projection)　AP, A→P　前→後（方向）
anterior semicircular canal　ASC　前半規管
anterior subcapsular cataract　ASC　前嚢下白内障
anterior superior pancreaticoduodenal artery　ASPDA　前上膵十二指腸動脈
anterior talofibular ligament　ATFL　前距腓靱帯
anterior tibial artery　ATA　前脛骨動脈
anterior tibial vein　ATV　前脛骨静脈
anterior tympanic artery　ATA　前鼓室動脈
anteromedial　前内側の
antesternal　胸骨前
anti-ARS antibody positive interstitial pneumonia　抗ARS抗体陽性間質性肺炎
antiarrhythmic drug　抗不整脈剤
antibiotics-associated hemorrhagic colitis　AAHC　抗生物質起因性出血性大腸炎
antibody　Ab　抗体
antibody-dependent cellular cytotoxicity　ADCC　抗体依存性細胞傷害
antigen　Ag　抗原
antimicrobial resistance　AMR　抗微生物薬耐性, 薬剤耐性
antimicrobial stewardship team　AST　抗菌薬適正使用支援チーム
antineutrophil cytoplasmic antibody　ANCA　抗好中球細胞質抗体
antineutrophil cytoplasmic antibody(ANCA)-associated vasculitis　AAV　抗好中球細胞質抗体(ANCA)関連血管炎
antinuclear antibody　ANA　抗核抗体
antiphospholipid syndrome　APS　抗リン脂質抗体症候群
antireflux mucosectomy　ARMS　逆流防止粘膜切除術
antiresorptive agents-related osteonecrosis of the jaw　ARONJ　骨吸収抑制薬関連顎骨壊死
antiretroviral therapy　ART　抗レトロウイルス療法　[HIVなどの治療に使用]
antistreptolysin-O　ASLO　抗ストレプトリジン-O
antithrombin　AT　アンチトロンビン
anulus fibrosus　線維輪
anuria　無尿症
anxiety neurosis　不安神経症
aorta　AO, Ao.　大動脈
aorta-coronary bypass graft　ACBG　冠動脈再建術(移植術)
aortic aneurysm　大動脈瘤
aortic annuloplasty　AAP　大動脈弁輪形成術
aortic dimension　AOD　大動脈径
aortic dissection　大動脈解離
aortic insufficiency　AI　大動脈弁閉鎖不全症　＝aortic regurgitation (AR)
aortic regurgitation　AR　大動脈弁逆流症　＝aortic insufficiency (AI)

aortic stenosis AS　大動脈弁狭窄症

aortic stenosis + regurgitation ASR　［ASとAR（＝AI）の合併症，軽症の
　　ほうを小文字で書く．例）AsR］

aortic valve AoV　大動脈弁

aortic valve area AVA　大動脈弁口面積

aortic valve replacement AVR　大動脈弁置換術

aortitis syndrome　大動脈炎症候群

aortocaval fistula　大動静脈瘻

aortopulmonary window A-P window　大動脈肺動脈窓

apex　尖端，心尖部，肺尖

aphasia　失語症

apical　尖端の，根尖の，根尖側の

apical periodontitis　根尖性歯周炎

apical region　根尖病巣

aplasia　形成不全(症)，発育不全(症)

aplastic anemia AA　再生不良性貧血

apnea　無呼吸，窒息

apnea attack　無呼吸発作

apnea-hypopnea index AHI　無呼吸低呼吸指数

apocrine adenocarcinoma　アポクリン腺癌

apophysis　骨端，(骨)突起　＝epiphysis

apophysitis　骨端炎

apoplexy　脳卒中　［俗名 中風］

apparent diffusion coefficient ADC　見かけ上の拡散係数

appearance time AT　アピアランスタイム，出現時間

appendectomy appe.　虫垂切除(術)　＝appendicectomy

appendiceal mucocele　虫垂粘液嚢胞(嚢腫)

appendicectomy appe.　虫垂切除(術)　＝appendectomy

appendicitis　虫垂炎

appetite loss　食欲不振

appropriate for date AFD　［在胎週数に比して適当な大きさの児］

aqueduct　導水管，水道

arachnoid cyst　くも膜嚢胞

arachnoid granulation AG　くも膜顆粒

arc-welders' pneumoconiosis　溶接工肺

architectural distortion　構築の乱れ　［乳腺画像において，腫瘤が明らか
　　ではないが正常の乳腺組織が歪んでいる所見］

arcuate fasciculus AF　弓状束　［頭部神経経路］

area detector computed tomography ADCT　面検出器型CT

area ratio correction ARC　面積比補正

area under the (concentration-time) curve AUC　(薬物血中濃度-時間)
　　曲線下面積

argon plasma coagulation APC　アルゴンプラズマ凝固法　［アルゴンプラ
　　ズマガスと高周波電流により組織を焼灼凝固させる］

arrhythmia　不整脈

arrhythmogenic right ventricular cardiomyopathy ARVC 不整脈原性右室心筋症 ［右室心筋の変性が進行し，右室の拡大や機能不全，不整脈を呈する疾患］

arterial blood gas ABG 動脈血ガス

arterial malformation AM 動脈奇形

arterial spin labeling ASL ［MR用語. 血流の磁化を変化させ，造影剤を用いずにperfusionを測定する方法］

arterial stimulation and venous sampling ASVS ［膵インスリノーマの位置を特定するための検査法］

arterioportal shunt A-P shunt 肝動脈門脈短絡

arteriosclerosis AS 動脈硬化症

arteriosclerotic obliterans ASO 閉塞性動脈硬化症

arteriovenous fistula AVF 動脈瘻

arteriovenous graft AVG 動静脈グラフト

arteriovenous malformation AVM 動静脈奇形

arteriovenous shunt A-V shunt 動静脈短絡

arthralgia 関節痛

arthritis deformans 変形(性)関節炎

arthrography 関節(腔)造影撮影法

arthroscopic Bankart repair ABR 関節鏡視下バンカート修復術 ［関節鏡視下関節唇修復術］

arthroscopic rotator cuff repair ARCR 関節鏡視下腱板修復術

arthroscopy AS 関節鏡検査

articulare Ar ［頭蓋底下縁の陰影像が下顎枝後縁と交わる点，セファロの計測点］

articulate 関節をなす，吻合する

artificial abortion AA 人工流産

artificial insemination with husband's semen AIH 配偶者間人工授精

artificial intelligence AI 人工知能

artificial neural network ANN 人工ニューラルネットワーク

as low as practicable ALAP 実行可能な限り低く

as low as reasonably achievable ALARA 合理的に達成可能な限り低く ［ALARA(アララ)，放射線安全の原則］

asbestosis アスベスト症 ［肺胞-毛細管ブロック症候群］

ascending colon 上行結腸

ascending pharyngeal artery APA 上行咽頭動脈

ascites 腹水(症)

aseptic bone necrosis 無菌性骨壊死

aseptic meningitis 無菌性髄膜炎

aseptic necrosis 無菌性壊死

aseptic necrosis of the femoral head 無菌性大腿骨頭壊死

Asherman's syndrome アッシャーマン症候群

aspartate aminotransferase AST アスパラギン酸アミノトランスフェラーゼ ＝glutamic oxaloacetic transaminase(GOT)

aspect 外観

aspergilloma アスペルギローマ ［アスペルギルス属真菌が肺の空洞性病変において増殖して形成される真菌球］

aspergillosis アスペルギルス症

asphyxia 仮死

asphyxiation 窒息

aspiration biopsy cytology ABC 吸引生検細胞診

aspiration pneumonia 誤嚥性(吸引)肺炎

asplenia syndrome 無脾症候群

Assessment of Spondyloarthritis International Society ASAS 国際脊椎関節炎評価学会

assisted reproductive technology ART 生殖補助医療

asthenia 無力症

asthma 喘息

asthmatic bronchitis AB 喘息性気管支炎

astigmatism Ast 乱視

astrocytic tumor 星細胞系腫瘍 ［脳腫瘍］

astrocytoma (神経膠)星状細胞腫, 星(状)膠細胞腫

asymmetry 非対称, 左右不同, ひずみ

asymmetry of face 非対称性顔貌

asymptomatic neurocognitive impairment ANI 無症候性神経認知障害 ［HIV関連神経認知障害(HAND)の重症度分類］

asymptomatic ventriculomegaly with features of iNPH on MRI AVIM MRIでiNPHの特徴を有する無症候性脳室拡大 ［脳MRIでiNPH(特発性正常圧水頭症)の所見を認めるが, 症候のみられない状態］

asynchronous transfer mode ATM 非同期転送モード ［音声や画像などのデータ転送方式］

asynergy アシナジー, 壁運動異常 ［心エコー］

ataxia 運動失調(症)

atelectasis 無気肺, 肺虚脱

atheroma 粉瘤, 粥(じゅく)腫

atherosclerosis AS 粥(じゅく)状硬化症

atherosclerotic renal artery stenosis ARAS 動脈硬化性腎動脈狭窄症

atherothrombosis ATIS アテローム血栓症

Atlanta classification アトランタ分類 ［急性膵炎の分類］

atlanto-axial dislocation AAD 環椎軸椎脱臼

atlanto-dental distance ADD 環椎歯突起間距離

atomic mass unit a.m.u. 原子質量単位

atopic dermatitis AD アトピー性皮膚炎

atresia 閉鎖

atresia ani 🈩 肛門閉鎖, 鎖肛 ＝anal atresia

atrial atrium-inhibited pacing AAI 心房抑制型心房ペーシング

atrial fibrillation Af 心房細動

atrial flutter AF 心房粗動

atrial premature contraction (beat) APC(B) 心房性期外収縮

atrial septal defect ASD 心房中隔欠損症

atriopulmonary connection APC 心房肺動脈吻合 ［単心室症におけるフォンタン型手術］

atrioventricular block A-V block 房室ブロック

atrioventricular nodal reentrant tachycardia AVNRT 房室結節リエントリー性頻拍

atrioventricular reentrant tachycardia AVRT 房室リエントリー性頻拍

atrioventricular septal defect AVSD 房室中隔欠損

atrium 心房

atrophic 萎縮性の 图 atrophy

atrophy 萎縮 图 atrophic

attention deficit/hyperactivity disorder ADHD 注意欠陥・多動性障害

attenuation correction AC 減弱補正，減衰補正 ［吸収補正］

attenuation imaging ATI ［純粋に超音波の減衰を反映した画像］

atypical adenomatous hyperplasia AAH 異型腺様過形成

atypical carcinoid AC 非定型カルチノイド

atypical ductal hyperplasia ADH 異型乳管過形成 ［乳癌の基準は満たさないが，上皮に異型を伴う病変］

atypical facial pain 非定型顔面痛

atypical femoral fracture AFF 非定型大腿骨骨折

atypical lobular hyperplasia ALH 異型小葉過形成 ［乳癌の基準は満たさないが，上皮に異型を伴う病変］

atypical meningioma 異型性髄膜腫

atypical mycobacterial infection 異型性マイコバクテリア感染

atypical mycosis AM 非定型真菌症

atypical psychosis 異型性精神病

auditory brainstem response ABR 聴性脳幹反応

auditory evoked field AEF 聴覚誘発磁界

augmented reality AR 拡張現実

auriculotemporal syndrome ATS 耳側頭症候群

Auskratzung Aus 圙 掻爬 ［Aus(アウス)，人工妊娠中絶を意味する］

autism 自閉症

autism spectrum disorder ASD 自閉スペクトラム症

autoimmune hemolytic anemia AIHA 自己免疫性溶血性貧血

autoimmune hepatitis AIH 自己免疫性肝炎

autoimmune pancreatitis AIP 自己免疫性膵炎

autoimmune polyglandular syndrome APS 自己免疫性多内分泌腺症候群

autologous Auto 自己(由来)の，自家(移植)の

autologous bone marrow transplantation ABMT 自家骨髄移植

automated auditory brainstem response AABR 自動聴性脳幹反応

automated breast ultrasonography ABUS 自動乳房超音波検査

automated external defibrillator AED 自動体外式除細動器

automatic brightness control ABC 自動輝度調節

automatic exposure control AEC 自動露出機構

automatic frequency controller AFC 自動周波数制御

autonomously functioning thyroid nodule AFTN 自律性機能性(甲状腺)結節

autopsy imaging Ai オートプシーイメージング，死亡時画像(病理)診断［死体に対する画像診断］

autosomal dominant polycystic kidney disease ADPKD 常染色体優性多発性嚢胞腎

autosomal recessive polycystic kidney disease ARPKD 常染色体劣性多発性嚢胞腎

autosomal recessive type distal muscular dystrophy ARDMD常染色体劣性遺伝遠位型ジストロフィー

avascular necrosis 無血管性壊死

avascular necrosis of the femoral head ANF 大腿骨頭壊死
＝osteo necrosis of the femoral head(ONFH)

average glandular dose AGD 平均乳腺線量

axial 軸方向の，軸(面)の ＝transverse

axilla 腋窩

axillary artery AA 腋窩動脈

axillary lymph node dissection ALND 腋窩リンパ節郭清

axillary vein AV 腋窩静脈

axonal swelling 軸索腫大

B

B-bile B-b 胆囊胆汁 ［胆汁にはA, B, Cがあり胆嚢の中のものをB-bileとい

B-type natriuretic peptide BNP B型ナトリウム利尿ペプチド ＝brain natriuretic peptide（BNP）［心臓への負荷により，主に心室から分泌される利尿ホルモン．当初，ブタ脳から単離・同定されたため，脳性ナトリウム利尿ペプチドと呼ばれた］

Bacillus Calmette-Guérin BCG ［弱毒結核生菌免疫にもちいるワクチン］

back scatter factor BSF 後方散乱係数

background BG バックグラウンド

background parenchymal enhancement BPE ［乳房MRIでみられる背景乳腺の増強効果］

bacteremia 菌血(症) ＝bacteraemia, bacteriemia

bacterial 細菌性の

bacterial endocarditis BE 細菌性心内膜炎

bacterial vaginosis BV 細菌性腟症

Baker's cyst ベーカー囊腫(囊胞)

balloon angioplasty BA バルーン血管形成術 ［血管拡張用バルーンカテーテルによるPTA］

balloon atrial septostomy BAS バルーン心房中隔欠損形成術

balloon kyphoplasty BKP バルーン椎体形成術

balloon-occluded retrograde transvenous obliteration B-RTO バルーン下逆行性経静脈的塞栓術 ［胃静脈瘤の治療法の一つ］

balloon-occluded retrograde transvenous venography B-RTV バルーン下逆行性静脈造影撮影法

balloon occlusion test BOT バルーン閉塞試験

balloon pulmonary angioplasty BPA バルーン肺動脈形成術 ＝percutaneous transluminal pulmonary angioplasty（PTPA）

balloon pulmonary valvuloplasty BVP バルーン肺動脈弁形成術

Bankart's lesion バンカート病変 ［肩関節脱臼にともなう関節窩と関節唇との剝離］

bare metal stent BMS （薬剤を塗布していない）冠動脈ステント[DES（薬剤溶出性ステント）に対して，従来使用されてきた金属が裸（bare）の状態のステント]

barium enema BE バリウム注腸造影法

Bartter's syndrome バーター症候群 ［腎病変］

basal body temperature BBT 基礎体温

basal cell cancer 基底細胞癌

basal cell epithelioma BCE 基底細胞上皮腫

basal cell nevus syndrome 基底細胞母斑症候群

basal fetal heart rate BFHR 基礎胎児心拍数

basal ganglia （大脳）基底核

17

basal metabolic rate BMR 基礎代謝率

basal-supported oral therapy BOT ［基礎インスリン経口薬併用療法］

base excess BE 塩基過剰

baseball elbow 野球肘

Basedow's disease バセドウ病

basic fibroblast growth factor bFGF 塩基性線維芽細胞増殖因子

basic life support BLS 一次救命処置

basilar artery BA 脳底動脈

basilar artery insufficiency 脳底動脈不全症

basilar impression 頭蓋底陥入症

basilic vein BV 尺側皮静脈

basion Ba ［大後頭孔の前縁上の最下点，セファロの計測点］

batho power law BPL 不均質物質補正 ［放射線治療計画やRI SPECT検査における吸収補正］

battered child syndrome BCS 被虐待児症候群

Bauch Ba 圖 腹部 ＝abdomen（abd., ABD）

beam hardening correction BHC ビームハードニング補正

beats per minute bpm ［1分間あたりの心拍数］

Beckwith-Wiedemann syndrome BWS ベックウィズ・ウィーデマン症候群

becquerel Bq ベクレル ［放射能のSI単位．1Ci＝3.7×10^{10}Bq, 1Bq＝1dps］

bed bath BB 全身清拭

bedside lung ultrasound in emergency BLUE ［急性呼吸不全などに対する超音波検査プロトコル］

behavioral and psychological symptom of dementia BPSD 認知症の行動・心理症状

Behçet's disease BD ベーチェット病 ［口腔粘膜のアフタ性潰瘍，外陰部潰瘍，皮膚症状，眼症状を主症状とする全身の炎症性疾患で，寛解と増悪の繰り返しを特徴とする］

Belag 圖 舌苔，(表面に生じた)薄い皮(層)

below-knee amputation BKA 下腿切断(術)

below-the-knee arteries 膝下(領域)動脈

below-the-knee (level) BK 膝下(領域) ［下肢動脈で使用］

benign 良性の

benign hypertrophy of prostate BHP (良性)前立腺肥大症 ＝benign prostatic hypertrophy（BPH）

benign paroxysmal positional vertigo BPPV 良性発作性頭位めまい症

benign prostatic hyperplasia(hypertrophy) BPH (良性)前立腺肥大症 ＝benign hypertrophy of prostate（BHP）

Bentall operation 大動脈基部置換術

Bertin's column ベルタン柱 ［内皮質が過形成により腎中心部エコー（central echo complex；CEC）内に突出し，充実性腫瘍のように見えることがある（正常変異）］

best-corrected visual acuity BCVA 最良矯正視力

best supportive care BSC ベストサポーティブケア ［がんに対する抗がん剤などの積極的な治療は行わず，症状などを和らげる治療に徹すること］

biceps femoris tendon BFT 大腿二頭筋腱

bicornate uterus 双角子宮

bifurcation 分岐 ＝bifurcatio ⑦

biguanide BG ビグアナイド薬 ［造影剤と同時使用不可］

biischial diameter BI （骨盤出口）横径

bilateral bil. 両側の

bilateral hilar lymphadenopathy BHL 両側性肺門リンパ節症

bilateral salpingo-oophorectomy BSO 両側卵管卵巣摘除術

bile duct adenoma 胆管腺腫

bile duct carcinoma 胆管癌

bile duct hamartoma 胆管(性)過誤腫 ＝biliary hamartoma

biliary adenofibroma 胆管腺線維腫

biliary atresia BA 胆道閉鎖症

biliary dyskinesia 胆道ジスキネジー

biliary hamartoma 胆管(性)過誤腫 ＝bile duct hamartoma

biliary intraepithelial neoplasm BilIN 胆管内上皮内腫瘍

bilirubin Bil ビリルビン

Billroth Ⅰ(Ⅱ) BⅠ(Ⅱ) ビルロートⅠ(Ⅱ)法 ［胃切除の方法］

biloma 胆汁腫

Binswanger's disease BD ビンスワンガー病 ＝subcortical arteriosclerotic encephalopathy(SAE) ［進行性皮質下血管性脳症，脳動脈硬化症の特殊型］

biological target volume BTV 生物学的標的体積

biopsy 生検

bioabsorbable vascular scaffold BVS 生体吸収性スキャフォールド ［以前は生体吸収性ステントと呼ばれていた］

biparietal diameter BPD 大横径，両頭頂骨間距離

biphasic(bilevel) positive airway pressure BiPAP 二相性陽圧呼吸

Birt-Hogg-Dubé syndrome BHDS バート・ホッグ・デュべ症候群 ［肺囊胞を認め気胸を繰り返し，腎腫瘍，顔面などの皮疹を呈する常染色体優性遺伝性疾患］

bisecting technique 二等分法

bisphosphonate BP ビスホスホネート(製剤) ［ビスホスホネートは強力な骨吸収抑制剤で，骨に強い親和性を有し，大部分は骨に沈着するか尿中に排泄される．主に骨粗鬆症治療の第一選択薬であり，悪性腫瘍の骨転移に対する骨合併症の抑制にも用いられる］

bisphosphonate-related osteonecrosis of the jaw BRONJ ビスホスホネート(BP)系薬剤関連顎骨壊死 ［骨粗鬆症予防薬であるビスホスホネート系薬剤により，抜歯等によって顎骨壊死が起こるもので，病態生理は明らかでないが，骨代謝回転抑制作用と血管新生抑制作用が考えられている］

bite taking BT 咬合採得

bite-wing technique 咬翼法

biventricular assist device BVAD 両心室補助人工心臓 ＝biventricular assist system(BVAS)

biventricular assist system BVAS 両心室補助人工心臓 ＝biventricular assist device(BVAD)

black blood BB ［MR用語．血流を低輝度に描出するプレパレーションパルス］

bladder 膀胱，嚢

bladder carcinoma 膀胱癌

bladder neck contracture 膀胱頸部拘縮

bladder outlet obstruction BOO 膀胱出口（部）閉塞 ［下部尿路閉塞とほぼ同義］

bladder tumor BT 膀胱腫瘍

Blalock-Taussig shunt BT shunt ブラロック・タウシッヒ短絡術 ［鎖骨下動脈と肺動脈をつなぐ手術法］

blastocytoma 芽細胞腫 ＝blastoma

blastoma 芽腫，芽細胞腫 ＝blastocytoma

bleeding 出血

bleeding time BT 出血時間

bleomycin BLM ブレオマイシン ［制癌剤の一つ］

bleomycin, endoxan, 6MP, and predonine BEMP ブレオマイシン，エンドキサン，6MP，プレドニン ［悪性リンパ腫の化学療法］

bleomycin/etoposide/cisplatin(cis-platinum) BEP ブレオマイシン・エトポシド・シスプラチン(併用療法) ［精巣腫瘍に対する化学療法］

blepharospasm 眼瞼痙攣

blood access ブラッドアクセス

blood-brain barrier BBB 血液脳関門

blood flow rate Q_B 血流量

blood-nerve barrier BNB 血液神経関門

blood oxygenation level dependent BOLD ［血液中の酸素結合型ヘモグロビン濃度変化によってMRI信号強度が変化する現象．fMRIの原理となっている］

blood pressure BP 血圧

blood-retinal barrier BRB 血液網膜関門

blood sugar BS 血糖

blood transfusion BT 輸血

blood urea nitrogen BUN 血中尿素窒素

bloody sputum 血痰 ＝hemosputum, sputum cruentum ⑤

bloody stool 血便

blow-out fracture 眼窩ふきぬけ骨折

blue laser imaging BLI ［内視鏡における狭帯域光観察モード］

Blutkörperchensenkungsgeschwindigkeit BS(G) 独 赤血球沈降反応（赤沈，血沈）＝erythrocyte sedimentation reaction(ESR)

body height BH 身長 ＝height(Ht)

body mass index BMI ボディマス指数 ［肥満度指数，体容積指数，BMI ＝体重kg／（身長m)^2］

body stereotactic irradiation 体幹部定位放射線治療

body surface area BSA 体表面積

body temperature BT 体温

body weight BW 体重

bolus computed tomography 急速静注CT

bone 骨
bone bruise 骨挫傷
bone bruise image BBI 骨挫傷画像 ［dual-energy CTで撮影された，髄内新鮮出血を画像化したもの］
bone cyst 骨嚢胞
bone distraction 骨伸展
bone erosion 骨侵食 ［骨皮質の途絶］
bone fracture 骨折
bone graft 骨移植
bone marrow 骨髄
bone marrow edema 骨髄浮腫
bone marrow transplantation BMT 骨髄移植 ［BMT donor 骨髄提供者］
bone metastasis 骨転移
bone mineral density BMD 骨密度(骨塩量)
bone morphogenetic protein BMP 骨形成タンパク質
bone resorption 骨吸収
bone tumor 骨腫瘍
boron neutron capture therapy BNCT ホウ素中性子捕捉療法［腫瘍細胞に集積させたホウ素と照射される中性子との核反応により，腫瘍細胞を選択的に破壊する治療法］
(*p*-)boronophenylalanine BPA ［ホウ素中性子捕捉療法(BNCT)に使用される，腫瘍組織に選択的に集積するホウ素(10B)薬剤］
Bosniak classification ボスニアック分類 ［腎嚢胞性病変の良悪性に関する分類で，Ⅰ～Ⅳ，ⅡFの5つからなる］
bovine spongiform encephalopathy BSE 牛海綿状脳症
bowel movement BM 便通
bowel obstruction 腸閉塞 ［腸管の物理的閉塞による機械的腸閉塞．腸管の運動障害による機能的な病態はイレウス ileus という］
Bowen's disease ボーエン病 ［皮膚病］
brachial artery BA 上腕動脈
brachial plexus 上腕神経叢
brachial vein BV 上腕静脈
brachiocephalic artery BA 腕頭動脈
brachiocephalic vein BV 腕頭静脈
brachy therapy 小線源治療
bradycardia-tachycardia syndrome BTS 徐脈頻脈症候群
brain abscess 脳膿瘍
brain attack 脳卒中 ＝stroke
brain contusion 脳挫傷
brain death 脳死
brain edema 脳浮腫
brain embolism 脳塞栓
brain herniation 脳ヘルニア
brain hypertension 脳圧亢進

brain ischemia　脳虚血
brain morphometry　脳形態計測
brain perfusion scintigraphy　脳血流シンチグラフィ
brain stem evoked response　BER　(聴性)脳幹反応
brain stem glioma　脳幹膠腫
brain stem tumor　脳幹腫瘍
brain tumor　BT　脳腫瘍
branch atheromatous disease　BAD　分枝粥腫病　[分枝粥腫型梗塞]
branch retinal artery occlusion　BRAO　網膜動脈分枝閉塞(症)
branch retinal vein occlusion　BRVO　網膜静脈分枝閉塞(症)
branched-chain amino acid　BCAA　分枝鎖アミノ酸
breast　胸部　=chest, Brust 独
breast cancer　乳癌　=Mammakrebs(MMK) 独
breast-conserving therapy　BCT　乳房温存療法
Breast Imaging Reporting and Data System　BI-RADS　[ACRが作成し
　たマンモグラフィ, 超音波, MRIについての読影所見と報告書の記載方法を標
　準化したガイドライン]
breast implant-associated anaplastic large cell lymphoma　BIA-ALCL
　乳房インプラント関連未分化大細胞型リンパ腫　[乳房インプラントを用いた乳
　房再建術や乳房増大術に伴うまれな合併症. T細胞性非ホジキンリンパ腫の一
　型]
breast partial resection　Bp　乳房部分切除　=partial mastectomy
breast ultrasonography　BUS　乳房超音波検査
breath hold　BH　呼吸停止下
Brenner tumor　ブレンナー腫瘍　[多くは良性の卵巣の移行上皮性腫瘍の一
　種. 豊富な線維性間質の中に移行上皮細胞が存在し, この線維化のためT₂強
　調像が低信号を示す]
bridge　Br　橋義歯, ブリッジ
brief pain inventory　BPI　簡易疼痛質問票
bright liver　[超音波検査で肝が高エコーを呈する状態をいう]
Brodie's abscess　ブロディ骨膿瘍
1-bromomercuri 2-hydroxypropane　BMHP　ブロムメリソプロール
bromosulphalein　BSP　ブロムサルファレイン　[肝機能検査試薬]
5-bromouridin-2-deoxyribose　BUdR　5-ブロモウリジン-2-デオキシリボー
　ス　[放射線の感受性を高める抗腫瘍剤]
bronchial arterial infusion (therapy)　BAI　経気管支動脈(抗腫瘍剤)注入
　(療)法
bronchial artery embolization　BAE　気管支動脈塞栓術
bronchial asthma　BA　気管支喘息
bronchial atresia　気管支閉鎖症
bronchial provocation test　BPT　気管支誘発試験
bronchiarctia　気管支閉塞　=bronchostenosis
bronchiectasia　気管支拡張症
bronchioalveolar adenoma　BAA　細気管支肺胞腺腫
bronchiolitis　細気管支炎

bronchiolitis obliterans BO 閉塞性細気管支炎

bronchiolitis obliterans organizing pneumonia BOOP 閉塞性細気管支炎性器質化肺炎

bronchioloalveolar carcinoma BAC 細気管支肺胞上皮癌

bronchitis 気管支炎

bronchium 気管支 ＝bronchus (bronchi)

broncho-alveolar lavage BAL 気管支肺胞洗浄

broncho-bronchiolitis obliterans BBO 閉塞性気管支・細気管支炎

bronchocentric granulomatosis BG, BCG 気管支中心性肉芽腫症

bronchofiberscopy BF 気管支ファイバースコープ検査

bronchogenic carcinoma 気管支癌

bronchography 気管支造影撮影(法)

bronchopulmonary dysplasia BPD 気管支肺形成不全

bronchoscopy 気管支鏡

bronchostenosis 気管支閉塞 ＝bronchiarctia

bronchus 気管支 圏bronchi ＝bronchium

bruise 挫傷 ［披裂を伴わない打撲傷］

bruit ［聴診器により聴取される異常音］

brushing ［気管支鏡などで組織全体標本を擦過採取すること］

Brust Br 圏胸部 ＝breast, chest

Bruton's tyrosine kinase BTK ブルトン型チロシンキナーゼ ［関節リウマチや自己免疫性疾患などの治療にBTK阻害薬が用いられる］

bucca 頬

buccal 頬の, 頬側の

buccal artery BA 頬動脈

buccal cavity 口腔

buccal mucosa 頬粘膜

buccal region 頬部

Budd-Chiari syndrome BCS バッド・キアリ症候群 ［肝静脈・肝部下大静脈など肝からの静脈流出路の閉塞によって起こる病態の総称］

Buerger's disease バージャー病 ＝thromboangiitis obliterans (TAO)

bulbocavernosus reflex BCR 球海綿体反射

bulging 膨隆

bulimia 食欲亢進, 貪食

bulla 水疱

bullous keratopathy BK 水疱性角膜症

bullous pemphigoid BP 水疱性類天疱瘡 ［皮膚の自己免疫性疾患］

bundle branch block BBB 脚ブロック

burn scar 火傷瘢痕

butterfly shadow 蝶形陰影 ［胸部X線正面像で主に肺胞性水腫で認められる蝶形の分布像］

butterfly vertebra 蝶形椎 ［脊椎骨の異常］

buttock 尻, 殿(臀)部

***n*-butyl cyanoacrylate** NBCA ［ヒストアクリル®. 医療用瞬間接着剤で, 内視鏡的硬化療法や, リピオドールと混和し血管塞栓物質として使用される］

C

C-reactive protein CRP C反応性タンパク

c-section 帝王切開術 ＝cesarean section

c(a)ecum 盲腸

calcaneal 踵骨の

calcaneofibular ligament CFL 踵腓靱帯

calcific tendinitis 石灰沈着性腱板炎

calcification 石灰化，カルシウム沈着

calcified amorphous tumor CAT ［無形性腫瘍性病変．石灰化結節を伴う非腫瘍性の心臓病変］

calcifying odontogenic cyst 石灰化歯原性囊胞

calcium pyrophosphate dihydrate crystal deposition disease CPPD ピロリン酸カルシウム沈着症

Caldwell's projection コールドウェル撮影法

calvaria 頭蓋冠 ［頭蓋上部のドーム状の部分］

calyces 杯，腎杯 ［calyxの複数］

calyx 杯，腎杯

canal 管，道

cancer Ca. 癌，悪性腫瘍

cancer-associated fibroblast CAF 癌関連線維芽細胞 ［癌間質に存在し，癌の進展に関与する］

cancer-associated retinopathy CAR 癌関連網膜症

cancer in the remnant stomach ［胃残部における癌］

candidiasis カンジダ症 ＝candidosis ［*Candida albicans*による真菌症］

canine ①イヌ（科）の．②犬歯

capecitabine/oxaliplatin Cap(e)OX カペシタビン・オキサリプラチン（併用療法）［大腸癌の化学療法］

capillary malformation 毛細血管奇形

capillary phase （血管撮影での）毛細血管相

capillary telangiectasia 毛細血管拡張症

capitate bone 有頭骨 ＝capitatum ⑦

capitatum ⑦ 有頭骨 ＝capitate bone

capitellum 上腕骨小頭

capsule Cap カプセル剤

capsule endoscopy CE カプセル内視鏡検査

carbapenem-resistant *Enterobacteriaceae* CRE カルバペネム耐性腸内細菌科細菌

carbapenemase-producing *Enterobacteriaceae* CPE カルバペネマーゼ産生腸内細菌科細菌

carbon monoxide poisoning 一酸化炭素中毒 ［両側淡蒼球にT2WIで高信号］

carbonic anhydrase inhibitor CAI 炭酸脱水酵素阻害薬

carboplatin CBDCA カルボプラチン ［頭頸部癌, 肺小細胞癌, 精巣腫瘍, 卵巣癌, 子宮頸癌, 悪性リンパ腫に用いられる抗癌剤. CBDCA は 1,1-cyclobutanedicarboxylate の略］

carcinoembryonic antigen CEA 胎児性癌抗原

carcinoid 癌様腫, 類癌腫 ［腸壁から発生する特殊な腫瘍. 良性といわれる］

carcinoma Ca. 癌, 悪性腫瘍

carcinoma colli Ca. colli, C.C. 子宮頸癌 ＝cervical carcinoma ［例］C.C. Ib］

carcinoma ex pleomorphic adenoma CXPA 多形腺腫由来癌

carcinoma in situ CIS 上皮内癌

carcinoma of the buccal mucosa 頬粘膜癌

carcinoma of the colon 大腸癌

carcinoma of the gallbladder 胆嚢癌

carcinoma of the gingiva 歯肉癌

carcinoma of the maxillary sinus 上顎(洞)癌

carcinoma of the tongue 舌癌

carcinoma of the uterus 子宮癌

carcinoma ventriculi Ca. Vent. 独 胃癌 ＝gastric cancer(GC), Magenkrebs(MK) 独

carcinosarcoma 癌肉腫 ［癌と肉腫との混合型肉腫］

Cardiac Arrest Registry to Enhance Survival CARES ［米国における院外心停止登録］

cardiac catheterization 心臓カテーテル検査

cardiac failure CF 心不全

cardiac index CI 心係数, 心指数 ［CI＝心拍出量(CO)／体表面積］

cardiac insufficiency 心不全

cardiac neurosis CN 心臓神経症

cardiac output CO 心拍出量

cardiac resynchronization therapy CRT 心臓再同期療法 ［両心室ペーシングにより心機能を改善させる手法］

cardiac resynchronization therapy defibrillator CRTD 心臓再同期療法除細動器 ［両心室ペーシング機能をもつ埋め込み型除細動器］

cardiac tamponade 心臓圧填

cardial varices 噴門部静脈瘤

cardio-ankle vascular index CAVI 心臓足首血管指数

cardio-esophageal carcinoma 噴門部食道癌

cardiomegaly 心肥大

cardiomyopathy CM 心筋症

cardioplegia CP 心停止法

cardiopulmonary arrest immediately after arrival CPAAA 来院直後心肺停止

cardiopulmonary arrest (on arrival) CPA(OA) (来院時)心肺停止

cardiopulmonary bypass CPB 心肺バイパス ［人工心肺による体外循環］

cardiopulmonary cerebral resuscitation CPCR 心肺脳蘇生法

cardiopulmonary resuscitation CPR 心肺蘇生

cardiothoracic ratio　CTR　心胸郭比

cardiotocography(—gram)　CTG　胎児心拍数陣痛図

cardiovascular angiography　心大血管造影撮影(法)

cardiovascular magnetic resonance imaging　CMR　心臓MRI

caries　C　骨瘍, う蝕, う歯

caries observation　Co　要観察歯

carina (of trachea)　気管分岐部

Caroli's disease　カロリ病　[肝内胆管の限局性嚢胞状拡張を呈し, 肝内胆管枝に多発性の嚢腫状拡張がみられるものをいう]

carotid angiography　CAG　頸動脈造影撮影法

carotid artery stenting　CAS　頸動脈ステント留置術

carotid cavernous fistula　CCF　頸動脈海綿静脈洞瘻
　＝cavernous sinus dural arteriovenous fistula (CS-dAVF)

carotid endarterectomy　CEA　頭部内頸動脈内膜剥離術　[内頸動脈狭窄症における治療法の一つ]

carotid sinus　頸動脈洞

carotidynia　頸動脈痛

carpal-metacarpal joint　CM joint　中手骨–手根骨関節

carpal tunnel syndrome　CTS　手根管症候群

carrying angle　[上腕軸と前腕軸との肘外偏角]

caseous calcification of the mitral annulus　CCMA　乾酪性僧帽弁輪石灰化

caseous pneumonia　乾酪性肺炎　[結核菌により区域性ないし大葉性の均等影が生じる肺炎]

Castleman's disease　キャッスルマン病

castration　去勢

castration-resistant prostate cancer　CRPC　去勢抵抗性前立腺癌

cat scratch disease　ネコひっかき病

cataract　cat.　白内障

catecholamine　CA　カテコールアミン, カテコラミン

catheter-associated blood stream infection　CABSI　カテーテル関連血流感染

cathode ray tube　CRT　陰極線管(モニタ)

cauda equina lesion　馬尾損傷症状

caudal　尾側の

caudate nucleus　CN　尾状核

cavernous hemangioma　海綿状血管腫　＝cerebral cavernous malformation (CCM)

cavernous sinus　海綿静脈洞

cavernous sinus dural arteriovenous fistula　CS-dAVF　海綿静脈洞部硬膜動静脈瘻　＝carotid cavernous fistula (CCF)

cavernous transformation of the portal vein　CTPV　門脈海綿状変形

cavitation　キャビテーション, 空洞化

cavity　空洞

cavity preparation　CP　窩洞形成

cavotricuspid isthmus CTI 下大静脈三尖弁輪間峡部 ［心房粗動におい
て，線状焼灼術を行う部位］

cavum velum interpositum 中間帆腔，脳室間腔

cecum 盲腸

celiac artery CA, Ce 腹腔動脈

celiac artery(axis) compression syndrome CACS 腹腔動脈(起始部)圧
迫症候群

celiac ganglia neurolysis CGN 腹腔神経節ブロック(融解術)

celiac plexus neulolysis CPN 腹腔神経叢ブロック(融解術)

cell-free and concentrated ascites reinfusion therapy CART 腹水濾
過濃縮再静注法

cementoblastoma セメント芽細胞腫

cementoma セメント質腫

cementum セメント質

Center for Cancer Genomics and Advanced Therapeutics C-CAT
がんゲノム情報管理センター

Center for Drug Evaluation and Research CDER 医薬品評価研究セン
ター ［米国食品医薬品局(FDA)下の組織］

center split Cs 中央遮蔽

central echo complex CEC 腎中心部エコー

central nervous system CNS 中枢神経系

central pontine myelinolysis CPM 橋中心部脱髄疾患

central processing unit CPU 中央演算処理装置

central retinal vein occlusion CRVO 網膜中心静脈閉塞症

central sleep apnea hypopnea syndrome CSAHS 中枢性睡眠時無呼
吸低呼吸症候群

central sleep apnea syndrome CSAS 中枢性睡眠時無呼吸症候群

central stellate scar 星芒状中心瘢痕

central venous catheter CVC 中心静脈カテーテル

central venous pressure CVP 中心静脈圧

centrilobular emphysema CE, CLE 小葉中心性肺気腫

cephalic vein CV 橈側皮静脈

cephalopelvic disproportion CPD 児頭骨盤不均衡

cerebellar ataxia 小脳性運動失調症

cerebellar hemisphere 小脳半球

cerebellar vermis 小脳虫部

cerebellitis 小脳炎

cerebellopontine angle CP angle 小脳橋角

cerebral amyloid angiopathy CAA アミロイドアンギオパチー ［脳血管老
化の一種］

cerebral arterial circle 大脳動脈輪

**cerebral autosomal dominant arteriopathy with subcortical infarcts and
leukoencephalopathy** CADASIL 皮質下梗塞と白質脳症を伴う常染色体
優性脳動脈症 ［若年期から大脳白質病変が進行し，中年期からラクナ梗塞を
繰り返し，種々の神経症状を呈し，血管性認知症に至る疾患]

cerebral bleeding 脳出血
cerebral blood flow CBF 脳血流(量)
cerebral blood volume CBV 脳血液量
cerebral cavernous malformation CCM 脳海綿状奇形 ＝cavernous hemangioma
cerebral concussion 脳振盪
cerebral infarction CI 脳梗塞
cerebral metabolic ratio of glucose CMRGL 脳グルコース消費量
cerebral metabolic ratio of O$_2$ CMRO$_2$ 脳酸素消費量
cerebral microbleeds CMBs 脳微小出血
cerebral palsy CP 脳性麻痺
cerebral thrombosis 脳血栓症
cerebrohepatorenal syndrome 脳肝腎症候群
cerebrospinal fluid CSF 脳脊髄液
cerebrospinal meningitis CSM 脳脊髄膜炎
cerebrotendinous xanthomatosis CTX 脳腱黄色腫症
cerebrovascular accident CVA 脳血管障害
cerebrovascular attack CVA 脳血管発作
cerebrovascular disease CVD 脳血管障害
cerebrovascular reactivity CVR 脳血管反応性 ［血管拡張因子の投与負荷による「安静時脳血流量に対する脳血流量増加率(%)」と定義される］
Certified Nurse Specialist CNS 専門看護師
cervical carcinoma 子宮頸癌 ＝carcinoma colli(Ca. colli, C.C.)
cervical disk herniation 頸椎椎間板ヘルニア
cervical esophagectomy 頸食道切除術
cervical esophagus Ce 頸部食道
cervical spondylosis CS 頸椎症
cervical spondylotic myelopathy CSM 頸椎症性脊髄症
cervical spondylotic radiculopathy CSR 頸椎症性神経根症
cervical vertebra C(x) 頸椎 ［(x)＝1〜7］
cervicitis (子宮)頸管炎
cervix Cx 子宮頸部
cesarean section CS 帝王切開術 ＝c-section
chalk kidney 漆喰腎
chancroid 軟性下疳
channel ch チャンネル
channel width cw チャンネル幅
Chapel Hill Consensus Conference Nomenclature of Vasculitides CHCC Chapel Hill Consensus Conference 分類 ［2012年に改訂され(CHCC 2012), 血管炎を定義・分類する］
character disorder 形質(性格)障害
Charcot-Marie-Tooth disease シャルコー・マリー・トゥース病 ［シャルコー・マリー筋萎縮症］

CHARGE association チャージ連合 ＝CHARGE syndrome ［虹彩欠損および脳神経障害coloboma/cranial nerve abnormality, 心欠損heart defect, 後鼻孔閉鎖atresia of the choanae, 成長・発達遅延retardation of growth/development, 泌尿生殖器形成不全genital/urinary anomaly, 外・中・内耳の形成不全ear anomalyの頭文字からなる用語. 発生原因不明の先天性奇形症候群］

charge coupled device CCD 電荷結合素子, 電荷転送素子

cheek swelling 頬腫張

chemical exchange saturation transfer CEST ［MRIでのプロトン交換が起こる現象］

chemical shift 化学シフト ［MR用語］

chemical shift imaging CSI ［MR用語. 共鳴周波数ごとの画像］

chemical shift saturation Chem sat. ［Chem sat(ケミサット), MR用語. 脂肪または水分の信号強度を抑制する撮像方法］

chemical shift selective (imaging) CHESS 化学シフト選択（法）［MR用語. 脂肪抑制画像を得る方法の一つ］

chemolipiodolization ［血管造影において, リピオドールと抗癌剤を混ぜ腫瘍部に注入する方法］

chemoradiotherapy 化学放射線治療（療法）

chemotherapy 化学療法

chemotherapy, hyperthermia, radiation CHR 化学, 温熱, 放射線療法

chest 胸部 ＝breast, Brust 独 ［thoraxの俗称］

chest compression fraction CCF 胸骨圧迫比率 ［CPR時, 胸骨を圧迫している時間と人工呼吸のためそれを中断する時間との比で, 最低でも60%必要］

chest X-ray CXR 胸部X線

chest X-ray photograph CXP 胸部X線写真

chief complaint CC 主訴

chief information officer CIO 最高情報責任者

chloroma 緑色腫 ［白血病に伴う固形腫瘍］

chocolate cyst チョコレート嚢胞

cholangiocarcinoma 胆管癌

cholangiocellular carcinoma CCC 胆管細胞癌

cholangiography 胆管造影撮影（法）

cholangioma 胆管腫

cholangiopancreatoscope CPS 胆膵管鏡

chole- 胆汁との関係を表す接頭語

cholecystectomy 胆嚢切除術

cholecystitis 胆嚢炎

cholecystocholedocholithiasis 胆嚢胆管結石症

cholecystography 胆嚢造影撮影（法）

cholecystolithiasis 胆嚢結石症

cholecystopathy 胆嚢症

choledochal cyst 総胆管嚢胞

choledocholithiasis 総胆管結石症

cholelithiasis 胆石症

cholestasis　胆汁うっ滞
cholesteatoma　真珠腫
cholesterol polyp　コレステロールポリープ
chondrosarcoma　軟骨肉腫
chordoma　脊索腫
chorea　舞踏病
chorioamnionitis　CAM　絨毛膜羊膜炎
choriocarcinoma　絨毛膜癌
chorionic tumor　絨毛膜腫瘍
chronic　慢性の
chronic active Epstein-Barr virus infection　CAEBV　慢性活動性EBウイルス感染症
chronic active hepatitis　CAH　慢性活動性肝炎
chronic angle-closure glaucoma　CACG　慢性閉塞隅角緑内障
chronic ankle instability　CAI　慢性足関節不安定症
chronic arterial occlusion　CAO　慢性動脈閉鎖(閉塞)
chronic calcified pancreatitis　慢性石灰化膵炎
chronic cholestasis　慢性胆汁うっ血
chronic coronary syndrome　CCS　慢性冠症候群
chronic eosinophilic pneumonia　CEP　慢性好酸球肺炎
chronic expanding hematoma　慢性拡張性血腫
chronic glomerulonephritis　CGN　慢性糸球体腎炎
chronic granulocytic leukemia　CGL　慢性顆粒球性白血病
chronic granulomatous disease　CGD　慢性肉芽腫症
chronic heart failure　CHF　慢性心不全
chronic hemorrhagic ulcers of the small intestine　CHUSI　小腸の慢性出血性潰瘍
chronic hepatic encephalopathy　CHE　慢性肝性脳症
chronic hepatitis　CH　慢性肝炎
chronic inactive hepatitis　CIH　慢性非活動性肝炎
chronic inflammatory demyelinating polyradiculoneuropathy　CIDP　慢性炎症性脱髄性多発神経根神経症
chronic kidney disease　CKD　慢性腎臓病
chronic kidney disease-mineral and bone disorder　CKD-MBD　慢性腎臓病に伴う骨ミネラル代謝異常症
chronic liver disease　CLD　慢性肝疾患
chronic lymphocytic leukemia　CLL　慢性リンパ球性白血病
chronic myeloblastic leukemia　CML　慢性骨髄(芽)球性白血病
chronic myelocytic leukemia　CML　慢性骨髄性白血病
chronic myelomonocytic leukemia　CMMoL　慢性骨髄単球性白血病
chronic nonsuppurative destructive cholangitis　CNSDC　慢性非化膿性破壊性胆管炎
chronic obstructive lung disease　COLD　慢性閉塞性肺疾患　＝chronic obstructive pulmonary disease（COPD）

chronic obstructive pulmonary disease　COPD　慢性閉塞性肺疾患　= chronic obstructive lung disease(COLD)

chronic persistent hepatitis　CPH　慢性持続性肝炎

chronic phase　慢性期

chronic progressive external ophthalmoplegia　CPEO　慢性進行性外眼筋麻痺

chronic progressive pulmonary aspergillosis　CPPA　慢性進行性肺アスペルギルス症

chronic pulmonary emphysema　CPE　慢性肺気腫

chronic recurrent multifocal osteomyelitis　CRMO　慢性再発性多中心性骨髄炎

chronic renal failure　CRF　慢性腎不全

chronic respiratory failure　慢性呼吸不全

chronic subdural hematoma　CSDH　慢性硬膜下血腫

chronic thromboembolic pulmonary hypertension　CTEPH　慢性血栓塞栓性肺高血圧症　[慢性肺血栓塞栓症に肺高血圧症が合併しているもの]

chronic thyroiditis　慢性甲状腺炎

chronic total occlusion　CTO　慢性完全閉塞

chronic tympanitis　慢性中耳炎　= otitis media chronica(OMC) 😀

chronic venous disorder　CVD　慢性静脈疾患

chronic venous insufficiency　CVI　(下肢)慢性静脈不全症

Churg-Strauss syndrome　CSS　チャーグ・ストラウス症候群　= eosinophilic granulomatosis with polyangiitis(EGPA), allergic granulomatous angiitis(AGA) [現在は好酸球性多発血管炎性肉芽腫症(EGPA)と呼ばれる]

ciliated hepatic foregut cyst　線毛性前腸性肝嚢胞

Cincinnati Prehospital Stroke Scale　CPSS　シンシナティ病院前脳卒中スケール　[病院前脳卒中スケールの一つ]

circular folds　輪状ヒダ　= Kerckring's valves　[小腸内壁にみられるヒダ. ケルクリング弁, ケルクリング皺襞]

circumferential resection margin　CRM　環状側切除断端

circumferential strain　[心室短軸の円周方向の伸縮]

circumflex　CIX　回旋

circumflex artery　Cx　回旋枝　[冠動脈]

cirrhosis　硬変症

cirsoid angina　静脈瘤状の(二廻性の)アンギナ

***cis*-diamminedichloroplatinum**　CDDP　シスジアミンジクロロプラチナム　= cisplatin

cisplatin　シスプラチン　= *cis*-diamminedichloroplatinum(CDDP)　[抗癌剤]

cistern　槽, 脳槽

cisternal herniation　CH　脳槽ヘルニア(嵌頓)

classical Hodgkin lymphoma　cHL　古典的ホジキンリンパ腫

claudication　跛行

clavicle　鎖骨　= clavicula 😀

clean intermittent (self-)catheterization　CIC　清潔間欠(自己)導尿

clear cell adenocarcinoma　明細胞腺癌

clearance C クリアランス
cleft lip CL 口唇裂
cleft lip and alveolus CLA 口唇顎裂
cleft lip and palate CLP 口唇口蓋裂
cleft palate 口蓋裂
clicking クリッキング(音) ［顎関節雑音］
clinical stage CS 臨床的病期
clinical study report CSR 治験総括報告書
clinical target volume CTV 臨床的標的体積 ［GTV(肉眼的腫瘍体積)に
　加えて潜在的な腫瘍の存在が考えられる領域］
closed mitral commissurotomy CMC 非直視下僧帽弁交連切開術
Clostridioides(Clostridium) difficile infection CDI クロストリディオイデス
　(クロストリジウム)・ディフィシル感染症 ［下痢や腸炎をきたす］
closure of ileostomy 回腸瘻孔設置術後閉鎖
clubbed digit (太鼓)ばち指，弯曲指 ＝clubbed finger
clubbed finger (太鼓)ばち指，弯曲指 ＝clubbed digit
coagulation 凝固，凝血
coarctation of the aorta CoA, Co/Ao 大動脈縮窄症(狭窄症)
cochlear nerve CN 蝸牛神経
coincidence 合致
coincidence gamma camera imaging CGI ［同時計数回路を用いたガン
　マカメラによるポジトロン核種の撮像法］
cold snare polypectomy CSP コールドスネアポリペクトミー ［大腸ポリープ
　切除手技］
colitis 大腸炎
collagen disease 膠原病
collagen vascular disease-associated interstitial pneumonia CVD-IP
　膠原病関連間質性肺炎
collagenous colitis 膠原性大腸炎
collapse 虚脱
collateral (circulation) 側副(血行)路
collateral vessels 側副血管
collecting system 集尿系
collimator detector response CDR ［RIにおける画像補正法の一つ］
colocystoplasty 結腸膀胱形成術
colon 結腸，大腸
colon cut-off sign コロンカットオフサイン ［腹部X線検査において，横行結
　腸のガス像が途切れる徴候］
colon(ic) carcinoma 結腸癌
colon(ic) diverticulosis 結腸憩室症
colon(ic) fistula 結腸瘻孔
colon(ic) polyp 結腸ポリープ，大腸ポリープ
colonofiberscope CF 大腸ファイバースコープ
colonoscopy CS 大腸内視鏡検査

color standard display function CSDF カラー標準表示関数 ［DICOM
規格のGSDFをカラーに拡張した提案の一つ］

colostomy 結腸造瘻術

combination antiretroviral therapy cART 抗レトロウイルス薬併用療法
［HIV治療法］

combined central and peripheral demyelination CCPD 中枢・末梢連
合脱髄症 ［末梢神経と中枢神経の両方に炎症性脱髄をきたす］

combined pulmonary fibrosis and emphysema CPFE 気腫合併肺線
維症

combined ulcer 複合潰瘍

combined valvular disease CVD 連合弁膜症

combined vascular malformation 混合型血管奇形

combined ventricular hypertrophy CVH 両室肥大

Committee for Proprietary Medicinal Products CPMP （欧州共同体）
専売医薬品委員会

common acute lymphocytic leukemia CALL 通常型急性リンパ（球）性
白血病

common atrioventricular canal CAVC 共通房室弁口

common bile duct CBD 総胆管

common carotid artery CCA 総頸動脈

common cold かぜ, 感冒

common femoral artery CFA 総大腿動脈

common femoral vein CFV 総大腿静脈

common hepatic artery CHA 総肝動脈

common hepatic duct CHD 総肝管

common iliac artery CIA 総腸骨動脈

common iliac vein CIV 総腸骨静脈

common variable immunodeficiency CVID 分類不能型免疫不全症
［後天性低γグロブリン血症］

communicating cavernous biliary ectasia 肝内胆管分節状拡張症

communicating vein 交通枝 ≒perforator

community acquired pneumonia CAP 市中肺炎 ［健康人が罹患する
肺炎］

competitive protein binding analysis CPBA 競合タンパク結合分析法

complaint free 無症状, 訴えなし

complete atrioventricular block CAVB 完全房室ブロック

complete blood count CBC 全血球算定 ［赤血球, 白血球, 血小板の
数, ヘモグロビン濃度, ヘマトクリット数などの測定を行う］

complete left bundle branch block CLBBB 完全左脚ブロック ［心電図
上でQRS幅延長が0.12秒以上あれば完全脚ブロックとなる］

complete remission CR 完全寛解

complete response CR 完全奏効

complete right bundle branch block CRBBB 完全右脚ブロック ［心電
図上でQRS幅延長が0.12秒以上あれば完全脚ブロックとなる］

complex fractionated atrial electrogram　CFAE　［心房細動時に発生する心内電位］

complex partial seizure　CPS　複合部分的急発作

complex regional pain syndrome　CRPS　複合性局所疼痛症候群

complicated cyst　［内部に出血や感染を伴った嚢胞］

complication　合併症

composite resin　CR　コンポジットレジン　［歯科用材料］

compound odontoma　複合性歯牙腫

comprehensive geriatric assessment　CGA　高齢者総合評価

compressed breast thickness　CBT　圧迫乳房厚

compressed sensing　CS　圧縮センシング　［MR用語．高速撮像につながる画像再構成法］

compression control function　CCF　圧迫制御機能　［マンモグラフィの圧迫時の痛み軽減を目的とした機能］

compression myelopathy　圧迫脊髄症

computational fluid dynamics　CFD　数値流体力学　［IVRなどに応用される解析法］

computed radiography　CR　コンピュータX線撮影

computed tomography　CT　コンピュータ断層撮影

computed tomography arteriography　CTA　CT動脈造影

computed tomography auto exposure control　CT-AEC　CT自動露出機構

computed tomography colonography　CTC　大腸CT検査

computed tomography coronary angiography　CTCA　CT冠動脈造影

computed tomography dose index　CTDI　CT線量指数　［CT被ばく線量の指標の一つ］

computed tomography during arterial portography　CTAP　経動脈性門脈造影下CT

computed tomography during hepatic arteriography　CTHA肝動脈造影下CT

computed tomography enterography　CTE　CTエンテログラフィ　［MDCTを用いた小腸を目的とした消化管の検査方法］

computed tomography gastrography　CTG　胃CT検査

computed tomography myelography　CTM　CT脊髄造影

computed tomography perfusion　CTP　CT灌流画像

computed tomography severity index　CTSI　［CT所見に基づく急性膵炎の重症度判定］

computed tomography urography　CTU　CT尿路造影

computer-aided detection　CADe　コンピュータ支援検出

computer-aided diagnosis　CAD　コンピュータ支援診断

computer-assisted (aided) surgery　CAS　コンピュータ支援外科

concentration factor　CF　濃縮係数

concurrent chemoradiation　CCR　放射線化学同時併用療法

concurrent chemoradiotherapy　CCRT　化学療法併用放射線治療（療法）

conditioned orientation response audiometry　COR　条件詮索反応聴力検査

condylar head　下顎頭部

condylar neck　下顎頸部

condyloma　湿疣(しつゆう)，コンジローム

cone beam computed tomography　CBCT　コーンビームCT

confidence interval　CI　信頼区間

conflict of interest　COI　利益相反　［研究に影響を与えるバイアスが存在する状態をいい，金銭的および非金銭的な利害関係が含まれる］

congenital absence of the portal vein　CAPV　先天性門脈欠損症

congenital adrenal hyperplasia　CAH　先天性副腎過形成

congenital anomalies of the kidney and urinary tract　CAKUT　先天性腎尿路異常

congenital bile duct atresia　CBA　先天性胆道閉鎖症

congenital cystic adenomatoid malformation　CCAM　先天性囊胞性腺腫様奇形

congenital diaphragmatic hernia　CDH　先天性横隔膜ヘルニア

congenital dilatation of common bile duct　先天性総胆管拡張症

congenital dislocation of the hip joint　CDH　先天性股関節脱臼　＝luxatio coxae congenita(LCC)

congenital duodenal stenosis and atresia　先天性十二指腸狭窄症・閉鎖症

congenital esophageal atresia　CEA　先天性食道閉鎖症

congenital extrahepatic portosystemic shunt　CEPS　先天性肝外門脈体循環短絡症

congenital heart disease　CHD　先天性心疾患

congenital heart failure　CHF　先天性心不全

congenital hepatic fibrosis　CHF　先天性肝線維化症

congenital hypoplastic anemia　CHA　先天性低形成貧血

congenital megacolon　先天性巨大結腸症

congenital muscular dystrophy　CMD　先天性筋発育異常症

congenital portosystemic shunt　CPSS　先天性門脈体循環短絡症

congenital pulmonary airway malformation　CPAM　先天性肺気道奇形　［肺囊胞性疾患の概念の一つ］

congenital rubella syndrome　先天性風疹症候群

congestion　うっ血　［血管内に静脈血が充満している状態］

congestive heart failure　CHF　うっ血性心不全

consciousness　意識

consolidation　浸潤影

constant level appearance　CLEAR　［MR用語．コイルの感度マップを作成することで感度補正を行う技術］

constant magnetic field　Bo　静磁場，静磁場強度　［MR用語］

constipation　便秘

constrictive pericarditis　CP　収縮性心膜炎　［心膜の線維性肥厚や心膜と心外膜との癒着により心臓の拡張が障害される進行性の疾患］

contact dermatitis　CD　接触皮膚炎　[かぶれ]
contact lens　CL　コンタクトレンズ
continuous ambulatory peritoneal dialysis　CAPD　持続的(外来)腹膜透析
continuous curvilinear capsulorrhexis　CCC　連続円形切嚢(術)　[白内障手術]
continuous glucose monitoring　CGM　持続血糖測定
continuous hemodiafiltration　CHDF　持続的血液濾過透析
continuous hemofiltration　CHF　持続血液濾過
continuous hiccup　連続しゃっくり
continuous passive motion　CPM　持続的他動運動
continuous positive airway pressure　CPAP　持続的気道陽圧(呼吸)
continuous quality improvement　CQI　継続的質改善
continuous renal replacement therapy　CRRT　持続的腎代替療法
continuous subcutaneous insulin infusion　CSII　持続皮下インスリン注入療法
continuous wave　cw　連続波
contour　輪郭, 外形
contract research organization　CRO　医薬品開発業務受託機関
contracted kidney　萎縮腎
contrast-enhanced spectral mammography　CESM　造影マンモグラフィ
contrast-enhanced ultrasonography　CEUS　造影超音波検査
contrast enhancement　CE　[造影剤によるコントラストの強調(増強)]
contrast (media)-induced nephropathy　CIN　造影剤腎症
contrast to noise ratio　CNR　コントラスト・ノイズ比
controlled attenuation parameter　CAP　[肝脂肪量の測定に用いられる技術]
contusion　挫傷, 打撲症
convolutional neural network　CNN　畳み込みニューラルネットワーク[深層学習(ディープラーニング)のモデルの一つ. 画像認識において有効]
convulsion　痙攣(けいれん)
cor pulmonale　CP　肺性心
cor triatriatum　CTA　三心房心
coracohumeral ligament　CHL　烏口上腕靱帯
coral calculus　サンゴ状結石
cord　索, 帯, 腱　[spinal cord　脊髄]
cord blood transplantation　CBT　臍帯血移植
core needle biopsy　CNB　経皮的針生検法
coronary angiography　CAG　冠動脈造影撮影法
coronary artery bypass graft　CABG　冠動脈再建術(移植術)
coronary artery calcium score　CACS　冠動脈カルシウムスコア[石灰化指数]
coronary artery disease　CAD　冠動脈疾患
coronary artery lesion　CAL　冠動脈病変
coronary blood flow　CBF　冠血流(量)

coronary bypass surgery　CBS　冠動脈バイパス術
coronary care unit　CCU　冠動脈疾患集中治療部
coronary computed tomography angiography　CCTA　冠動脈CT造影検査
coronary flow reserve　CFR　冠動脈血流予備能　[CFRが2.0未満の場合, 微小循環障害の疑い]
coronary heart disease　CHD　冠動脈性心疾患
coronary microvascular dysfunction　CMD　冠微小循環障害
coronary sinus　CS　冠静脈洞
coronary sinus rhythm　CSR　冠静脈洞調律
coronary spastic angina　CSA　冠攣縮性狭心症　＝vasospastic angina (VSA)［夜間から早朝にかけて発作することが多く, 安静時にも認められる］
coronavirus disease 2019　COVID-19　[WHOによる新型コロナウイルス感染症の正式名称]
corpus callosum　脳梁
corrected transposition of the great arteries　corrected TGA　修正大血管転位症
cortex　皮質　［髄質＝medulla］
cortical　皮質性の, 中枢性の
cortical bone trajectory　CBT　皮質骨軌道
cortical/convexity subarachnoid hemorrhage　cSAH　皮質または円蓋部のくも膜下出血
corticobasal degeneration　CBD　大脳皮質基底核変性症
corticobasal syndrome　CBS　大脳皮質基底核症候群
costophrenic angle　CPA　肋横角
costovertebral angle　CVA　肋骨脊柱角
cough　咳
count per minute　cpm　カウント／分
coxalgia　股関節痛
cranial　頭蓋の, 頭側の
cranial nerve　CN　脳神経
cranial neuropathy　頭蓋神経症
craniectomy　頭蓋切除術
cranio caudal view　CC view　頭尾方向
craniopharyngioma　頭蓋咽頭腫
crazy-paving appearance　［すりガラス状陰影およびそれに重なる小葉内・小葉間間質肥厚像］
creatine kinase　CK　クレアチンキナーゼ
　＝creatine phosphokinase（CPK）
creatine phosphokinase　CPK　クレアチンホスホキナーゼ
　＝creatine kinase（CK）
creatinine　Cr　クレアチニン
creatinine clearance test　クレアチニンクリアランステスト　[単位時間に排泄されるクレアチニン量(尿量×尿中濃度)を血中クレアチニン濃度で除せばクレアチニンクリアランスが得られる]

cretinism クレチン病

Creutzfeldt-Jakob disease CJD クロイツフェルト・ヤコブ病

Creutzfeldt-Jakob syndrome CJS クロイツフェルト・ヤコブ症候群

crisis 発症

critical limb ischemia CLI 重症下肢虚血

critical pass クリティカルパス ［疾患単位あるいは症状単位に合理的診断法あるいは治療法を標準化する作業］

Crohn's disease CD クローン病 ［限局性回腸炎］

Cronkhite-Canada syndrome CCS クロンカイト・カナダ症候群［原因不明の消化管ポリポーシス(多発したポリープ)を呈する非遺伝性症候群. 日本人男性に多く, 中年以降に発症］

cross matching 交差適合試験 ［輸血時の］

crossed cerebellar diaschisis CCD 交叉性遠隔性小脳機能障害 ［大脳半球の病変に起因する対側小脳半球の一過性血流低下］

crown of tooth 歯冠

crown rump length CRL (胎児)頭殿長 ［超音波検査で妊娠週数の確定に用いられる］

cryptococcosis 酵母菌症

cryptogenic organizing pneumonia COP 特発性器質化肺炎

cubitus valgus 外反肘

cubitus varus 内反肘

cumulative radiation effect CRE 放射線蓄積効果

cup/disc ratio C/D ratio 陥凹乳頭比

cure 治癒, 保存

curved planar reconstruction CPR 曲面多断面再構成 ［curved multiplanar reconstruction(curved MPR)とも呼ばれる］

Cushing's syndrome クッシング症候群

cutaneous leukocytoclastic angiitis CLA 皮膚白血球破砕性血管炎

cutaneous T-cell lymphoma CTCL 皮膚T細胞リンパ腫

cutaneous tuberculous granuloma 皮膚結核性肉芽腫 ［BCG接種後の副作用の一つ］

cyclic neutropenia 周期性好中球減少症

cyclophosphamide, hydroxydoxorubicin (adriamycin), oncovin (vincristine), prednisolone CHOP シクロホスファミド, ヒドロキシドキソルビシン(アドリアマイシン), オンコビン(ビンクリスチン), プレドニゾロン ［悪性腫瘍の混合化学療法で4種の薬品の頭文字の略］

cyclophosphamide, oncovin (vincristine), prednisolone COP シクロホスファミド, オンコビン(ビンクリスチン), プレドニゾロン ［悪性腫瘍の混合化学療法で3種の薬品の頭文字の略］

cyclopia 単眼症

cyclosporine A CyA シクロスポリンA

cyphoscoliosis 脊椎後側弯 ＝kyphoscoliosis

cyst 嚢胞, 嚢腫

cyst of mandibular wisdom tooth 下顎智歯嚢胞

cyst of oral region 口腔嚢胞

cyst of submandibular region　顎下部嚢胞
cystadenofibroma　嚢胞腺線維腫
cystadenoma　嚢腺腫
cystic adenomyosis　嚢胞性腺筋症　＝adenomyotic cyst
cystic disease of kidney　腎嚢胞性疾患
cystic duct　CD　胆嚢管
cystic hygroma　嚢胞性水滑液嚢腫
cystic lesion　嚢胞性病変
cystic lymphangioma　嚢状リンパ管腫
cystitis　膀胱炎
cystography　CG　膀胱造影撮影法
cystosarcoma phyllodes　葉状嚢胞肉腫
cystourethrography　CUG　膀胱尿道造影法
cytology　細胞学
cytomegalovirus　CMV　サイトメガロウイルス　［伝染性単核球症の発症原因
　となるウイルスの一つ．ヘルペスウイルス科に属するDNAウイルス］

D

3D-quantification using an interleaved Look-Locker acquisition sequence with a T₂ preparation pulse 3D-QALAS ［synthetic MRI の3Dシーケンス］

3D turbo field-echo with diffusion-sensitized driven-equilibrium preparation TFE-DSDE ［高分解能拡散強調画像］

4D MR angiography based on with pseudo-continuous arterial spin labelling combined with CENTRA-keyhole and view sharing 4D-PACK ［非造影MR血管DSA］

D-dimer DD Dダイマー ［フィブリン溶解現象の検査］

dacryocystorhinostomy DCR 涙嚢鼻腔吻合術

damage control surgery DCS ダメージコントロール手術

dark band DB ダークバンド ［CTのアーチファクト，ダークバンドアーチファクト］

de Quervain disease ド ケルヴァン病 ［狭窄性腱鞘炎］

dead on arrival DOA 到着死

decentralized clinical trial DCT 分散型治験

decibel dB デシベル ［常用対数で表す減衰率の単位］

decompression 減圧

decontamination factor DF 除染係数

decubital ulcer Dul 褥瘡性潰瘍

deep and subcortical white matter hyperintensity DSWMH （大脳）深部皮質下白質病変

deep brachial artery DBA 上腕深動脈

deep brain stimulation DBS 脳深部刺激療法

deep burn DB 皮下熱傷，Ⅲ度熱傷

deep convolution neural network DCNN 畳み込みニューラルネットワーク ［画像認識における深層学習の一手法］

deep dermal burn DDB 真皮深層熱傷，深達性Ⅱ度熱傷

deep femoral artery DFA 大腿深動脈

deep femoral vein DFV 大腿深静脈

deep inferior epigastric perforator flap DIEP flap 深下腹壁動脈穿通枝皮弁

deep inspiration breath hold DIBH 深吸気息止め(照射)

deep learning DL 深層学習，ディープラーニング ［機械学習の一つ］

deep learning reconstruction DLR ［深層学習を用いた，SNRを向上させる画像再構成技術］

deep vein thrombosis DVT 深部静脈血栓症

defect 欠損，欠乏

defibrillation DF 除細動

deficit 欠損，不足

definite 明らか，有限の

deformable image registration DIR ［非剛体レジストレーション，画像の
ズレの補正に使用］

deformity of the jaw 顎奇形

degeneration 変質，変性

degenerative change 退行変性

deglutition 嚥下 ＝swallowing

delayed cerebral vasospasm 遅発性脳血管攣縮 ［クモ膜下出血後第3～
14日後に発生する，脳動脈の可逆的狭窄］

delayed gastric emptying DGE 胃排出能遅延

delayed onset muscle soreness DOMS 遅発性筋痛

delayed phase 遅延相 ［早期相＝early phase］

deltoid ligament 三角靱帯

dementia 認知症 ＝mental deterioration

dementia with Lewy bodies DLB レビー小体型認知症

demyelinating disease 脱髄疾患

demyelinating leukodystrophy DLD 脱髄性白質ジストロフィー

dendritic calculus 樹枝状結石

dens 歯，歯突起

dense 密集した

dense breast 高濃度乳房

density 濃度，密度

dental caries う蝕症

dental pulp 歯髄

dentate nuclei 歯状核

dentatorubral-pallidoluysian atrophy DRPLA 歯状核赤核淡蒼球ルイ体
萎縮症

dentigerous cyst 含歯性嚢胞

dentin 象牙質

deoxyribonucleic acid DNA デオキシリボ核酸 ［生物の遺伝子を構成し
ている高分子化合物］

dependent opacity 荷重部高吸収域 ［CTにおいて，肺野を不十分な呼吸
制御で撮影することにより，肺野の平均濃度が上がり血管が不明瞭になること］

depression うつ病

depression in the elderly 高齢期うつ病

depressive state うつ状態

dermatitis 皮膚炎

dermatofibrosarcoma protuberans DFSP 隆起性皮膚線維肉腫

dermatomyositis DM 皮膚筋炎

dermoid 類皮腫，皮膚様の

dermoid cyst 類皮嚢胞

descending colon DC 下行結腸

descending colon cancer 下行結腸癌

descending ocular myopathy 下行性外眼筋症

desire 意欲

desmoid fibromatosis デスモイド型線維腫症 ［デスモイド腫瘍，類腱腫．軟部腫瘍の一種で，線維芽細胞・筋線維芽細胞の増殖による．転移はしないが浸潤性増殖し，局所再発することが多い］

desmoid tumor 類腱腫，硬性線維腫 ［しばしば腹壁にみられる］

desomorphine デソモルヒネ ＝permonid ［麻薬］

desquamation 剥離

desquamative interstitial pneumonia DIP 剥離型間質性肺炎

destruction 破壊

destructive mole 破壊性胞状奇胎

destructive spondyloarthropathy 破壊性脊椎関節症

destructive thyroiditis 破壊性甲状腺炎

detachable coil DC 離脱型コイル

detective flow imaging DFI ［超音波検査における血流の低流速高分解能表示法］

detective quantum efficiency DQE 量子検出効率

detrusor sphincter dyssynergia DSD 排尿筋括約筋協調不全

developmental dysplasia of the hip DDH 発育性股関節形成不全

developmental venous anomaly DVA （発生学的)静脈性血管奇形

dexamethasone suppression test DST デキサメタゾン抑制試験 ［クッシング症候群に対する試験］

dextrad 図 右方へ

dextral 右側の，右利きの

dextro-transposition of the great arteries D-TGA 右旋性大血管転位

dextrocardia 右胸心

diabetes insipidus DI 尿崩症

diabetes mellitus DM 糖尿病

diabetic amyotrophy 糖尿病性筋萎縮症

diabetic ketoacidosis DKA 糖尿病性ケトアシドーシス

diabetic kidney disease DKD 糖尿病性腎臓病

diabetic neuropathy DN 糖尿病性ニューロパチー(神経障害)

diabetic retinopathy DR 糖尿病網膜症

diagnosis Dx 診断

Diagnosis Procedure Combination DPC 診断群分類

Diagnosis Related Group(s) DRG(s) 疾病分類

diagnostic peritoneal lavage DPL 診断的腹腔洗浄

diagnostic reference level DRL 診断参考レベル

dialysate flow rate Q_D 透析液流量

diaphragm 横隔膜

diaphragmatic hernia 横隔膜ヘルニア(脱出)

diarrhea 下痢

diastolic blood pressure DBP 拡張期血圧

Dice similarity coefficient DSC ダイス係数 ［2つの集合の類似度を測る指標］

diethylentriaminepentaacetic acid DTPA ジエチレントリアミン五酢酸

differentiated 分化した，分化型の

differentiated carcinoma DC 分化型癌

difficulty in swallowing 嚥下困難 ＝dysphagia

diffuse びまん性の，散在性の

diffuse alveolar damage DAD びまん性細胞損傷

diffuse alveolar hemorrhage DAH びまん性肺胞出血

diffuse aspiration brochiolitis DAB びまん性誤嚥性細気管支炎

diffuse astrocytoma びまん性星細胞腫

diffuse axonal injury DAI びまん性軸索損傷

diffuse brain injury DBI びまん性脳損傷

diffuse hepatoma びまん性肝癌

diffuse idiopathic skeletal hyperostosis DISH 汎発性特発性骨増殖症

diffuse intrinsic pontine glioma DIPG びまん性橋膠腫

diffuse large B-cell lymphoma DLBCL びまん性大細胞型B細胞性リンパ腫

diffuse lymphocytic poorly differentiated non-Hodgikin DLPD びまん性リンパ球性低分化ノンホジキン

diffuse panbronchiolitis DPB びまん性汎(呼吸)細気管支炎

diffusing capacity of the lung for carbon monoxide DLco 肺一酸化炭素拡散能

diffusion-perfusion mismatch DPM [MRIの拡散強調画像(diffusion image)と灌流画像(perfusion image)を比較して，脳血流は低下しているが，まだ脳梗塞になっていない部分]

diffusion tensor imaging DTI 拡散テンソル画像 [MR用語]

diffusion-weighted imaging DWI 拡散強調画像 [MR用語]

diffusion-weighted whole-body imaging with background suppression DWIBS 背景抑制広範囲拡散強調画像 [DWIBS(ドゥイブス)法. 拡散強調画像を全身に用い，細胞内の水分子のブラウン運動をMRIで可視化するもの]

diffusional kurtosis imaging DKI 拡散尖度画像 [MRIの拡散強調画像(diffusion image)の一種で，分布が均一でないと仮定した計算による画像]

digital breast tomosynthesis DBT デジタルブレストモシンセシス [任意の高さ裁断面を再構成する撮影技術]

digital compensation filter DCF デジタル補償フィルタ

digital examination 指診

digital fluorography DF デジタル透視撮影法

Digital Imaging and Communication in Medicine DICOM ダイコム [医療デジタル画像と通信の規格でACR-NEMA規格第3版]

digital radiography DR デジタルX線撮影法

digital reconstructed radiography DRR デジタル再構成(シミュレーション)画像

digital rectal examination DRE 直腸診による前立腺触診

digital subtraction angiography DSA デジタルサブトラクション血管造影撮影法

digital transformation DX デジタルトランスフォーメーション ［デジタル変革．デジタル技術を社会に浸透させて人々の生活をより良いものへと変革すること］

dilatation 拡張(症)

dilatation and curettage D&C 拡張と掻爬 ［子宮内容除去術］

dilatation and evacuation D&E 拡張と吸引 ［子宮内容除去術］

dilated cardiomyopathy DCM 拡張型心筋症

dilation 拡張法

dimercaptosuccinic acid DMSA ジメルカプトコハク酸

dimple 圧痕，凹み，えくぼ

direct-current cardioversion DC cardioversion 直流カルディオバージョン

direct hemoperfusion DHP 直接血液灌流，直接血液吸着 ［血液浄化療法の一つ］

direct memory access DMA ダイレクトメモリーアクセス ［コンピュータ用語．メモリの内容を直接転送する専用LSI］

direct oral anticoagulant DOAC 直接経口抗凝固薬 ［≒非ビタミンK拮抗経口抗凝固薬 non-vitamin K antagonist oral anticoagulant (NOAC)］

directional coronary atherectomy DCA 冠動脈アテローム切除術 ［冠動脈の細くなった部分から，アテロームを選択的に切り出す方法］

directly observed treatment, short-course DOTS 直接監視下短期化学療法

Disaster Medical Assistant Team DMAT 災害派遣医療チーム ［災害の急性期(48時間以内)に活動できる機動性を有する，トレーニングを受けた医療チーム］

discharge dis. 退院 図 admission 入院

discharge readiness score DRS ［患者をICUから退床させた場合に,48時間以内に死亡する，あるいは再入床する確率］

discography 椎間板造影撮影法

discoid lupus erythematosus DLE 円板状紅斑性狼瘡，円板状エリテマトーデス

discomfort 不快感

disease-free survival DFS 無病生存率

dislocation 脱臼

dislocation of the temporomandibular joint 顎関節脱臼

disorder 障害，疾病

displacement vector field DVF 変位ベクトル場

display field of view DFOV 表示視野

disproportionately enlarged subarachnoid-space hydrocephalus DESH クモ膜下腔の不均衡な拡大を伴う水頭症

dissecting aneurysm 解離性動脈瘤

dissection 解離

disseminated intravascular coagulation(coagulopathy) DIC 播種性血管内凝固(症候群)

disseminated necrotizing leukoencephalopathy 播種性壊死性脳症

dissemination 播種，散在，転移

distal　遠位，末端
distal clavicular osteolysis　DCO　鎖骨遠位端骨溶解症
distal gastrectomy　DG　幽門側胃切除術
distal interphalangeal joint　DIP(J)　遠位指節間関節
distal myopathy　末端筋症
distal pancreatectomy　DP　膵体尾部切除術
distal radioulnar joint　DRUJ　遠位橈尺関節
distal splenorenal shunt　末端脾腎シャント(吻合)
distant metastasis　遠隔転移
distant recurrence-free survival　無遠隔転移生存率
distortion-product otoacoustic emission　DPOAE　歪成分耳音響放射
distribution factor　DF　分布係数
dithiothreitol　DTT　ジチオスレイトール
diverticulosis　憩室症　[憩室が多数存在する状態]
diverticulum　憩室
dizziness　めまい感，眩暈感
do not attempt resuscitation　DNAR　蘇生拒否，蘇生不要　＝do not
　resuscitate(DNR)　[終末期医療の患者において心肺停止状態になっても蘇生
　法を行わないという意思表示]
do not resuscitate　DNR　蘇生拒否，蘇生不要　＝do not attempt
　resuscitation(DNAR)　[終末期医療の患者において心肺停止状態になっても
　蘇生法を行わないという意思表示]
dodecadactylon　十二指腸　＝duodenum
domestic violence　DV　ドメスティックバイオレンス　[パートナーなどの親密
　な関係にある(あった)カップルの間での暴力]
dominant　優性の
dopamine transporter　DAT　ドパミン輸送体
doppler waveform　ドプラ血流速波形
dorsal radioulnar ligament　背側橈尺靭帯
dorsalis pedis artery　DPA　足背動脈　＝dosal artery of foot
dorso-ventral (projection)　D-V (proj)　背腹(方向)
dorso-ventral view　背腹方向
dosal artery of foot　足背動脈　＝dorsalis pedis artery(DPA)
dose area product　DAP　面積線量
dose constraints　線量拘束値
dose equivalent　DE　線量当量
dose-length product　DLP　線量長さ積　[CTの被ばく線量指標，DLP＝
　CTDIvol(mGy)×L(cm)]
dose reduction factor　DRF　線量減少率
dose volume histogram　DVH　線量体積ヒストグラム
dose width product　DWP　線積分線量
double balloon endoscopy　DBE　ダブルバルーン内視鏡
double chambered right ventricle　DCRV　右室二腔心
double diffusion encoding　DDE　[1回の撮像中にMPGを2回印加する方法]
double filtration plasmapheresis　DFPP　二重膜濾過血漿交換

45

double inversion recovery　DIR　ダブルインバージョンリカバリー　[MR用語. 2つのTIを用いることから, 2つの異なるT₁値を有する組織の信号を抑制することができる]

double kidney　重複腎

double outlet right ventricle　DORV　両大血管右室起始(症)

double-phase helical computed tomography　DPHCT　二時相らせん(ヘリカル)CT

double-stapling technique　DST　ダブルステープリングテクニック　[結腸手術における術式]

doubling time　倍加時間　[腫瘍の大きさが倍になる時間]

Douglas abscess　ダグラス窩膿瘍

Down's syndrome　DS　ダウン症候群

drain　流出管, 排水管, ドレイン

draining vein　流出静脈

dressing change　DC　包帯交換(包交)

drip infusion cholecystocholangiography　DIC　点滴静注胆嚢胆管造影撮影法

drip infusion diuretic pyelography　DIDP　点滴注入利尿腎盂造影法

drip infusion in vein　DIV　点滴静脈注射　=intra venous drip (IVD)

drip infusion pyelography　DIP　点滴注腎盂造影撮影法

dromedary hump kidney　ひとこぶらくだ腎　[正常変異]

drug allergy　薬剤アレルギー

drug-coated balloon　DCB　薬剤被覆バルーン　=drug-eluting balloon(DEB)　[バルーンに塗布された薬剤をバルーン拡張により血管壁に移行させ, 再狭窄を抑制する]

drug-eluting balloon　DEB　薬剤溶出性バルーン　=drug-coated balloon (DCB)

drug-eluting stent　DES　薬剤溶出性ステント　[免疫抑制剤シロリムスあるいは抗癌剤パクリタキセルでステントを覆った製品]

Drug Enforcement Administration　DEA　米国麻薬取締局

drug-induced colitis　DIC　薬剤性大腸炎

drug-induced hepatitis　薬剤誘発性肝炎

drug-induced hypersensitivity syndrome　DIHS　薬剤性過敏症症候群

drug-induced lymphocyte stimulation test　DLST　薬剤リンパ球刺激試験

drug-induced pneumonia　薬剤性肺炎

dry powder inhaler　DPI　ドライパウダー吸入器

dry weight　DW　ドライウェイト

dual antiplatelet therapy　DAPT　抗血小板薬2剤併用療法　[狭心症, 心筋梗塞時に行う薬物療法]

dual-energy computed tomography　DECT　[同一の対象を2つの異なるエネルギーをもつX線で撮影するCT撮影法]

dual-energy X-ray absorptiometry　DEXA, DXA　2種エネルギーX線吸収測定法　[骨塩定量の一手法]

duct　導管

duct mammography 乳管造影(撮影) ＝ductography

duct penetrating sign ダクトペネトレイティングサイン ［主膵管が閉塞することなく病変部を貫通する. 膵癌と腫瘤形成性膵炎との鑑別ポイント］

ductal adenoma 乳管腺腫

ductal carcinoma in situ DCIS 非浸潤性乳管癌

ductography 乳管造影(撮影) ＝duct mammography

dull pain 鈍痛

dumping syndrome ダンピング症候群 ［胃切除術, 胃腸吻合術後に起こる疾患］

duodenal 十二指腸の

duodenal diverticulosis 十二指腸憩室症

duodenal papilla 十二指腸乳頭 ＝papilla of Vater

duodenal polyp 十二指腸ポリープ

duodenal stenosis 十二指腸狭窄

duodenal ulcer DU 十二指腸潰瘍

duodenum 十二指腸 ＝dodecadactylon

duodenum preserving pancreatic head resection DPPHR 十二指腸温存膵頭切除術

duplex ultrasonography (ドプラBモード)複合超音波診断

duplication cyst 重複嚢胞

dural 硬膜の

dural arterio venous fistula DAVF 硬膜動静脈瘻

dwarfism 低身長症

dynamic chest radiography DCXR ［動画対応FPDを用いた肺機能X線イメージング］

dynamic chest radiography DCR 胸部X線動態撮影法

dynamic computed tomography ［X線CT検査において, ヨード系水溶性造影剤を急速静注し, 注入後早期から連続的に撮影する方法］

dynamic random-access memory DRAM ［半導体記憶素子の一つ］

dynamic susceptibility contrast MRI DSC-MRI ［MRIでGd造影剤を用いた脳血流測定］

dynamic wedge ダイナミックウェッジ ［放射線治療において, コンピュータ制御されたコリメータ駆動により, ウェッジフィルタを用いたときと同様のくさび状線量分布を得られる方法］

dysarthria 訥語症(どもり), 構音障害

dysembryoplastic neuroepithelial tumor DNT 胚芽異形成性神経上皮腫瘍

dysfunction 異機能, 機能障害 ＝malfunction

dysgammaglobulinemia 低ガンマグロブリン血症 ［ガンマグロブリン異常症］

dysgerminoma 未分化胚細胞腫, 卵巣精上皮腫

dyskinesia 運動異常 ＝discinesia

dyslipidemia 脂質異常症

dysorexia nervosa DN 神経性食欲欠乏

dysphagia 嚥下困難 ＝difficulty in swallowing

dysphasia 不全失語(症)

47

dysplasia 異形成，形成障害

dyspnea 呼吸困難(症) ＝dyspnoea

dyspnea attack 呼吸困難発作

dysthyroidism 異甲状腺症 ＝dysthyroidea

dystonia ジストニー ［持続性の筋緊張の亢進状態］

dystrophia musculorum progressiva DMP ⑤ 進行性筋発育異常症

dystrophic calcification 異栄養性石灰化

dysuria 排尿障害

E

ear, nose, throat ENT 耳鼻咽喉(科)

early enhancing pseudolesion EEPL 早期濃染偽病変

early gastric cancer 早期胃癌

early hepatocellular carcinoma of well differentiated type e-HCC 初期高分化型肝細胞癌

early ischemic change EIC 早期虚血性変化

early phase 早期相 ［遅延相＝delayed phase］

early systolic reverse flow ESRF 収縮期逆行性波 ［心エコーにおける画像所見の一つ］

early venous drainage 早期静脈環流

Ebola hemorrhagic fever EHF エボラ出血熱 ＝Ebola virus disease (EVD)

Ebola virus disease EVD エボラウイルス病(感染症) ＝Ebola hemorrhagic fever

Ebstein's lesion エブスタイン病(巣) ［糖尿病にみる腎細尿管の硝子様変性］

eccentric deformity 偏側性変形

eccrine poroepithelioma エクリン上皮腫

echinococcosis 包虫症，エキノコッカス症

echo planar imaging EPI エコープラナー法 ［1回の励起パルスで画像構成に必要な全データを収集する超高速MRIの一撮像法］

echo-planar imaging with compressed SENSE EPICS ［compressed SENSEをEPIに対応させることで，繰り返しデノイズ工程により，倍速を高めて磁化率アーチファクトを抑えつつ，DWI画像の歪み低減，高分解能化，高画質化が可能となる］

echo time TE エコー時間

echo train length ETL ［MR用語．1つのTR内に180°パルスを繰り返し印加して得られるエコー数］

echogenic area 高エコー域 ［超音波用語．周囲より反射が強い領域のこと］

echogenic rim エコージェニックリム ［超音波用語．円周囲が高エコーである状態をさす］

echogenic structure 高エコー構築物

ectopic goiter 異所性甲状腺腫

ectopic hormone-producing tumor 異所性ホルモン産生腫瘍

ectopic pregnancy 異所性妊娠

ectopic thyroid 異所性甲状腺

edema 浮腫

edematous 浮腫状の，浮腫性の

effective renal plasma flow ERPF 有効腎血漿流量

effective scatter source estimation ESSE ［SPECTで像の散乱線成分を推定する方法，散乱線補正法］

effort angina pectoris EAP 労作性狭心症

effusion　滲出液，ふきだし
Eiter　圙　膿
ejection fraction　EF　駆出率(分画)
ejection systolic murmur　ESM　駆出性収縮期雑音
elastic hard　弾性硬　[ゴムマリが強く張った感じ]
elastography　弾性画像法，エラストグラフィ
elective nodal irradiation　ENI　予防的リンパ節照射
elective surgery　待期(的)手術
electric burn　電気火傷
electric vacuum aspiration　EVA　電動真空吸引法
electrocardiogram　ECG　心電図　＝Elektrokardiogramm(EKG)圙
electroencephalogram　EEG　脳波(図)
electrohydraulic lithotripsy　EHL　体内電気水圧衝撃波破砕術
electromyogram　EMG　筋電図
electron beam tomography　EBT　電子ビーム断層撮影法
electron capture　EC　電子捕獲
electron spin resonance　ESR　電子スピン共鳴
electronic health record　EHR　電子健康記録，生涯医療記録　[個人の医療情報を地域・医療機関で共有・活用する仕組み]
electronic medical record　EMR　電子カルテ
electronic portal imaging device　EPID　電子ポータル画像装置
electrophysiological study　EPS　電気生理学的検査
Elektrokardiogramm　EKG　圙　心電図　＝electrocardiogram(ECG)
elementary-diet tube　ED tube　成分栄養チューブ
elongation factor　EF　長短比
emaciation　るいそう，やせ　[極端に肉が薄くなり，異常にやせ細ること]
embolic protection device　EPD　塞栓保護デバイス
embolism　塞栓症
embolization　塞栓術
embryo transfer　ET　胚移植
embryonal carcinoma　胎児性癌，胎生癌
embryonic carcinosarcoma　胚性癌肉腫，胎生性癌肉腫
emergency department　ED　救急診療部
emergency medical service　EMS　救急医療サービス
emergency medical technician　EMT　救急救命士
emergency room　ER　救急救命室
emission computed tomography　ECT　放射型コンピュータ断層撮影法
emphysema　気腫　[組織または肺胞の]
emphysematous opacities　EMP　肺気腫陰影
empty follicle syndrome　EFS　エンプティフォリクル症候群，卵胞空胞症候群　[採卵しても卵胞内に卵子がなく空の状態を呈する]
empty sella　トルコ鞍空洞症
empyema　蓄膿
enamel　エナメル質
encapsulating peritoneal sclerosis　EPS　被囊性腹膜硬化症

encasement 包装 [動脈が腫瘍につつみこまれ，虫食い状態になることをいう]

encephalitis 脳炎

encephalo-duro-arterio-synangiosis EDAS 脳硬膜動脈縫着術

encephalo-myo-arterio-synangiosis EMAS 脳筋血管縫着術

encephalo-myo-synangiosis EMS 脳筋肉縫着術

encephalomalacia 脳軟化

encephalomyelopathy 脳脊髄疾患

encephaloneuropathy 脳神経疾患

encephalopathy 脳症

end diastole ED 拡張末期

end diastolic pressure EDP 拡張末期圧

end diastolic volume EDV 拡張末期容量

end-stage kidney disease ESKD 末期腎臓病

end-stage renal disease ESRD 末期腎疾患，末期腎不全

end-stage renal failure ESRF 末期腎不全

end systole ES 収縮末期

end systolic volume ESV 収縮末期容量

endobronchial ultrasound-guided transbronchial needle aspiration EBUS-TBNA 超音波気管支鏡ガイド下経気管支吸引針生検

endocardial cushion defect ECD 心内膜床欠損症

endocardial fibroelastosis EF 心内膜線維弾性症

endocervical-like mucinous borderline tumor ELMBT 内頸部型粘液性境界悪性腫瘍 ＝Müllerian mucinous borderline tumor (MMBT)

endocrine exophthalmus 内分泌性眼球突出

endogastroduodenoscopy EGD 上部消化管内視鏡検査 ＝esophagogastroduodenoscopy [かつては胃腸管内視鏡検査 gastrointestinal fiberscopy (GIF) と呼ばれた]

endoleak エンドリーク [動脈ステントグラフト留置後の動脈瘤内への血液の漏れ]

endometrial cancer (carcinoma) EMCA 子宮内膜癌

endometrial cyst 子宮内膜囊胞

endometrial stromal sarcoma ESS 子宮内膜間質肉腫

endometriosis 子宮内膜（増殖）症

endometritis 子宮内膜炎

endomyocardial biopsy EMB 心内膜下心筋生検

endoscopic band ligation EBL 内視鏡的バンド結紮術

endoscopic biliary drainage EBD 内視鏡的胆道ドレナージ

endoscopic biliary stenting EBS 内視鏡的胆管ステント留置術

endoscopic (endonasal) sinus surgery ESS 内視鏡下鼻副鼻腔手術

endoscopic injection sclerotherapy EIS 内視鏡的硬化療法 [食道静脈瘤に対する治療の一方法]

endoscopic laryngopharyngeal surgery ELPS 内視鏡的咽喉頭手術

endoscopic mechanical lithotripsy EML 内視鏡的機械的結石破砕術

endoscopic mucosal resection EMR　内視鏡的粘膜切除術　[胃粘膜癌に対する治療法]

endoscopic nasobiliary drainage ENBD　内視鏡的経鼻胆管ドレナージ　[ドレナージチューブで胆汁を経鼻的に体外に排出する方法．総胆管結石における胆管炎，閉塞性黄疸に対して行われる]

endoscopic nasogallbladder drainage ENGBD　内視鏡的経鼻胆嚢ドレナージ

endoscopic nasopancreatic drainage ENPD　内視鏡的経鼻膵管ドレナージ

endoscopic necrosectomy EN　内視鏡的壊死巣除去術

endoscopic pancreatic stenting EPS　内視鏡的膵管ステント留置術

endoscopic pancreatocholangiography EPCG　内視鏡的膵胆管造影法　＝endoscopic retrograde cholangiopancreatography（ERCP）

endoscopic papillary balloon dilatation EPBD　内視鏡的乳頭バルーン拡張術　[十二指腸乳頭に挿入したバルーンカテーテルに生理的食塩水などを注入して膨張させ，乳頭を拡張する方法]

endoscopic papillotomy EPT　内視鏡的乳頭括約筋切開術

endoscopic retrograde biliary drainage ERBD　内視鏡的逆行性胆管ドレナージ　[十二指腸乳頭から胆管へドレナージチューブを挿入し胆汁を排出させる方法．内視鏡的逆行性胆管膵管造影撮影法 endoscopic retrograde cholangiopancreatography（ERCP）を治療に応用したもの]

endoscopic retrograde cholangiopancreatography ERCP　内視鏡的逆行性胆管膵管造影法　＝endoscopic pancreatocholangiography（EPCG）

endoscopic retrograde pancreatic drainage ERPD　内視鏡的逆行性膵管ドレナージ

endoscopic retrograde pancreatography ERP　内視鏡的逆行性膵管造影撮影法

endoscopic sphincterotomy EST　内視鏡的乳頭括約筋切開術　[内視鏡下に高周波電流で十二指腸乳頭を切開・開大する方法]

endoscopic submucosal dissection ESD　内視鏡的粘膜下層剥離術　[内視鏡的粘膜切除術（EMR）の一つ]

endoscopic surgery 内視鏡視下手術

endoscopic third ventriculostomy ETV　内視鏡下第三脳室底開窓術

endoscopic thoracic sympathectomy ETS　胸腔鏡下胸部交感神経遮断術

endoscopic ultrasonography EUS　超音波内視鏡検査法

endoscopic ultrasonography-guided biliary drainage EUS-BD　超音波内視鏡下胆道ドレナージ

endoscopic ultrasonography-guided celiac ganglia neurolysis EUS-CGN　超音波内視鏡下腹腔神経節ブロック（融解術）

endoscopic ultrasonography-guided celiac plexus neurolysis EUS-CPN　超音波内視鏡下腹腔神経叢ブロック（融解術）

endoscopic ultrasonography-guided choledochoduodenostomy EUS-CDS　超音波内視鏡下胆管十二指腸吻合術

endoscopic ultrasonography-guided cyst drainage EUS-CD
超音波内視鏡下嚢胞ドレナージ

endoscopic ultrasonography-guided fine-needle aspiration EUS-FNA
超音波内視鏡下穿刺吸引術

endoscopic ultrasonography-guided fine-needle biopsy EUS-FNB
超音波内視鏡下穿刺生検

endoscopic ultrasonography-guided gallbladder drainage EUS-GBD
超音波内視鏡下胆嚢ドレナージ

endoscopic ultrasonography-guided hepaticogastrostomy EUS-HGS
超音波内視鏡下肝胃吻合術

endoscopic ultrasonography-guided pancreatic duct drainage
EUS-PD 超音波内視鏡下膵管ドレナージ

endoscopic ultrasonography-guided pseudocyst drainage EUS-PCD
超音波内視鏡下膵仮性嚢胞ドレナージ

endoscopic ultrasonography-guided rendezvous technique EUS-RV
超音波内視鏡下ランデブー法

endoscopic ultrasonography-guided transluminal drainage EUS-TD
超音波内視鏡下経消化管的ドレナージ

endoscopic ultrasound EUS 超音波内視鏡

endoscopic variceal clipping EVC 内視鏡下静脈瘤クリッピング（結紮(けっさつ)）

endoscopic variceal ligation EVL 内視鏡的静脈瘤結紮(けっさつ)術　［食道
静脈瘤に対する治療の一方法］

endosonography-guided biliary drainage ESBD 超音波内視鏡ガイド
下胆道ドレナージ術

endotracheal ET 気管内の

endovascular (abdominal) aortic aneurysm repair EVAR 腹部大動脈
瘤ステントグラフト内挿術

endovascular treatment (therapy) EVT 血管内治療　［血管の狭窄・閉
塞部位にカテーテルを挿入，バルーンやステントによる拡張を行う治療法］

endovenous ablation EVA 血管内焼灼術

endovenous heat-induced thrombus EHIT ［血管内焼灼術による静脈血
栓症］

endovenous laser ablation EVLA 血管内レーザー焼灼術

energy-integrating detector EID エネルギー積分形検出器　［X線検出器］

energy subtraction ES エネルギー差分

engraftment syndrome ES 生着症候群　［造血幹細胞移植時の反応］

enhanced mass 増強された腫瘍　［造影剤による］

enhancement 増強

enlargement 拡大，拡張，腫大

enterocolitis 小腸結腸炎

enteropathy-associated T-cell lymphoma EATL 腸管症型T細胞リンパ
腫

enterostomal therapist ET ストーマ療法士

entrance skin dose ESD 入射皮膚線量

eosinophilia 好酸球増加症

eosinophilic chronic rhinosinusitis ECRS 好酸球性副鼻腔炎
eosinophilic cystitis 好酸球性膀胱炎
eosinophilic granuloma 好酸球性肉芽腫
eosinophilic granulomatosis with polyangiitis EGPA 好酸球性多発血管炎性肉芽腫症 ＝allergic granulomatous angiitis（AGA）, Churg-Strauss syndrome（CSS）
ependymoma 上衣細胞腫
epicardial adipose tissue EAT 心外膜（下）脂肪組織
epidemic keratoconjunctivitis EKC 流行性角結膜炎
epidemic parotitis 流行性耳下腺炎 ＝mumps
epidermal growth factor EGF 上皮増殖因子
epidermal growth factor receptor EGFR 上皮増殖因子受容体
epidermal nervous 表在神経
epidermoid cyst 類表皮嚢胞（嚢腫）
epididymitis 精巣上体（副睾丸）炎
epidural abscess 硬膜外膿瘍
epidural (anesthesia) Epi 硬膜外の，硬膜外麻酔
epidural blood patch EBP 硬膜外自家血注入
epidural hematoma 硬膜外血腫
epigastralgia 心窩部痛，上腹部痛
epigastric dull pain 心窩部鈍痛
epilepsy Ep., Epi. てんかん
epipharyngeal cancer 上咽頭癌
epipharynx 上咽頭
epiphysis 骨端，（骨）突起 ＝apophysis
epithelial membrane antigen EMA 上皮性膜抗原
epithelial-mesenchymal transition EMT 上皮間葉転換 ［癌の浸潤や創傷治癒のときに起こる現象］
epithelioid hemangioendothelioma EHE 類上皮性血管内皮腫
epithelium EP 上皮
Epstein-Barr virus EBV EBウイルス ［伝染性単核球症（発熱，咽頭痛，リンパ節の腫大を3大主症状とする感染疾患）の発症原因となるウイルスの一つ．ヘルペスウイルス科に属するDNAウイルス］
equipotential patient reference system EPR system 患者等電価システム
erectile dysfunction ED 勃起機能障害（不全）
erosion 侵食，びらん ［びらん：浅い潰瘍．胃と腸では粘膜に限局され粘膜筋板に達していない潰瘍を指す］
erythema exsudativum multiforme EEM 多形浸出性紅斑
erythema multiforme EM 多形紅斑
erythema nodosum EN 結節性紅斑
erythrocyte sedimentation rate ESR 赤血球沈降速度（赤沈，血沈） ＝erythrocyte sedimentation reaction（ESR）
erythrocyte sedimentation reaction ESR 赤血球沈降反応 ＝Blutkörperchensenkungsgeschwindigkeit（BS（G））

erythroleukemia 赤白血病
erythropoiesis-stimulating agent ESA 赤血球造血刺激因子製剤
erythropoietin EPO エリスロポエチン
esophageal atresia 食道閉鎖
esophageal cancer 食道癌
esophageal stenosis 食道狭窄
esophageal varices 食道静脈瘤
esophagitis 食道炎
esophagocardiac junction ECJ 食道胃接合部
esophagocardial carcinoma 食道噴門部癌
esophagogastric junction EGJ 食道胃移行部(接合部)
esophagogastroduodenoscopy EGD 上部消化管内視鏡検査
 ＝endogastroduodenoscopy ［かつては胃腸管内視鏡検査 gastrointestinal
 fiberscopy (GIF)と呼ばれた］
esophagus Eso., Esoph. 食道
essential hypertension EH, EHT 本態性高血圧症
essential pulmonary hypertension EPH 本態性肺高血圧症
ethmoid mucocele 篩骨の粘液瘤腫
ethmoid sinus 篩骨洞
ethoxybenzyl EOB ⇒ gadolinium ethoxybenzyl diethylenetriamine pentaacetic
 acid (Gd-EOB-DTPA)
(⁹⁹ᵐTc-)ethyl cysteinate dimer (⁹⁹ᵐTc-)ECD ［脳血流シンチグラフィに使用
 する放射性製剤］
***O*-ethyl-*O*-*p*-nitrophenyl benzene phosphorothioate** EPN *O*-エチル
 -*O*-*p*-ニトロフェニルベンゼンホスホロチオエート ［人体に毒性のある農薬の
 一つ］
ethylene oxide gas EOG エチレンオキサイドガス
ethylene vinyl alcohol copolymer EVAL エバル ［血液との接触により固
 化する永久塞栓物質］
ethylenediaminetetraacetic acid EDTA エチレンジアミン四酢酸
etiology 病因, 病因学
etoposide(VP-16)/ifosfamide/cisplatin(*cis*-platinum) VIP エトシド・
 イホスファミド・シスプラチン(併用療法) ［精巣腫瘍に対する化学療法］
European Carotid Surgery Trial method ECST method ECST(イーシスト)法
 ［血管狭窄率の計算方法の一つ. ECSTは頸動脈狭窄症に関する大規模臨床試
 験］
European Congress of Radiology ECR 欧州放射線学会議
European Laryngological Society ELS 欧州喉頭科学会
European Medicines Agency EMA 欧州医薬品庁 ［旧称 European
 Agency for the Evaluation of Medicinal Products (European Medicines
 Evaluation Agency ; EMEA)］
European Society for Therapeutic Radiology and Oncology ESTRO
 欧州放射線腫瘍学会
European Society of Breast Imaging EUSOBI 欧州乳房画像診断学会
European Society of Cardiology ESC ヨーロッパ心臓学会

eustachian valve　EV　ユースタキオ弁　＝valve of inferior vena cava　［下大静脈弁．胎生期の右房残留構造物で，卵円孔の自然閉鎖を阻害する］

evaluation　評価，検定

Evans syndrome　エバンス症候群

evidence　証拠

evidence-based diagnosis　EBD　根拠に基づく診断

evidence-based laboratory medicine　EBLM　根拠に基づく臨床検査医学

evidence-based medicine　EBM　根拠に基づく医療

evidence-based nursing　EBN　根拠に基づく看護

Ewing sarcoma family of tumors　ESFT　ユーイング肉腫ファミリー腫瘍

exertional dyspnea　努力性呼吸困難(症)

exomphalos-macroglossia-gigantism syndrome　EMG syndrome　EMG症候群

exophthalmos　眼球突出(症)　＝Exophthalmus独

exophytic　外長性の，外方増殖の

exotropia　XT　外斜視

expandable metallic biliary endoprosthesis　EMBE　［拡張型金属ステントを用いた胆道内瘻術］

expandable metallic stent　EMS　拡張型金属ステント

expanded volume reconstruction engine　XVRE　［MR用語，大量の画像を再構成できるリコンストラクションエンジン］

expected date of confinement　EDC　分娩予定日

expiration　exp.　呼気

exploratory laparotomy　Expl. lap　診査開腹術，試験(的)開腹術

exposure index　EI　線量指標

extended focused assessment with sonography for trauma　EFAST　［腹部緊急超音波検査の拡張版］

extended spectrum β-lactamase　ESBL　基質特異性拡張型βラクタマーゼ　［細菌が産生する酵素．ESBL産生菌は薬剤耐性を示し，院内感染の原因として問題となる］

extensive intraductal component　EIC　［乳管内成分の優位な乳癌］

extensor carpi ulnaris tendon sheath　尺側手根伸筋腱鞘

external cardiac massage　ECM　体外式心臓マッサージ

external carotid artery　ECA　外頸動脈

external iliac artery　EIA　外腸骨動脈

external iliac nodes　外腸骨リンパ節

external iliac vein　EIV　外腸骨静脈

extirpation　摘出(術)

extra-　外の，以外の　［接頭語］

extra ocular muscle　外眼筋

extracanal　管外の

extracellular fluid fraction　ECF　細胞外液分画

extracellular volume fraction　ECV　細胞外容積分画

extracorporeal cardiopulmonary resuscitation　ECPR　体外循環式心肺蘇生法　［人工心肺装置(PCPS)を用いた心肺蘇生法］

extracorporeal membrane oxygenation　ECMO　膜型人工肺
extracorporeal shock wave lithotripsy　ESWL　体外衝撃波結石破砕術
extracorporeal ultrafiltration method　ECUM　体外限外濾過法
extracranial-intracranial bypass operation　EC-IC bypass operation　頭蓋外・頭蓋内血管吻合術, EC-ICバイパス術
extraction of tooth　抜歯
extradural　硬膜外の
extrahepatic cholangiocarcinoma　eCCA　肝外胆管癌
extrahepatic portal venous obstruction　EHO　肝外門脈塞栓術
extramedullary hematopoiesis　髄外造血
extrapontine myelinolysis　EPM　橋外型髄鞘崩壊症
extravasation　EV　血管外遊出, 溢流　[活動性出血を示唆する造影剤の血管外漏出像]
extraventricular neurocytoma　脳室外神経細胞腫
extreme lateral interbody fusion　XLIF　（内視鏡下腰椎）側方椎体間固定術
eyelid　まぶた, 眼瞼
eyelid tumor　眼瞼腫瘍

F

18F-2-fluoro-2-deoxy-D-glucose FDG F-18デオキシグルコース，フルオロデオキシグルコース ［PETで最も広く用いられている，放射性同位元素を用いたトレーサ］

18F-fluorothymidine 18F-FLT 18F-フルオロチミジン ［PET用薬剤］

facial artery FA 顔面動脈

facial nerve FN 顔面神経

facial (nerve) palsy FP 顔面神経麻痺

facial spasm 顔面(神経)痙縮

Fahr's disease ファール病 ［大脳基底核，小脳歯状核に石灰化をきたす原因不明の疾患．ほぼ全例で基底核に石灰化を認める］

failure 不全(症)

failure mode and effects analysis FMEA 故障モード影響解析

falciform ligament (肝)鎌状間膜,(肝)鎌状靭帯

false lumen 偽腔

false positive FP 偽陽性

falx cerebelli 小脳鎌

falx cerebri 大脳鎌

familial adenomatosis coli FAC 家族性大腸腺腫症

familial adenomatous polyposis FAP 家族性大腸腺腫症

familial Alzheimer's disease FAD 家族性アルツハイマー病

familial amyloid polyneuropathy FAP 家族性アミロイドポリニューロパチー ［常染色体優性の全身性アミロイドーシス］

familial combined hyperlipidemia FCHL 家族性複合型高脂血症

familial erythrophagocytic lymphohistiocytosis FEL 家族性赤色食細胞リンパ組織球増殖症

familial hereditary tremor 家族性遺伝性振戦

familial hypercholesterolaemia FH 家族性高コレステロール血症

familial hypocalciuric hypercalcemia FHH 家族性低カルシウム尿性高カルシウム血症

familial medullary thyroid carcinoma FMTC 家族性甲状腺髄様癌

family history FH 家族歴

fascia 筋膜，膜

fasciitis 筋膜炎

fast Fourier transform FFT 高速フーリエ変換

Fast Healthcare Interoperability Resources FHIR ［FHIR(ファイア)．米国のHL7協会が開発した医療情報交換のための新しい標準規格］

fast spin echo FSE 高速スピンエコー法 ［MR用語］

fasting blood sugar FBS 空腹時血糖

fat 脂肪

fat suppression 脂肪抑制 ［MR用語．脂肪の信号を抑える手法］

fatigue 疲労

fatigue fracture FF　疲労骨折
fatigue scale FS　疲労スケール
fatty liver　脂肪肝
Fe deficiency anemia　鉄欠乏性貧血
feature　顔つき，容貌，目鼻だち，目立つ点，特徴
feces occult blood test FOBT　便潜血反応検査
female F　女性(の)，雌(の)
femoral　大腿の
femoral approach　大腿アプローチ　[鼠径穿刺]
femoral artery FA　大腿動脈
femoral head　大腿骨頭
femoral head necrosis　大腿骨頭壊死症
femoral tumor　大腿腫瘍
femoral vein FV　大腿静脈
femoro-tibial angle FTA　大腿-脛骨角　[大腿骨長軸と脛骨長軸のなす角度]
femoroacetabular impingement FAI　股関節インピンジメント　[股関節の骨の形態異常により骨の衝突が起こり，関節痛を呈する]
femur　大腿骨
fetal growth restriction FGR　胎児発育不全
fetal heart rate FHR　胎児心拍数
fetation　妊娠　＝pregnancy, gestation (GEST.)
fetus exposure　胎内被ばく
fever　熱
fever of unknown (undetermined) origin FUO　不明熱
fibril　原線維，筋原線維
fibrin　線維素
fibrinogen degradation product FDP　フィブリン分解産物
fibroadenoma FA　線維腺腫
fibroadenoma of breast　乳腺線維腺腫
fibroadipose, fibrofatty　線維脂肪の
fibroblast growth factor FGF　線維芽細胞成長因子
fibrodysplasia ossificans progressiva FOP　進行性骨化性線維異形成症
fibrofatty proliferation　線維脂肪の増殖
fibroma　線維腫　[fibromatosis 線維腫症]
fibromuscular dysplasia FMD　線維筋性異形成
fibrosis　線維症
fibrothorax　[線維形成を目的とする肺結核治療法]
fibrous dysplasia FD　線維性(骨)異形成症
fibrous pericardium　線維性心膜
fiducial registration error FRE　基準位置合わせ誤差　[ナビゲーション精度計測に使う]
field of view FOV　撮像視野
film badge FB　フィルムバッジ
filtration rate Q_F　濾過流量
finding　所見

59

fine needle aspiration (biopsy) FNA(B) 穿刺吸引生検, 微細針吸引生検, 穿刺吸引細胞診

fine-needle aspiration cytology FNAC 穿刺吸引細胞診

first pass extraction 初回循環抽出率

Fisher's syndrome フィッシャー症候群

fissure 裂

fistula 瘻, 瘻孔

fistula formation 瘻孔形成

fistulography 瘻孔造影撮影(法)

flail chest 動揺胸郭

flank 脇腹

flank dull pain 脇腹鈍痛

flat epithelial atypia FEA 平坦型上皮異型 [乳癌の基準は満たさないが, 上皮に異型を伴う病変]

flat panel detector FPD フラットパネルディテクター [X線情報を直接受け取りデジタル化する検出器]

flattening filter free FFF フラットニングフィルタフリー [放射線治療において照射ヘッドの平坦化フィルタなしを意味し, 高線量率・短時間の治療を可能にする]

flexion flex. 屈曲

flexor carpi radialis FCR 橈側手根屈筋

flexor digitorum longus tendon 長趾屈筋腱

flexor hallucis longus tendon 長母趾屈筋腱

flexure 曲, 弯曲

floppy infant ぐにゃぐにゃ児

flow compensation FC 流速補正 [MR用語]

fluid 流体, 液性の

fluid-attenuated inversion recovery FLAIR フレア法 [MR用語. 反転回復法における水信号を抑制しコントラストを得る方法]

fluorosis フッ素(沈着)症

5-fluorouracil 5-FU 5-フルオロウラシル [抗癌剤]

focal asymmetric density FAD 局所的非対称性陰影

focal cortical dysplasia FCD 限局性皮質異形成

focal fatty liver 限局性脂肪肝

focal fatty sparing FFS 限局性低脂肪化域 [脂肪肝にみられる]

focal nodular hyperplasia FNH 限局性結節性過形成

focal organizing pneumonia 限局性器質化肺炎

focal periphyseal edema FOPE 傍骨端部限局性骨髄浮腫 [成長板内の石灰化架橋を基点とする骨髄浮腫]

focal segmental glomerulosclerosis FSGS 巣状分節性糸球体硬化症

focal spared area 限局性低脂肪化域 [脂肪肝における]

focus-detector distance FDD [X線管と検出器間の距離]

focus-film distance FFD 焦点フィルム間距離

focus-skin distance FSD 焦点皮膚間距離

focus-surface distance FSD 焦点表面間距離

focused assessment with CT for trauma FACT ［外傷において，全身CTを特定部位に絞って読影し，重要な損傷・病態を迅速に把握する］

focused assessment with sonography for trauma FAST 迅速簡易超音波検査法 ［外傷の初期診療における心囊，腹腔および胸腔の液体貯留の検索を目的とした迅速簡易超音波検査法］

focused cardiac ultrasound FOCUS ［ショック，低血圧，胸痛，または呼吸困難を有する患者の心エコー撮像法］

focused ultrasound examination 的を絞った超音波検査

focused ultrasound surgery FUS 集束超音波治療（手術）

folinic acid, fluorouracil, oxaliplatin FOLFOX ［フォリン酸・フルオロウラシル・オキサリプラチンの3剤による癌化学療法］

follicle stimulating hormone FSH 卵胞刺激ホルモン

follicular bronchiolitis FB 濾胞性細気管支炎

follicular carcinoma 濾胞癌 ［甲状腺悪性腫瘍の5〜10％を占める］

follicular dental cyst 濾胞性歯囊胞

follicular lymphoma 濾胞性リンパ腫

folliculus 卵胞，小胞

follow up FU, F/U 経過観察

Fontan-associated liver disease FALD フォンタン関連肝疾患 ［単心室に対するフォンタン手術後の長期合併症］

Food and Drug Administration FDA （米国）食品医薬品局

food-dependent exercise-induced anaphylaxis FDEIA 食物依存性運動誘発アナフィラキシー

football finger 突き指

foramen magnum 大（後頭）孔

Forbes-Albright syndrome フォーブス・オルブライト症候群

forced vital capacity FVC 努力性肺活量

foreign body 異物

forward projected model-based iterative reconstruction solution FIRST ［model-based iterative reconstruction（MBIR）の一法. 空間分解能の向上，ノイズ低減などにより画質が改善される］

fossa 窩

Fournier's gangrene フルニエ壊疽 ［突発性電撃性陰囊壊疽］

fraction Fr ①分割. ②分画 ［①放射線治療における分割回数］

fraction of inspired oxygen Fio_2 吸入気酸素濃度

fractional anisotropy FA ［異方性の指標. 0〜1で示される変数で，1が最も異方性が強い］

fractional exhaled nitric oxide FeNO 呼気一酸化窒素濃度

fractional flow reserve FFR 機能的血流予備能，冠動脈血流予備能 ［正常動脈の最大血流量に対する狭窄動脈の最大血流量の比で，冠動脈では冠動脈狭窄の機能的診断を行う方法］

fracture 骨折，破損

fracture liaison service FLS 骨折リエゾンサービス ［二次骨折の予防のため，多くの専門職がチームになりサポートを行う］

fracture of tooth 歯の破折

frail chest フレイルチェスト ［鈍的胸部外傷による胸部多発骨折が原因の呼吸異常］

free 無症状 ＝no complaint

free air （腹腔内）遊離ガス

free induction decay FID 自由誘導減衰 ［MR用語］

French-American-British classification FAB classification FAB分類 ［急性白血病に対する一分類法］

French size Fr. フレンチサイズ ［カテーテルなどのサイズを示す単位. 1Fr. ＝1/3mm］

fresh blood imaging FBI ［非造影で血管を直接画像化する］

fresh frozen plasma FFP 新鮮凍結血漿

front-parietal 前頭頂の

frontal 前頭の

frontal aslant tract FAT 前頭斜走路 ［頭部神経線維］

frontal eye field FEF 前頭眼野 ［眼の随意運動に関わる］

frontal lobe 前頭葉

frontal region 前頭部

fronto-temporal 前側頭の

frontotemporal dementia FTD 前頭側頭型認知症

frontotemporal lobar degeneration FTLD 前頭側頭葉変性症

5-FU, vitamin A, radiation FAR ［抗癌剤 5-FUの静脈注射，ビタミンAの筋肉注射，約30Gyで放射線治療を行うことを指す］

Fuji computed radiography FCR 富士コンピューテッドラジオグラフィ ［CRの商品名］

full-field digital mammography FFDM 全視野デジタルマンモグラフィ

full width at half maximum FWHM 半値幅

full width at tenth maximum FWTM 1/10値幅

fully convolutional neural network FCN 全層畳み込みニューラルネットワーク

fulminant hepatitis 劇症肝炎

functional cyst 機能的嚢胞

functional dyspepsia FD 機能性ディスペプシア ［胃もたれ・心窩部痛など胃の病変を示唆する症状があるが，検査で異常が認められないもの. 機能性胃腸症］

functional end-to-end anastomosis FEEA 機能的端々吻合 ［腸管吻合法の一つ］

functional endoscopic sinus surgery FESS 機能的鼻内内視鏡手術

functional independence measure FIM 機能的自立度評価法 ［ADL評価法の一つ］

functional MRI fMRI 脳機能MR画像 ［MR用語］

functional near-infrared spectroscopy fNIRS 機能的近赤外分光法 ［脳の機能を可視化する無侵襲な脳機能検査法］

fungal brain abscess 真菌性脳膿瘍

fungus ball 真菌球

funnel chest 漏斗(ろうと)胸

G

gadolinium ethoxybenzyl diethylenetriamine pentaacetic acid
Gd-EOB-DTPA　ガドリニウムエトキシベンジルジエチレントリアミン五酢酸　=
gadoxetate sodium　[肝特異性MRI用造影剤]
gadoxetate sodium　ガドキセト酸ナトリウム　=gadolinium
ethoxybenzyl diethylenetriamine pentaacetic acid(Gd-EOB-DTPA)
[肝特異性MRI用造影剤]
Gage　G.　ゲージ　[注射針のサイズを示す単位]
gagging　むかつき
gait disturbance　歩行障害
galactorrhea　乳漏症，乳汁漏泄，乳汁分泌過多
gallbladder　GB　胆嚢
gallbladder ejection fraction　GBEF　胆嚢駆出率
gallbladder polyp　胆嚢ポリープ
gallbladder stone　GB stone　胆嚢結石
gallstone　胆石
gangliocytoma　神経節細胞腫
ganglioglioma　神経節膠腫
ganglioneuroblastoma　神経節芽細胞腫
ganglioneuroma　神経節性神経腫
Garcin's syndrome　ガルサン症候群
Gardner's syndrome　ガードナー症候群　[変化に富む臨床症状の常染色体
性優性遺伝病．結腸のポリープ症，表皮性嚢胞，骨腫を特徴とする疾患]
Garre's osteomyelitis　ガレー骨髄炎
gasserian ganglion block　GGB　ガッセル神経節ブロック
gastrectomy　胃切除術
gastric cancer　GC　胃癌　=Magenkrebs(MK)瑵, carcinoma ventriculi (Ca.
Vent.) 瑜
gastric polyp　胃ポリープ
gastric ulcer　GU　胃潰瘍
gastric volvulus　胃軸捻転症
gastritis　胃炎
gastrocnemius vein　GV　腓腹静脈
gastrocolic omentum　胃大網
gastrocolic trunk　GCT　胃結腸静脈幹　[右胃大網静脈・前上膵十二指腸
静脈・上右結腸静脈・中結腸静脈の合流部で，上腸間膜静脈へ流入していく．
ヘンレの静脈幹]
gastroduodenal artery　GDA　胃十二指腸動脈
gastroepiploic artery　GEA　胃大網動脈
gastroesophageal reflux disease　GERD　胃食道逆流症
gastrofiberscope　GFS　胃ファイバースコープ
gastrointestinal　GI　胃腸(管)の

gastrointestinal bleeding GIB 消化管出血
gastrointestinal fiberscopy GIF 胃腸管内視鏡検査
  ⇒ endogastroduodenoscopy（EGD）, esophagogastroduodenoscopy（EGD）
gastrointestinal stromal tumor GIST 消化管間質腫瘍
gastrointestinal tract GI tract 胃腸管
gastrojejunostomy 胃空腸吻合術 ＝gastrojejunostomia 独
gastrorenal shunt 胃-腎静脈短絡 ［門脈圧亢進により左胃静脈と腎静脈がつながった状態になっている］
gastroscopy GS 胃内視鏡検査
gated image 同期イメージ（像）
Gathering Medical Information System G-MIS ［厚生労働省の医療機関等情報支援システム］
Gauss G ガウス ［磁場の単位. 10,000G＝1Tesla］
gauzeoma ガーゼオーマ ＝gossypiboma ［手術の際に体内に遺残したガーゼに起因して生じる腫瘤. 和製英語］
Geiger-Müller counter G-M counter ガイガーミューラー計数管
general fatigue 全身倦怠（感）
general high care unit GHCU 一般高度治療室
general itching 全身そう痒感
general Monte Carlo N-particle transport code MCNP ［モンテカルロ計算コードの一つ］
general purpose worklist management GPWL, GPWM 汎用ワークリスト管理 ［汎用機器へのワークリスト問い合わせと送付を行うサービス（DICOM規格）］
generalization ①びまん（瀰漫）, ②総括的結論
generalized anxiety disorder GAD 全般性不安障害
generalized encoding matrix GEM ［GEのパラレルイメージ技術］
generalized muscle cramp びまん性筋肉痙攣
generative adversarial network GAN 敵対的生成ネットワーク ［生成器と識別器の二つのネットワークを同時に学習させ, この二つを互いに競い合わせることで学習を深める］
generic drug GE ジェネリック医薬品, 後発医薬品 ［医療機関で処方される薬のうち, 先発医薬品（先発品）の特許が切れた後, 臨床試験などを省略して認可され, 他の製薬メーカーから発売される, 有効成分・品質・効き目が同じで, より安価な薬］
genetically significant dose GSD 遺伝有意線量
genital bleeding 性器出血
genitalia 性器, 生殖器
genome-wide association study GWAS ゲノムワイド関連解析 ［多数の患者のゲノムデータを統合的に調べて統計学的に評価するもの］
geode 骨洞 ［関節リウマチの単純X線写真における所見の一つ. 軟骨下の骨嚢胞で, 拡大すると骨折の危険性がある］
germ 胚芽
germ cell tumor 胚細胞腫瘍
germinoma 胚細胞腫

Gerota's fascia　ゲロタ被膜　=perirenal fascia

gestation　GEST.　妊娠　=pregnancy, fetation

gestational diabetes mellitus　GDM　妊娠糖尿病

gestational sac　GS　胎嚢

giant cell arteritis　GCA　巨細胞性動脈炎

giant cell granuloma　巨細胞肉芽腫

giant cell interstitial pneumonia　GIP　巨細胞性間質性肺炎

giant cell tumor of bone　骨巨細胞腫

giant hepatomegaly　巨大肝腫大

giardiasis　ジアルジア鞭毛虫症　=lambliasis

gigantism　巨人症　[全身または体の部分が異常に大きい，発育過剰の状態]

Gilbert's cholemia　ジルベール胆血症　[家族性溶血性黄疸]

gingiva　歯茎，歯肉　=gum

gingival abscess　GA　歯肉膿瘍

gingival cyst　歯肉嚢胞

gingivitis　G　歯肉炎

gland　腺　[生物体の液体を分泌する器官のこと]

glans　亀頭

Glasgow Coma Scale　GCS　グラスゴー・コーマ・スケール　[意識レベルを応答の具合で表現する分類法の一つ]

glaucoma　gl.　緑内障

glenohumeral joint capsule　肩関節包　=shoulder joint capsule

glioblastoma　神経膠芽腫

glioblastoma multiforme　GBM　多形性(神経)膠芽腫

glioma　(神経)膠腫

gliomatosis cerebri　大脳(神経)膠腫症

Glisson's capsule　グリソン鞘　[肝小葉と肝小葉の間に存在する結合組織]

global circumferential strain　GCS　円周方向グローバルストレイン　[心エコーで算出される心機能定量化の指標]

global longitudinal strain　GLS　長軸方向グローバルストレイン　[心エコーで算出される心機能定量化の指標]

globus pallidus　淡蒼球

glomerular filtration rate　GFR　(腎)糸球体濾過率

glomerulonephritis　糸球体腎炎

glomerulonephrosis　糸球体腎症

glossitis　舌炎

glossodynia　舌痛症

glossopharyngeal nerve　舌咽神経

glottis　声門

glucose　GLU　グルコース

glucose tolerance test　GTT　糖負荷試験

glutamate pyruvate transaminase　GPT　グルタミン酸ピルビン酸転移酵素　=alanine aminotransferase (transaminase)(ALT)

glutamic oxaloacetic transaminase　GOT　グルタミン酸オキサロ酢酸転移酵素　=aspartate aminotransferase(AST)

gluteal muscle 殿筋

glycerin enema GE グリセリン浣腸

glycosuria 糖尿

gnathion Gn ［顔面平面と下顎下縁平面とのなす角の2等分線が下顎骨オトガイ部の正中断面像と交わる点，セファロの計測点］

goiter 甲状腺腫 ＝struma 囝

gonad shielding GS 生殖腺防護（具）

gonadoblastoma 性腺芽腫

gonion Go ［下顎下縁平面と下顎孔縁平面とのなす角の2等分線が下顎角概形線と交わる点，セファロの計測点］

gonococcus GC 淋菌

gonorrhea 淋病 ＝gonorrhoea

gossypiboma ＝gauzeoma ［手術の際に体内に遺残したガーゼなどの異物に起因する偽腫瘍］

gout 痛風

gouty arthritis 痛風性関節炎

gouty kidney 痛風性腎

grade/rough/breathy/asthenic/strained GRBAS 尺度・粗造性・気息性・無力性・努力性 ［音声評価法］

gradient echo GRE グラディエント(勾配)エコー ［MR用語］

gradient magnetic field 勾配磁場 ［MR用語］

Grading of Recommendations Assessment, Development and Evaluation GRADE ［グレード(アプローチ)．医療分野で確実性の評価(5段階)と推奨の強度(4段階)を評価する方法］

graft-versus-host disease GVHD 移植片対宿主病 ［移植片対宿主反応(GVHR)により発熱，皮疹，肝障害などを呈した状態］

graft-versus-host reaction GVHR 移植片対宿主反応 ［移植片中のT細胞が宿主を非自己と認識して免疫反応を起こすこと．主に骨髄移植においてみられる］

graft-versus-leukemia effect GVL effect 移植片対白血病効果

grand mal 大発作

granular cell tumor 顆粒細胞腫

granulation 肉芽，顆粒形成

granulocyte colony-stimulating factor G-CSF 顆粒球コロニー刺激因子

granulocytic epithelial lesion GEL 好中球上皮病変 ［自己免疫性膵炎2型でみられる膵管の病変］

granuloma 肉芽腫

granulomatosis with polyangiitis GPA 多発血管炎性肉芽腫症 ＝Wegener's granulomatosis (WG)

Graves' disease グレーブス病 ［眼球突出性甲状腺腫，バセドウ病と同じ］

Grawitz' tumor グラヴィッツ腫瘍 ［副腎腫］

Gray Gy グレイ ［吸収線量のSI単位．1Gy＝100rad］

gray matter-attenuated inversion recovery GAIR ［脳脊髄液と灰白質の信号を抑制するDIR(double inversion recovery)］

grayscale standard display function　GSDF　グレースケール標準表示関数
　［DICOM］
great saphenous vein　GSV　大伏在静脈
greater tubercle　GT　大結節
gross tumor volume　GTV　肉眼的腫瘍体積　［触診，視診，画像診断等に
　より明らかに腫瘍が存在すると判断される領域の体積］
ground-glass attenuation　GGA　すりガラス状陰影
ground-glass nodule　GGN　すりガラス状結節
ground-glass opacity　GGO　すりガラス状陰影，すりガラス濃度
group B hemolytic streptococcus　GBS　B群溶血性レンサ球菌
growing care unit　GCU　継続保育室，回復治療室，発達支援室　［NICU（新
　生児集中治療室）で治療を受け，状態が安定してきた新生児がケアを受ける］
growth fraction　GF　増殖分画
growth hormone　GH　成長ホルモン
growth hormone deficiency　GHD　成長ホルモン分泌不全症
Guillain-Barré-(Strohl) syndrome　GBS　ギラン・バレー症候群
gum　①歯茎，歯肉．②ゴム　［①＝gingiva］
Guttmann's sign　グットマン徴候　［甲状腺腫瘍において聴取される甲状腺部
　の捻音］
gyn(a)ecology　GYN　婦人科学
gynecomastia　女性化乳房，女性型乳房　［男性にみられる乳房の肥大］

H

habitual luxation of the temporomandibular joint 習慣性顎関節脱臼

Hajdu-Cheney syndrome ハジュ・チーニー症候群 ［先端骨融解症候群］

half-Fourier single-shot turbo-spin echo HASTE ［HASTE(ヘイスト), MR用語. 1スライス1秒以下で血流が無信号の画像を得る一手法］

half lethal dose HLD 半致死(線)量

half-life 半減期

half value layer HVL 半価層

Hallervorden-Spatz disease ハラーホルデン・スパッツ病 ［脳基底核の家族性変性疾患］

hallucination 幻覚

halo ハロー ［暈(太陽などの反射暈)になぞらえ，腫瘤などの境界部に観察される環状の低エコー域・高エコー域を指す］

hamartoma 過誤腫 ［新生物に類似する巣状の奇形，過誤腫は器官の誤った発育で起こる］

handheld ultrasonography HUS 手動スキャン超音波検査

hard palate 硬口蓋

Hashimoto's disease 橋本病 ＝struma lymphomatosa ⑦

Hauterythemdose HED Ⓖ 皮膚紅斑(線)量 ＝skin erythema dose (SED)

head trauma 頭部外傷

headache HA 頭痛

Health Center Real-time Information-sharing System on COVID-19 HER-SYS ［厚生労働省の新型コロナウイルス感染者等情報把握・管理支援システム］

health information exchange HIE 医療情報連携システム

Healthcare Information and Management Systems Society HIMSS 病院情報管理システム学会

hearing 聴覚

hearing aid HA 補聴器

hearing disturbance 聴覚障害

heart failure 心不全

heart failure with preserved ejection fraction HFpEF 左室駆出率の保たれた心不全

heart failure with reduced ejection fraction HFrEF 左室駆出率が低下した心不全

heart murmur 心雑音

heart rate HR 心拍数

heart transplantation HTx 心臓移植

heart-type fatty acid-binding protein h-FABP 心筋脂肪酸結合タンパク

heat unit HU X線管熱容量

height Ht 身長 ＝body height (BH)

helical pitch HP　ヘリカルピッチ　[CT用語．寝台移動距離／コリメーション幅]

hemangioblastoma　血管芽腫　[頭蓋内腫瘍の1〜2.4％の頻度．20〜40歳で発症することが多い]

hemangioma　血管腫

hemangiopericytoma　血管外皮細胞腫　[現在では，孤立性線維性腫瘍 solitary fibrous tumor (SFT) に包括される]

hematemesis　吐血

hematocrit Ht　ヘマトクリット

hematomatous lesion　血腫状病変

hematopoietic stem cell transplantation HSCT　造血幹細胞移植

hematuria　血尿

hemiatrophy　片側萎縮

hemicolectomy　部分的腸切除

hemicrania　片頭痛　＝migraine

hemifacial hypertrophy　片側性顔面肥大

hemifacial spasm　半側顔面痙攣

hemiparesis　片側麻痺

hemiplegia　片麻痺，半身不随

hemochromatosis　血色(素)症

hemodiafiltration HDF　血液濾過透析

hemodialysis HD　血液透析

hemofiltration HF　血液濾過

hemoglobin Hb　ヘモグロビン

hemoglobin A1c HbA1c　ヘモグロビンA1c(エー・ワン・シー)　[過去1〜2ヵ月の平均的な血糖値をみる指標]

hemolysis, elevated liver enzymes, and low platelet count syndrome HELLP syndrome　ヘルプ症候群　[妊娠時に，溶血，肝逸脱酵素の上昇，血小板減少を呈する症候群．妊娠高血圧症候群に合併することが多い]

hemolytic uremic syndrome HUS　溶血性尿毒症性症候群

hemophilia　血友病

hemopoietic dysplasia　抗貧血因子異形成

hemoptysis　喀血

hemorrhage　出血

hemorrhagic infarct　出血性梗塞

hemorrhagic infarction　出血性脳梗塞

hemorrhagic ulcer　出血性潰瘍

hemorrhoids　痔核，痔疾

hemosiderosis　血鉄症，ヘモジデリン沈着症

hemospermia　血精液症

hemosputum　血痰　＝bloody sputum, sputum cruentum　[ラ]

hemostasis　血行停止，止血，うっ血

hemothorax　血胸(症)

hen egg size h.e.s.　鶏卵大

Henoch-Schönlein purpura　HSP　ヘノッホ・シェーンライン紫斑病　[アレルギー性紫斑病]

heparin-induced thrombocytopenia　HIT　ヘパリン起因性血小板減少症　[ヘパリンの副作用として，予期せぬ血栓塞栓症疾患が発症する病態]

hepatic adenoma　HA　肝腺腫

hepatic arterial infusion chemotherapy　HAIC　肝動注化学療法

hepatic artery　HA　肝動脈

hepatic cyst　肝囊胞

hepatic diverticulum　肝憩室

hepatic encephalopathy　肝性脳症　＝hepatocerebropathy

hepatic hemangioma　肝血管腫

hepatic perfusion index　HPI　肝動脈門脈血流比

hepatic vein　HV　肝静脈

hepatic veno-occlusive disease　HVOD　肝静脈閉塞性疾患，肝中心静脈閉塞症　＝veno-occlusive disease (VOD)

hepatitis　肝炎

hepatitis A virus　HAV　A型肝炎ウイルス

hepatitis B antigen　HB antigen　B型肝炎抗原　[通常はHBが使用される]

hepatitis B surface antigen　HBs-Ag　B型肝炎表面抗原

hepatitis B virus　HBV　B型肝炎ウイルス

hepatitis C virus　HCV　C型肝炎ウイルス

hepatitis D virus　HDV　D型肝炎ウイルス

hepatitis E virus　HEV　E型肝炎ウイルス

hepatoblastoma　HB　肝芽細胞腫

hepatocellular adenoma　肝細胞腺腫

hepatocellular carcinoma　HCC　肝細胞癌

hepatocyte phase　HC phase　肝細胞相　[MRI検査]

hepatoduodenal ligament　HDL　肝十二指腸間膜

hepatolenticular degeneration　肝レンズ核変性症

hepatolithiasis　肝石症

hepatoma　(原発性)肝癌

hepatomegaly　肝腫大(肥大)

hepatosplenomegaly　肝脾腫大(肥大)

hereditary　遺伝(性)の，遺伝によって

hereditary breast and ovarian cancer syndrome　HBOC　遺伝性乳癌・卵巣癌症候群

hereditary diffuse leukoencephalopathy with spheroids　HDLS　神経軸索スフェロイド形成を伴う遺伝性びまん性白質脳症

hereditary hemorrhagic telangiectasia　HHT　遺伝性出血性毛細血管拡張症　＝Osler-Weber-Rendu disease　[常染色体優性遺伝性疾患, 10万人に1〜2人発生]

hereditary spherocytosis　HS　遺伝性球状赤血球症

hernia　ヘルニア，脱出

hernia of intervertebral disc　椎間板ヘルニア

herpes simplex encephalitis　単純ヘルペス脳炎

herpes simplex virus HSV 単純ヘルペスウイルス

herpes zoster HZ 帯状疱疹

hertz Hz ヘルツ ［周波数の単位］

heterogeneous 異性の，不均一の，不均質の

(⁹⁹ᵐTc-)hexamethyl-propylene amine oxime (⁹⁹ᵐTc-)HMPAO ［脳血流シンチグラフィに使用］

hiation 欠伸 ［てんかん小発作の一つ］

hiccup しゃっくり

high anterior resection HAR 高位前方切除術 ［直腸癌における術式の一つ］

high blood pressure HBP 高血圧

high care unit HCU 高度治療部

high dose rate HDR 高線量率

high-flow nasal cannula HFNC 高流量鼻カニューラ

high-frequency oscillation HFO 高頻度振動

high-grade glioma HGG 悪性神経膠腫

high-grade serous carcinoma HGSC 高悪性(高異型)度漿液性腺癌 ［卵巣腫瘍］

high-intensity focused ultrasound HIFU 強力集束超音波

high-intensity transient signal(s) HITS 微小栓子シグナル

high-resolution computed tomography HRCT 高分解能CT

high tibial osteotomy HTO 高位脛骨骨切り術

highly active antiretroviral therapy HAART ［抗HIV薬の多剤併用療法］

hilar bile duct 肝門部胆管

hilum 臍

hilus 門 関 hilar ［特に肺門を指す］

hip-joint 股関節

hippocampus 海馬

Hirschsprung's disease ヒルシュスプルング病 ［先天性巨大結腸症］

hirsutism 粗毛症，多毛性早熟症

histiocyte 組織球

histiocytic myeloid reticulosis HMR 組織性骨髄性細胞上皮症

histiocytoma 組織球腫

histiocytosis 組織球増殖症

histological activity index HAI 組織活動性指標 ［Knodellらが肝生検組織における数量的評価のため，壊死，炎症，線維化の程度を統合スコア化したもの］

histology Hx 組織学

history Hx 病歴

HIV-associated dementia HAD HIV関連認知症 ［HIV関連神経認知障害(HAND)の重症度分類］

HIV-associated neurocognitive disorder HAND HIV関連神経認知障害

hoarseness 嗄声(させい)

Hodentumor 独 精巣(睾丸)腫瘍

Hodgkin's disease HD ホジキン病 ［全身リンパ系を侵す無痛進行性疾患］

Hodgkin's lymphoma HL ホジキンリンパ腫

holmium laser enucleation of the prostate HoLEP ホルミウムレーザー前立腺核出術 ［経尿道的に挿入した内視鏡下に，レーザーファイバーを前立腺の内腺域と辺縁域の境界の出血が少ない外科的被膜に挿入，ホルミウムレーザーを照射し，肥大した内腺（腺腫）を外腺から止血しながら剝離・核出する］

holoprosencephaly HPE 全前脳胞症

Homans' sign ホーマンズ徴候 ［深部静脈血栓症の理学的検査．臥位で足関節を背屈すると腓腹部に痛みが出現する］

home mechanical ventilation HMV 在宅人工呼吸療法

home oxygen therapy HOT 在宅酸素療法

home parenteral nutrition HPN 在宅中心静脈栄養法

homovanillic acid HVA ホモバニリン酸

honeycomb 蜂巣

honeycomb lung 蜂窩肺

honeycombing HCM 蜂巣状陰影

horizontal retinal teeth HRT 水平埋伏歯

hormone replacement therapy HRT ホルモン補充療法

hormone therapy ホルモン療法

Horner's syndrome ホルネル症候群 ［眼球陥凹，上瞼下垂，下瞼の軽度上昇縮瞳，上昇，縮瞳，眼瞼裂開不全，患側無汗症を特徴とする症候群で，頸交感神経麻痺により発現する］

hospital-acquired pneumonia 院内肺炎 ＝nosocomial pneumonia ［医療施設で治療をうけ免疫が低下し，濃厚な感染源により起こる肺炎のこと］

Hospital Anxiety and Depression Scale HADS ［抑うつ不安尺度］

hospital information system HIS 病院情報システム

Hounsfield unit HU ハンスフィールド単位 ［CT値の単位．空気を－1000，水を0としている］

HTLV-1-associated myelopathy HAM ハム ［ヒトTリンパ球向性ウイルス1型が関与している脊髄病］

huge mass 大きな腫瘍

human growth hormone HGH ヒト成長ホルモン

human immunodeficiency virus HIV ヒト免疫不全ウイルス

human leukocyte antigen HLA ヒト白血球型抗原

human luteinizing hormone HLH ヒト黄体化ホルモン

human papillomavirus HPV ヒトパピローマウイルス

human serum albumin HSA ヒト血清アルブミン

human T-lymphotrophic virus 1 HTLV-1 ヒトTリンパ球向性ウイルス1型

hybrid emergency room system HERS ハイブリッドERシステム ［HERS (ハーズ). IVR-CT装置を設置した高機能治療室で，重症外傷患者を移動することなく初期診療，CT検査，動脈塞栓術などや，手術を行うことができる］

hybrid iterative reconstruction HIR ハイブリッド型逐次近似応用再構成

hydatid mole 胞状奇胎

hydatid pregnancy 奇胎妊娠 ＝molar pregnancy

hydrocephalus 水頭症

hydronephrosis 水腎症

hydronephroureter 水腎尿管拡張症

hydrosalpinx 卵管留水症，卵管留水腫

hydrothorax 胸水症

hyperbaric oxygen HBO 高気圧酸素治療

hypercholesterolemia 高コレステロール血症

hyperemia 充血 ［身体の一部，器官の血液量が増加すること］

hypereosinophilic syndrome HES 好酸球増加症候群

hyperglycemia 高(過)血糖(症) ［血糖の正常値は90～120mg/dLと考えられるから，これ以上の場合をいう］

hyperglycemic hyperosmolar state HHS 高血糖高浸透圧状態

hyperintense 高信号

hyperkeratosis 角化症

hyperlipidemia 高脂血症

hyperlipoidemia 過類脂質血症

hyperlipoproteinemia 高リポタンパク血症

hypermenorrhea 月経過多

hypernephroma 副腎腫

hyperostosis 骨化症

hyperparathyroidism HPT 副甲状腺(上皮小体)機能亢進症

hyperplastic polyp 過形成性ポリープ

hypersensitivity (dentin ——) Hys (象牙質)知覚過敏症

hypersensitivity pneumonitis HP 過敏性肺炎

hypersplenism 脾機能亢進症

hypertension HT 高血圧症

hypertensive disorders of pregnancy HDP 妊娠高血圧症候群

hypertensive gastrointestinal vasculopathy 門脈圧亢進症に伴う胃粘膜病変

hypertensive heart disease HHD 高血圧性心疾患

hypertensive microangiopathy 高血圧性細小血管症

hyperthyroidism 甲状腺機能亢進症

hypertrichosis 多毛症

hypertriglyceridemia 高トリグリセリド血症

hypertrophic cardiomyopathy HCM 肥大型心筋症

hypertrophic non-obstructive cardiomyopathy HNCM 肥大性非閉塞性心筋症

hypertrophic obstructive cardiomyopathy HOCM 肥大性閉塞性心筋症

hypertrophic osteoarthropathy HOA 肥厚性骨関節症

hypertrophic posterior longitudinal ligament HPLL 後縦靱帯肥厚症

hypertrophy of masseter muscle 咬筋肥大症

hypervascular 血管に富んだ

hyperventilation syndrome HVS 過換気(深呼吸)症候群

hypesthesia 知覚減退症 ＝hypaesthesia

hypochondralgia 季肋部痛

hypochondrium 肋下部

hypoechoic lesion　低エコー病変　［超音波用語］
hypoesthesia　感覚減退(症)
hypoganglionosis　神経節細胞低形成症
hypogenesis of intestinal ganglion cells　腸神経節細胞発育不全
hypoglottis　舌下　＝hypoglossis　［舌の下面］
hypoglycemia　低血糖症, 血糖減少症
hypoglycemic attack　低血糖発作
hypoglycemic encephalopathy　低血糖脳症
hypogonadism　性機能不全
hypointense　低信号
hypokalemia　低カリウム血症　＝hypopotassemia
hypokinesis　運動低下　＝hypokinesia　［心臓壁運動の低下時に使用］
hypolipoproteinemia　低リポタンパク血症
hypoliposis　脂肪欠乏症
hypomyelinating leukodystrophy　HLD　髄鞘形成不全性白質ジストロ
　フィー
hypoparathyroidism　副甲状腺機能低下症
hypopharyngeal carcinoma　下咽頭癌
hypopharynx　下咽頭
hypopituitarism　下垂体機能低下症
hypoplasia　形成不全(症)
hypoplastic left heart syndrome　HLHS　左心低形成症候群
hypoplastic right heart syndrome　HRHS　右心低形成症候群
hypopotassemia　低カリウム血症　＝hypokalemia
hypospadias　尿道下裂
hyposplenism　脾機能低下症
hypothalamus　視床下部
hypothyroidism　甲状腺機能低下症
hypotonic duodenography　HDG　低緊張性十二指腸造影撮影法
hypoxic hypoxia　低酸素性低酸素症
hypoxic injury　低酸素性障害
hypoxic-ischemic encephalopathy　HIE　低酸素性虚血性脳症　［低血圧・
　心停止などによる酸素供給障害によって生じる脳症］
hypoxic pulmonary vasoconstriction　HPV　低酸素性肺血管収縮機構
hysterectomy　子宮切除術
hysteria　Hy　ヒステリー
hysterical neuritis　ヒステリー性神経炎
hysterosalpingography　HSG　子宮卵管造影撮影法

I

icterus 黄疸 ＝jaundice
identification ID 同定，番号付け
idiopathic cardiomyopathy ICM 特発性心筋症
idiopathic duct-centric pancreatitis IDCP ［自己免疫性膵炎2型．好中球上皮病変(GEL)を特徴とする］
idiopathic edema 特発性水腫(浮腫)
idiopathic hyperaldosteronism IHA 突発性アルドステロン症
idiopathic hypertrophic subvalvular aortic stenosis IHSS 特発性肥厚性大動脈弁下狭窄症
idiopathic interstitial pneumonia IIP 特発性間質性肺炎
idiopathic normal pressure hydrocephalus iNPH 特発性正常圧水頭症
idiopathic osteonecrosis of the femoral head ION 特発性大腿骨頭壊死症
idiopathic plasmacytic lymphadenopathy IPL 特発性形質細胞性リンパ節症
idiopathic pneumonia syndrome IPS 特発性肺炎症候群
idiopathic portal hypertension IPH 特発性門脈圧亢進症
idiopathic pulmonary fibrosis IPF 特発性肺線維症
idiopathic pulmonary hemosiderosis IPH 特発性肺ヘモジデリン症
idiopathic respiratory distress syndrome IRDS 特発性呼吸障害(窮迫)症候群
idiopathic scoliosis 特発性側弯
idiopathic thrombocytopenic purpura ITP 特発性血小板減少性紫斑病
ilecystoplasty 回腸膀胱形成術
ileocecal resection ICR 回盲部切除術
ileocolic artery ICA 回結腸動脈
ileocolic vein ICV 回結腸静脈
ileum 回腸
ileus イレウス ［腸管が運動障害をきたした状態．物理的に腸管が閉塞したものは腸閉塞 bowel obstruction という］
iliopsoas 腸腰筋
iliotibial band ITB 腸脛靱帯
iliotibial band friction syndrome 腸脛靱帯摩擦症候群 ［腸脛靱帯炎］
illusion 錯覚
image brightness stabilizer IBS 画像輝度安定器
image-defined risk factor IDRF ［神経芽腫の手術リスクを検査画像から推定する］
image-guided brachytherapy IGBT 画像誘導小線源治療 ［三次元画像を用いた密封小線源治療］
image-guided radiotherapy IGRT 画像誘導放射線治療
image intensifier I.I. 蛍光増倍管

image quality figure IQF 画質指数 ［C-Dファントムを使用した視覚評価における計算法の一つ］

imaging plate IP イメージングプレート ［CRに使用される輝尽性発光体］

immature teratoma 未熟奇形腫

immune checkpoint inhibitor ICI 免疫チェックポイント阻害剤

immune complex IC 免疫複合体

immune reconstitution inflammatory syndrome IRIS 免疫再構築症候群

immune-related adverse event irAE 免疫関連有害事象

immunoblastic lymphadenopathy IBL(A) 免疫芽球性リンパ腺症

immunoglobulin Ig 免疫グロブリン ［血清成分の一つで，免疫を担う糖タンパク質. IgG, IgA, IgM, IgD, IgEの5種がある］

immunohistochemistry IH(C) 免疫組織染色

immunotherapy 免疫療法

impacted mesiodens 正中過剰埋伏歯

impacted tooth 埋伏歯

impaired glucose tolerance IGT 耐糖能異常

imperforate anus 無孔肛門

implantable cardioverter defibrillator ICD 植え込み型除細動器

implantable pulse generator IPG 植込み型刺激装置

impotence インポテンツ，陰萎 ［現在では, erectile dysfunction 勃起機能障害(ED)の語が用いられる］

impression Imp 印象採得

improved motion-sensitized driven-equilibrium iMSDE ［MRI用語. 血管信号を抑制するBBI(black blood imaging)の手法の一つ］

improving 改善

in vitro fertilization IVF 体外受精

incidental 随伴性の，偶然の

incidental findings 偶発病変

incisional hernia 瘢痕ヘルニア

incisive canal cyst 切歯管嚢胞

incisor 切歯

incompetent perforating vein IPV 不全穿通枝 ［下肢静脈］

incomplete right bundle branch block IRBBB 不完全右脚ブロック

incontinence 失禁

increased intracranial pressure 頭蓋内圧亢進

index of microvascular resistance IMR 微小血管抵抗指数 ［冠微小循環を評価する指標. 微小血管抵抗=冠内圧／冠血流量］

indication 適応，適用

indocyanine green (test) ICG (test) インドシアニングリーン(試験) ［緑色の色素で循環機能検査, 肝機能検査に用いられる］

induced pluripotent stem cell iPS cell 人工多能性幹細胞, iPS細胞

induration 硬化，硬変

infant 乳児

infantile 乳児の，幼稚な

infantile hemangioendothelioma　IHE　小児血管内皮腫
infantile hypertrophic pyloric stenosis　乳児肥厚性幽門狭窄症
infantile myofibromatosis　乳児型筋線維腫症
infantile polycystic kidney　乳児型嚢胞腎
infarction　梗塞(症)
infection　感染，伝染
infectious endocarditis　IE　感染性心内膜炎
inferior alveolar artery　IAA　下歯槽動脈　＝inferior dental artery(IDA)
inferior dental artery　IDA　下歯槽動脈　＝inferior alveolar artery(IAA)
inferior fronto-occipital fasciculus　IFOF　下前頭後頭束　[頭部神経線維]
inferior glenohumeral ligament　IGHL　下関節上腕靱帯
inferior longitudinal fasciculus　ILF　下縦束　[頭部神経線維]
inferior mesenteric artery　IMA　下腸間膜動脈
inferior mesenteric vein　IMV　下腸間膜静脈
inferior pancreaticoduodenal artery　IPDA　下膵十二指腸動脈
inferior parietal lobe　IPL　下頭頂小葉
inferior petrosal sinus　IPS　下錐体静脈洞
inferior thyroid artery　IThyA　下甲状腺動脈
inferior transverse ligament　下横靱帯
inferior vena cava　IVC　下大静脈
inferior vestibular nerve　IVN　下前庭神経
infiltration　浸潤(巣)
infiltrative shadow　浸潤影
inflammation　炎症
inflammation of maxillary sinus　上顎洞炎　＝maxillary sinusitis
inflammation scintigraphy　炎症シンチグラフィ
inflammatory　炎症性の
inflammatory bowel disease　IBD　炎症性腸疾患
inflammatory breast cancer　炎症性乳癌
inflammatory myofibroblastic tumor　炎症性筋線維芽細胞性腫瘍
inflammatory pseudotumor　IPT　炎症性偽腫瘍
infliximab　IFX　インフリキシマブ　[抗ヒトTNF-α モノクローナル抗体，生物学的製剤]
influenza pneumonia　インフルエンザ肺炎
information and communication technology　ICT　情報通信技術
Information Object Definition　IOD　情報オブジェクト定義　[DICOM規格で，発生する画像などを示す]
information technology　IT　情報通信技術
Information-technology Promotion Agency, Japan　IPA　情報処理推進機構
informed consent　IC　説明と同意
inframammary fold　乳房下溝線
infraorbital artery　IOA　眼窩下動脈
infratemporal fossa　側頭下窩
infundibular dilatation　漏斗(ろうと)状拡張

inguinal 鼠(そ)径(部)の
inguinal hernia 鼠(そ)径ヘルニア
initial sign 初期徴候
injection INJ 注射
injury 外傷
inlay In インレー ［歯の詰め物］
inlet view 骨盤入口撮影 ［X線管を頭側に60°傾けた撮影法］
innominate artery 無名動脈
innominate vein INV 無名静脈 ［腕頭静脈のこと］
inoperable 手術不可能の ［慣用的に"インオペ"と呼ばれる］
input/output I/O 入力／出力
inspiration insp. 吸気
instantaneous wave-free ratio iFR 瞬時血流予備量比 ［冠動脈狭窄の指標］
instent restenosis ISR ステント内再狭窄
instruction for use IFU ［ステントデバイスの症例に対する解剖学的適応基準］
insufficiency 不全症
insufficiency fracture IF 脆弱性骨折
insular 島の ［脳］
insulin IRI インスリン ［IRIはimmunoreactive insulinの略］
insulin autoimmune syndrome IAS インスリン自己免疫症候群
insulin-dependent diabetes mellitus IDDM インスリン依存性糖尿病
insulin tolerance test ITT インスリン負荷試験，インスリン抵抗性試験
intact 無傷の ［異常がないことをいう］
integrated intelligent system IIMS 電子カルテシステム
integrated medicine 総合的医療
Integrated Services Digital Network ISDN 総合デジタル通信網
Integrating the Healthcare Enterprise IHE ［医療連携のための情報統合化プロジェクト．医療情報の連携を円滑にするために「標準規格を使用したシステム構築の枠組み」を提案する活動］
intelligence quotient IQ 知能指数
intensity-modulated radiation therapy IMRT 強度変調放射線照射
intensive care unit ICU 集中治療部
intensive care unit-acquired weakness ICU-AW ICU関連筋力低下 ［ICU入室後に生じる急性の四肢の筋力低下］
interatrial shunt device IASD 心房間シャント作成デバイス ［左室駆出率が保たれた心不全における左房圧上昇を抑制するため，心房中隔に留置してシャントを形成するデバイス］
interferon IFN インターフェロン
interferon-gamma release assay IGRA インターフェロンγ遊離試験 ［結核感染の診断法］
interlobular pleura 小葉間胸膜
interlocking detachable coil IDC ＝mechanical detachable coil(MDC) ［塞栓用コイルの一種］

78

intermediate type pneumonia 中間型肺炎

intermittent claudication 間欠性跛行

intermittent mandatory ventilation IMV 間欠的強制換気法
 ［自発呼吸に間欠的な強制換気を加え，自発呼吸の不足を補う方法］

internal 内側の

internal auditory canal IAC 内耳道

internal carotid artery ICA 内頸動脈

internal carotid artery-posterior communicating artery IC-PC内頸動
 脈-後交通動脈

internal carotid vein ICV 内頸静脈 ＝internal jugular vein（IJV）

internal hemorrhoid 内痔核

internal iliac artery IIA 内腸骨動脈

internal iliac vein IIV 内腸骨静脈

internal jugular vein IJV 内頸静脈 ＝internal carotid vein（ICV）

internal mammary artery 内胸動脈 ＝internal thoracic artery
 （ITA）

internal thoracic artery ITA 内胸動脈 ＝internal mammary
 artery

internal thoracic artery graft(ing) ITAG 内胸動脈グラフト

International Atomic Energy Agency IAEA 国際原子力機関

International Breast Cancer Screening Network IBSN 国際乳がん検
 診ネットワーク

International Classification of Diseases ICD 国際疾病分類

International Commission on Radiation Units and Measurement
 ICRU 国際放射線単位および測定委員会

International Commission on Radiological Protection ICRP 国際放
 射線防護委員会

International Committee on Taxonomy of Viruses ICTV 国際ウイルス
 分類委員会

International Congress of Radiology ICR 国際放射線医学会議

international consensus diagnostic criteria ICDC 国際コンセンサス診
 断基準

International Electrotechnical Commission IEC 国際電気標準会議

International Federation of Gynecology and Obstetrics FIGO 国際
 産科婦人科連合

International Medical Device Regulators Forum IMDRF 国際医療機
 器規制当局フォーラム

International Neuroblastoma Pathology Classification INPC 国際神
 経芽腫病理分類

international normalized ratio INR 国際標準比 ［試薬・測定機器によ
 りばらつきが生じる測定値を補正する方法．WHOが推奨している］

International Prostate Symptom Score IPSS 国際前立腺症状スコア

International Society for Magnetic Resonance in Medicine ISMRM
 国際磁気共鳴医学会

International Society of Radiographers and Radiological Technologists　ISRRT　世界診療放射線技師会

International System of Units　SI　国際単位

international unit　IU　国際単位

internet key exchange　IKE　インターネット鍵交換（プロトコル）

internet of things　IoT　モノのインターネット

interosseous　骨間靱帯

interosseous ligament　IOL　骨間靱帯

interquartile range　IQR　四分位範囲　［データのばらつきを求める］

interruption of aortic arch　IAA　大動脈弓離断症

intersphincteric resection　ISR　括約筋間直腸切除術

interstitial edema　間質性浮腫

interstitial laser coagulation of the prostate　ILCP　前立腺組織内レーザー凝固術

interstitial lung abnormality　ILA　間質性肺異常陰影

interstitial lung disease　ILD　間質性肺疾患

interstitial nephritis　間質性腎炎

interstitial pneumonia　IP　間質性肺炎

interstitial pneumonia with autoimmune features　IPAF　自己免疫疾患の要素を有する間質性肺炎

interstitial pulmonary fibrosis　IPF　間質性肺線維症

interventional radiology　IVR　インターベンショナルラジオロジー，放射線介在的治療　［放射線を用いて検査と同時に治療を行う方法］

interventional reference point　IRP, IVRP　インターベンショナル基準点　［線量測定に関する幾何学的配置］

intervertebral disk hernia　椎間板ヘルニア

intervertebral osteochondrosis (chondrosis)　椎間（骨）軟骨症

intestinal　腸の，腸管の

intestinal bleeding scintigraphy　消化管出血シンチグラフィ

intima　内膜　［血管］

intima-media complex　IMC　内中膜複合体

intima-media thickness　IMT　内中膜複合体厚

intimal flap　解離壁

intolerance　不耐性

intoxication　中毒　=poisoning

intra-aortic balloon occlusion　IABO　大動脈内バルーン閉塞
=resuscitative endovascular balloon occlusion of the aorta (REBOA)　［大動脈内でバルーンを拡張し，下行大動脈を一時的に遮断して止血を図る］

intra-aortic balloon pumping　IABP　大動脈バルーンポンピング法

intra-arterial digital subtraction angiography　IADSA　経動脈性DSA

intracardiac echocardiography　ICE　心内エコー法

intracarotid amobarbital procedure　IAP　内頸動脈アモバルビタール法　［和田テスト．言語・記憶機能の優位半球を評価する］

intracavitary brachytherapy　ICBT　腔内照射

intracerebral hematoma　ICH　脳内血腫

intraclass correlation coefficient ICC 級内相関係数 ［信頼性指標の一つ］

intracoronary thrombolysis ICT 冠動脈内血栓症

intracranial atherosclerotic disease ICAD 頭蓋内アテローム性動脈硬化症

intracranial calcification 頭蓋内石灰化

intracranial hemorrhage ICH 頭蓋内出血

intracranial hypertension ICH 頭蓋内圧亢進症

intracranial pressure ICP 頭蓋内圧

intracutaneous injection ic 皮内注射 ＝intradermal injection（ID）

intracystic papillary neoplasm ICPN 胆嚢内乳頭状腫瘍

intradermal injection ID 皮内注射 ＝intracutaneous injection（ic）

intraductal papillary mucinous carcinoma (of the pancreas) IPMC 膵管内乳頭粘液性腺癌

intraductal papillary mucinous neoplasm of the bile duct IPMN-B 胆管内乳頭粘液性腫瘍 ＝intraductal papillary neoplasm of the bile duct（IPNB）

intraductal papillary mucinous neoplasm (of the pancreas) IPMN 膵管内乳頭粘液性腫瘍 ＝intraductal papillary mucinous tumor（of the pancreas）（IPMT）

intraductal papillary mucinous tumor (of the pancreas) IPMT 膵管内乳頭粘液性腫瘍 ＝intraductal papillary mucinous neoplasm（of the pancreas）（IPMN）

intraductal papillary neoplasm of the bile duct IPNB 胆管内乳頭腫瘍 ＝intraductal papillary mucinous neoplasm of the bile duct（IPMN-B）

intraductal papillary tumor ［膵管，乳管内などの乳頭腫瘍］

intraductal papilloma IDP 乳管内乳頭腫

intraductal spread 乳管内進展

intraductal tubulopapillary neoplasm (of the pancreas) ITPN 膵管内管状乳頭腫瘍

intraductal ultrasonography IDUS 管腔内超音波検査法

intraepithelial neoplasia 上皮内新生物

intrahepatic bile duct carcinoma 肝内胆管癌

intrahepatic cholangiocarcinoma iCCA 肝内胆管癌

intrahepatic duct IHD 肝内胆管

intrahepatic metastasis IM 肝内転移

intramediastinal thyroid adenoma 縦隔内甲状腺腫

intramural hematoma IMH 壁内血腫 ［偽腔内の血栓を示唆し，椎骨脳底動脈解離のMRI診断において特に重視されている所見］

intramuscular injection im 筋肉内注射

intraoperative electron radiotherapy IOERT 術中電子線治療

intraoperative radiotherapy IOR 術中照射療法

intraoperative ultrasonography IOUS 術中超音波検査法

intraosseous IO 骨髄内の

intraosseous infusion IOI 骨髄内輸液

intraperitoneal abscess 腹腔内膿瘍

intrapulmonary bronchogenic cyst 肺内(肺野型)気管支原性嚢胞
intrascrotal rhabdomyosarcoma 陰嚢横紋筋腫
intrathecal baclofen therapy ITB therapy バクロフェン髄腔内投与療法
(髄注療法) [薬剤を脊髄に直接投与し，痙縮を和らげる治療法]
intrathoracic goiter 胸郭内甲状腺腫
intrauterine contraceptive device IUD 子宮内避妊器具
intrauterine contraceptive system IUS 子宮内避妊システム
intrauterine fetal death IUFD 子宮内胎児死亡
intravariceal injection IV 静脈瘤内注入法
intravascular malignant lymphomatosis IVL 血管内悪性リンパ腫(症)
intravascular ultrasound IVUS 血管内超音波(検査)
intravenous cholecystocholangiography IVC 経静脈性胆嚢胆管造影
撮影法
intravenous digital subtraction angiography IVDSA 経静脈性DSA
intravenous drip IVD 点滴静脈注射 ＝drip infusion in vein(DIV)
intravenous hyperalimentation IVH 経静脈性高カロリー輸液
intravenous injection IV 静脈内注射
intravenous pyelography IP, IVP 経静脈性腎盂造影撮影法
intravenous urography IVU 経静脈性尿路造影撮影法
intraventricular hemorrhage IVH 脳室内出血
intraventricular pressure difference IVPD 心室内圧較差
intravoxel incoherent motion IVIM ボクセル内の不規則な動き[MRI撮
像方法の一つ]
intrusion detection system IDS 侵入検知システム [サーバやネットワー
クの外部との通信を監視し，不正な攻撃や侵入，アクセスを検知して管理者に
通知するシステム]
intussusception 腸重積 ＝invagination
invagination 腸重積症，嵌頓 ＝intussusception
invasion 浸潤
invasive 浸潤性の
invasive cribriform carcinoma ICC 浸潤性篩状癌 [乳腺腫瘍]
invasive ductal carcinoma (of the pancreas) IDC 浸潤性膵管癌
invasive lobular carcinoma 浸潤性小肺葉癌
invasive micropapillary carcinoma IMPC 浸潤性微小乳頭癌
inverse planning 逆方向治療計画
inversion recovery IR [MRIのパルスシーケンスの一つ]
inversion time TI 反転時間
involved field IV 病巣部照射野
involved-field radiotherapy IFRT 病巣部照射野放射線療法
involvement 併発
iron deficiency anemia IDA 鉄欠乏性貧血
irregularity 不規則性の
irrigography irrigo. 逆行性大腸透視撮影法
irritable bowel syndrome IBS 過敏性腸症候群 ＝irritable colon syndrome
(ICS)

irritable colon syndrome　ICS　過敏性腸症候群　＝irritable bowel syndrome (IBS)

ischemia with nonobstructive coronary artery disease　INOCA　非閉塞性冠動脈疾患　［有意な冠動脈狭窄が見られない心筋虚血］

ischemia with obstructive coronary artery disease　IOCA　閉塞性冠動脈疾患

ischemic colitis　虚血性大腸炎

ischemic enteritis　虚血性小腸炎

ischemic foot　虚血性足病変

ischemic heart disease　IHD, ISHD　虚血性心疾患

ischemic penumbra　虚血性ペナンブラ(半陰影部)　［脳梗塞における不完全虚血部位で，急性期治療で機能回復が見込まれる］

ischiofemoral impingement　IFI　坐骨大腿インピンジメント　［外傷，腫瘍やハムストリングス腱炎，骨形態異常により，大腿骨小転子および坐骨結節間の距離が狭くなり，大腿方形筋が挟まれ，殿部，股関節，大腿背面に痛みを生じる症候群］

ischiofemoral space　IFS　［大腿骨小転子内側皮質から坐骨結節外側皮質までの最短距離］

islet cell carcinoma　膵島細胞癌

iso-　同等の

isodensity　等濃度

isointense　等信号

isomeric transition　IT　核異性体転移

***N*-isopropyl-*p*-(¹²³I-)iodoamphetamine**　(¹²³I-)IMP　塩酸*N*-イソプロピル-*p*-ヨードアンフェタミン　［脳血流シンチグラフィに使用される注射液の成分］

isthmus　峡(狭)部　［心臓などで，2つの大きな腔を連結する細い経路をいう］

itch(ing)　痒疹，かゆみ

iterative image reconstruction　逐次近似型画像再構成法　［CTなどで使用される］

J

Jaccard similarity coefficient JSC ジャッカード係数 ［2つの集団の類似度を測る指標］

Jacksonian epilepsy ジャクソンてんかん ［後天的に起こる症候性てんかん. Seguin's sign（ジャクソンてんかんの発作直前にみる不随意性筋攣縮）］

Japan Advanced Trauma Evaluation and Care JATEC ［外傷初期診療のガイドラインおよびその研修コース］

Japan Agency for Medical Reseach and Development AMED 日本医療研究開発機構 ［医療の分野における基礎から実用化までの研究支援を行う］

Japan cardiovascular surgery database JCVSD 日本心血管外科手術データベース ［日本における胸部外科手術データベース］

Japan Clinical Oncology Group JCOG 日本臨床腫瘍研究グループ

Japan coma scale JCS 日本昏睡尺度 ［急性期意識レベルを9段階に分類する方法（＝3・3・9度方式）］

Japan Engineering Standard of Radiation Apparatus JESRA 日本放射線機器工業会規格

Japan Industries Association of Radiological Systems JIRA 日本画像医療システム工業会 ［旧名；日本放射線機器工業会］

Japan Medical Service Accreditation for International Patients JMIP 外国人患者受け入れ医療機関認証制度

Japan Network for Research and Information on Medical Exposures J-RIME 医療被ばく研究情報ネットワーク

Japan Radiological Society JRS 日本医学放射線学会

Japanese Association of Radiological Physicists JARP 日本医学放射線学会物理部会

Japanese Association of Radiological Technologist JART 日本放射線技師会

Japanese Industrial Standard JIS 日本工業規格

Japanese Joint Committee on TNM Classification JJC 日本TNM分類委員会

Japanese Radiation Oncology Database JROD ［日本放射線腫瘍学会による放射線治療症例登録事業］

Japanese Society for Therapeutic Radiology and Oncology JASTRO 日本放射線腫瘍学会

Japanese society of Congenital Interventional Cardiology JCIC 日本先天性心疾患インターベンション学会 ［旧 日本Pediatric Interventional Cardiology学会］

Japanese Society of Radiological Technology JSRT 日本放射線技術学会

JapanSCORE ジャパンスコア ［日本心血管外科手術データベース（JCVSD）を使用し，胸部外科手術のリスク評価を行う］

jaundice　黄疸　＝icterus

jaw cyst　顎嚢胞

jejunostomy　空腸吻合術

jejunum　空腸

Joint Commission International　JCI　［米国に拠点を置く団体で，国際的に病院機能評価・認証を行う］

joint photographic expert group　JPEG　［JPEG(ジェイペグ)，静止画像の標準規格を検討するワーキンググループ，またその規格の名称］

jugular foramen　頸静脈孔

jugular vein　頸静脈

juvenile angiofibroma　JAF　若年性血管線維腫

juvenile chronic myeloblastic leukemia　JCML　若年性慢性骨髄芽球性白血病

juvenile idiopathic arthritis　JIA　若年性特発性関節炎　＝juvenile rheumatoid arthritis（JRA）

juvenile myelomonocytic leukemia　JMML　若年性骨髄単球性白血病

juvenile Parkinson's disease　若年性パーキンソン病

juvenile polyposis　若年性茸腫(ポリープ)

juvenile pyruvate kinase　若年性ピルビン酸キナーゼ　［解糖系の酵素．赤血球中の本酵素の欠乏による遺伝性非球状性溶血性貧血の存在が知られている］

juvenile rheumatoid arthritis　JRA　若年性関節リウマチ　＝juvenile idiopathic arthritis（JIA）　［旧称．現在は若年性特発性関節炎（JIA）と呼ばれる］

K

Kaposi's sarcoma KS　カポジ肉腫　[特発性多発性色素肉腫]
Kehlkopfkrebs KKK　独　喉頭癌　＝laryngeal cancer
Kehlkopfpolyp KK polyp　独　喉頭ポリープ
keratocyst　角化囊胞
keratodermia tylodes palmaris progressiva KTPP　進行性指掌角皮症
Kerckring's valves　ケルクリング弁　＝circular folds　[小腸内壁にみられるヒダ．ケルクリング皺襞，輪状ヒダ]
keyboard sign　キーボードサイン　[超音波検査において，腸閉塞の際，拡張した小腸のケルクリング(Kerckring)皺襞が鍵盤状に観察される所見]
kidney　腎臓
kidney, ureter, and bladder KUB　腎・尿管・膀胱単純撮影(腎膀単)
Kienboeck's disease　キーンベック病　[腕関節月状骨軟化症，外傷性脊髄空洞症]
kinematic evaluation　運動学的評価
kinetic energy released per unit mass Kerma　カーマ　[間接電離粒子によって単位質量の物質に付与された最初の運動エネルギー]
kissing balloon technique KBT　キッシングバルーンテクニック　[分岐部病変に対して2本のバルーンを同時に拡張する方法]
Kolonpolyp　独　大腸ポリープ
Kur　独　クール　[治療のための一定の期間]
kyphoscoliosis　脊椎後側弯　＝cyphoscoliosis
kyphosis　(脊柱)後弯，亀背　独 kyphotic

L

labial 唇の，唇側の

lacrimal gland 涙腺

lactate dehydrogenase LDH 乳酸脱水素酵素

lacuna 裂孔，小窩

lacunar infarction ラクナ梗塞

lambliasis ランブル鞭毛虫症 ＝giardiasis

lamina propria mucosae LPM 粘膜固有層

laminar flow 層流 ［血管造影検査などで，造影剤と血液が層をなして見られたりする］

Langerhans cell histiocytosis LCH ランゲルハンス細胞組織球症

laparoscope-assisted distal gastrectomy LADG 腹腔鏡補助下幽門側胃切除

laparoscopic and endoscopic cooperative surgery LECS 腹腔鏡・内視鏡合同手術

laparoscopic cholecystectomy LC 腹腔鏡下胆嚢摘出術

laparoscopic distal gastrectomy LDG 腹腔鏡下幽門側胃切除術

laparoscopic ethanol injection therapy LEIT 腹腔鏡下エタノール注入療法 ［HCCに対する腹腔鏡的治療の一つ］

laparoscopic intragastric mucosal resection LIM 腹腔鏡下胃内粘膜切除術

laparoscopic microwave coagulation therapy LMC 腹腔鏡下マイクロ波凝固療法 ［HCCに対する腹腔鏡的治療］

laparoscopic proximal gastrectomy LPG 腹腔鏡下噴門側胃切除術

laparoscopic radical prostatectomy LRP 腹腔鏡下前立腺全摘除術

laparoscopic sacrocolpopexy LSC 腹腔鏡下仙骨腟固定術

laparoscopic spherical laser vaporization LSLV 腹腔鏡下レーザー球状散凝固法

laparoscopic total gastrectomy LTG 腹腔鏡下胃全摘術

laparoscopic ultrasonography LUS 超音波腹腔鏡

laparoscopy 腹腔鏡検査法

laparoscopy-assisted colectomy LAC 腹腔鏡補助下結腸切除術

laparotomy 開腹術

large cell neuroendocrine carcinoma LCNEC 大細胞神経内分泌癌

large regenerative nodule LRN 大再生結節

large scale integrated circuit LSI 大規模集積回路

laryngeal cancer 喉頭癌 ＝Kehlkopfkrebs(KKK) 独

laryngectomy 喉頭切除術

laryngomicrosurgery 喉頭顕微手術

last image hold LIH ラストイメージホールド ［透視機器において，最終表示画像をディスプレイに表示したままにしておく］

last menstrual period LMP 最終月経

late cortical cerebellar atrophy　LCCA　晩発性小脳皮質萎縮症
late-evening snack　LES　睡眠前軽食
late gadolinium enhancement　LGE　ガドリニウム遅延造影（MRI）
late iodine enhancement　LIE　ヨード遅延造影　［CTで行われる心筋の遅延造影.ECVの評価が可能］
late thrombosis　LT　遅発性血栓症　［ステント留置後1ヵ月以上経過して発症するステント血栓症］
latent period　潜伏期
latent tuberculosis infection　LTBI　潜在性結核感染症
lateral　L, Lat.　側面，外側の，横向きの
lateral collateral ligament　LCL　外側側副靱帯
lateral decubitus　側臥位
lateral epicondyle　外側上顆
lateral medullary syndrome　外側延髄症候群
lateral meniscus　LM　外側半月板
lateral semicircular canal　LSC　外側半規管
laterally spreading tumor　LST　側方発育型腫瘍　［10mm以上の腫瘍径をもち，側方に発育する病変］
latissimus dorsi (flap)　LD(F)　広背筋（皮弁）
Laurence-Moon-Biedl syndrome　ローレンス・ムーン・ビードル症候群　［肥満，網膜色素変性，知能低下，性器発育不全，多指(趾)症，遺伝性の主徴を持つ症候群］
lead titanate zirconate　PZT　ジルコン酸チタン酸鉛　［超音波探触素子材］
leakage　漏洩，漏れ
learning disabilities　LD　学習障害
learning health system　LHS　学習する医療システム　［ビックデータ解析を現場にフィードバックするシステム］
left　L　左，左側の
left anterior descending artery　LAD　左前下行枝　［冠動脈の］
left anterior oblique (position)　LAO　第二斜位，左前斜位
left atrial appendage　LAA　左心耳
left atrial dimension　LAD　左房径
left atrial hypertrophy　LAH　左心房肥大
left atrium　LA　左心房
left bundle branch block　LBBB　左脚ブロック
left circumflex (artery)　LCX　左回旋枝
left colic artery　LCA　左結腸動脈
left colic vein　LCV　左結腸静脈
left coronary (aortic valve) cusp　LCC　左冠尖　［大動脈弁のうち左冠動脈が出る位置の弁尖］
left coronary artery　LCA　左冠動脈
left gastric vena-caval shunt　LGCS　左胃静脈-下大静脈吻合術
left hepatic vein　LHV　左肝静脈
left inferior pulmonary vein　LIPV　左下肺静脈
left kidney　LK　左腎

left lower lung　LLL　左下肺葉

left main trunk　LMT　左主幹　[冠動脈の]

left mitral isthmus line　LMI　僧帽弁峡部ライン　[アブレーション時，左肺静脈と僧帽弁輪をつなぐ線をいう]

left pulmonary artery　LPA　左肺動脈

left superior pulmonary vein　LSPV　左上肺静脈

left superior vena cava　LSVC　左上大静脈

left ventricle　LV　左心室

left ventricle ejection fraction　LVEF　左心室駆出率

left ventricle end diastolic volume　LVEDV　左心室拡張末期容積

left ventricle end systolic volume　LVESV　左心室収縮末期容積

left ventricular assist device　LVAD　左心室補助人工心臓　=left ventricular assist system (LVAS)

left ventricular assist system　LVAS　左心室補助人工心臓　=left ventricular assist device (LVAD)

left ventricular end-diastolic dimension　LVDd　左室拡張末期径

left ventricular end-systolic dimension　LVDs　左室収縮末期径

left ventricular hypertrophy　LVH　左心室肥大

left ventricular outflow tract obstruction　LVOTO　左室流出路閉塞

left ventriculography　LVG　左心室造影

Legionella pneumonia　レジオネラ肺炎

leiomyoma　平滑筋腫

leiomyosarcoma　平滑筋肉腫

lentigo maligna　悪性黒子，悪性ほくろ

lepidic growth　[うろこ状の増殖]

leptomeningeal anastomosis　軟膜吻合

Leriche's syndrome　レリシ症候群

lesbian, gay, bisexual, transgender　LGBT　[性的少数者であるレズビアン・ゲイ・バイセクシュアル・トランスジェンダーの総称]

Lesch-Nyhan syndrome　LN　レッシュ・ナイハン症候群　[小児高尿酸血症の中の一つ]

lesion　病変，病巣

lesser tubercle　LT　小結節

lethal dose 50　LD₅₀　50％致死(線)量，半致死(線)量　=median lethal dose (MLD)

leucine aminopeptidase　LAP　ロイシンアミノペプチダーゼ　[ウシ小腸粘膜，眼レンズ，ブタ腎臓などに存在する上澄み酵素]

leukemia　白血病

leukemia significant dose　LSD　白血病有意線量

leukemoid reaction　類白血病性反応

leukoaraiosis　大脳白質病変　[脳梗塞には分類されない，高齢者，高血圧患者の大脳白質に高頻度にみられるT₂強調画像やFLAIR像での異常高信号のこと]

leukocytosis　白血球症，白血球増多(症)

leukodystrophy　白質ジストロフィー

leukoplakia　白斑症，白板症

Lewy body disease LBD レビー小体病
lichen planus LP 扁平苔癬
ligament teres LT 肝円索
ligation 結紮(けっさつ) [結びつけること]
limbic encephalitis 辺縁系脳炎
line spread function LSF 線像強度分布
linear accelerator LINAC 直線加速器
linear energy transfer LET 線エネルギー付与
linear no-threshold model LNT 直線閾値なしモデル
lingua 舌 =tongue
lingual 舌の
lingual artery LA 舌動脈
linked color imaging LCI [狭帯域光観察のモードの一つ]
lipase Lip リパーゼ
lipiodol リピオドール [油性造影剤の一つ]
lipiodolization LPD リピオドール注入塞栓術 [リピオドールと抗癌剤を混合し肝腫瘍栄養血管に注入する治療法]
lipohemarthrosis 関節脂肪血腫
lipoma 脂肪腫
lipomatous hypertrophy of the atrial septum LHAS 心房中隔脂肪性肥大
lipomatous tumor 脂肪含有腫瘍
liposarcoma 脂肪肉腫
liquid crystal display (monitor) LCD 液晶ディスプレイ(モニタ)
liver Li 肝
liver cirrhosis LC 肝硬変
liver dysfunction 肝機能不全
liver failure 肝不全
liver function 肝機能
liver insufficiency 肝不全症
liver tumor 肝腫瘍
living donor liver transplantation LDLT 生体肝移植術
living-related liver transplantation LRLT 生体部分肝移植術
lobe 葉
lobectomy 葉切除術
lobular carcinoma in situ LCIS 非浸潤性小葉癌
local relapse-free survival LRFS 局所無再発生存率
localized bronchioloalveolar carcinoma LBAC 限局性肺胞上皮癌
locomotive syndrome ロコモティブシンドローム, 運動器症候群 [運動器の障害により日常生活が制限され, 介護・介助が必要な状態. または, そうなるリスクが高くなっている状態]
locular 小房の
long head of biceps tendon LHB 上腕二頭筋長頭腱
Long-term Care Information System for Evidence LIFE [厚生労働省の科学的介護情報システム]

longitudinal strain ［心室短軸の円周長軸方向の伸縮］

longitudinal ulcer LU　縦走潰瘍

lordotic view 脊椎前弯方向

low anterior resection LAR　低位前方切除術　［直腸癌における術式の一つ］

low birth weight infant LBWI　低体重出生児

low cardiac output syndrome LCOS　低心拍出量症候群　＝low output syndrome（LOS）

low density 低濃度

low density area LDA　低濃度領域

low dose rate LDR　低線量率

low-grade fever 低程度熱

low-grade glioma LGG　低悪性度神経膠腫

low-grade serous carcinoma LGSC　低悪性（低異型）度漿液性腺癌　［卵巣腫瘍］

low-intensity pulsed ultrasound LIPUS　低出力超音波パルス　［超音波骨折治療法に用いられる極めて弱い出力の超音波］

low output syndrome LOS　低拍出量症候群　＝low cardiac output syndrome（LCOS）

lower abdomen 下腹部

lower anterior resection LAR　低位前方切除

lower esophageal sphincter LES　下部食道括約筋

lower extremity 下肢

lower intrathoracic esophagus Ei　胸部下部食道

lower motor neuron LMN　下位運動ニューロン

lower urinary tract symptom LUTS　下部尿路症状

lumbago 腰痛（症）

lumbar disc herniation LDH　腰椎椎間板ヘルニア

lumbar puncture LP　腰椎穿刺

lumbar spinal stenosis LSS　腰部脊柱管狭窄症

lumbar vertebra L(x)　腰椎　［(x)＝1～5］

lumboperitoneal shunt LPS　腰椎くも膜下腔腹腔短絡術　［LPシャント］

lunate bone 月状骨

lung 肺

lung abscess 肺膿瘍

lung cancer 肺癌

lung edema 肺浮腫

lung fibrosis 肺線維症

lung tumor 肺腫瘍

lung ultrasound LUS　肺エコー検査

Lungenkrebs LK　独　肺癌

lunotriquetral ligament 月状三角靱帯

lupoid hepatitis ルポイド肝炎

lupus 狼瘡（ろうそう）　［皮膚，粘膜の結核性疾患で，真皮に肉芽腫性結節を形成し，その形状により病型が命名されている］

lupus mesenteric vasculitis　LMV　ルーブス腸間膜血管炎　［全身性エリテマトーデスに伴う消化管病変の一つ］

lupus miliaris disseminatus faciei　LMDF　顔面播種状栗粒性狼瘡

lupus nephritis　LN　ルーパス腎炎

luteinizing hormone　LH　黄体形成ホルモン

luteinizing hormone-releasing hormone　LHRH　黄体形成ホルモン放出ホルモン

luxatio coxae congenita　LCC　ⓖ　先天性股関節脱臼　＝congenital dislocation of the hip joint（CDH）

luxation　脱臼

luxury perfusion　ぜいたく灌流

lymph node　LN　リンパ節

lymphadenitis　リンパ節炎

lymphadenoma　リンパ腺腫

lymphadenopathy　リンパ腺症

lymphangioleiomyomatosis　LAM　リンパ脈管筋腫症

lymphangioma　リンパ血管腫

lymphangitis　リンパ管炎

lymphatic　①リンパの，リンパ管の，リンパ節の．②リンパ質の

lymphatic papillary cystadenoma　リンパ腫様乳頭嚢腺腫

lymphatic-venous anastomosis　LVA　リンパ管静脈吻合術

lymphedema　リンパ浮腫

lymphfolliculosis　リンパ濾胞増殖症

lymphoblastic leukemia　LBL　リンパ芽球性白血病

lymphoblastoma　リンパ芽球腫

lymphocytic leukemia　リンパ（球）性白血病

lymphoepithelial carcinoma　リンパ上皮癌

lymphoepithelial cyst　LEC　リンパ上皮性嚢胞　［lymphoepithelial cyst of the pancreas　膵リンパ上皮性嚢胞］

lymphoepithelial lesion　LEL　リンパ上皮性病変

lymphoepithelial tumor　リンパ上皮性腫瘍

lymphoepithelioma　リンパ上皮腫

lymphography　リンパ管造影（法）

lymphoid hyperplasia　LH　リンパ組織過形成

lymphoid interstitial pneumonia　LIP　リンパ性間質性肺炎

lymphoma　リンパ腫

lymphomatoid granulomatosis　LYG　リンパ腫様肉芽腫症

lymphoproliferative disorder　LPD　リンパ増殖性疾患

lymphosarcoma　LSa　リンパ肉腫

lymphovascular space invasion　LVSI　脈管侵襲

M

(99mTc-)macroaggregated albumin　(99mTc-)MAA　大凝集アルブミン

macrohematuria　肉眼的血尿

macromolecular contrast media　MMCM　[MR用語. ガドリニウムに側鎖を付けた高分子造影剤]

macrophage　Mφ　マクロファージ

macrophage activation syndrome　MAS　マクロファージ活性化症候群

Magen Durchleuchtung　MDL　独　胃透視

Magen Mittel Kyudai　MMK　独　九大胃薬

Magenkrebs　MK　独　胃癌　=gastric cancer(GC), carcinoma ventriculi (Ca. Vent.)　ラ

magnetic contrast agents　磁性造影剤

magnetic disk　MD　磁気ディスク

magnetic resonance angiography　MRA　磁気共鳴(MR)血管撮影法

magnetic resonance arthrography　MRA　磁気共鳴(MR)関節造影

magnetic resonance cholangiography　MRC　磁気共鳴(MR)胆道撮影法

magnetic resonance cholangiopancreatography　MRCP　磁気共鳴(MR)胆道膵管撮像法

magnetic resonance elastography　MRE　磁気共鳴(MR)エラストグラフィ　[MRIにより非侵襲的に臓器・組織の弾性を画像化する方法]

magnetic resonance endoscopy　MRE　磁気共鳴(MR)内視鏡

magnetic resonance enterography　MRE　磁気共鳴(MR)エンテログラフィ　[内視鏡検査の前に服用した腸管洗浄剤が充満した状態で腸管のMRI検査を行う]

magnetic resonance fingerprinting　MRF　磁気共鳴(MR)指紋法　[MRI撮像法. 1スキャンでT_1, T_2などのパラメータをランダムに変更しながら撮像し画像化する]

magnetic resonance hydrography　MRH　[体内の特定の液体成分を強調した画像]

magnetic resonance imaging　MR(I)　磁気共鳴映像法

magnetic resonance imaging of hair and scalp　MRH　毛髪・頭皮のMRI　[MRI によって, 男性型脱毛症(AGA)における髪と頭皮の解剖学的変化を評価する手法]

magnetic resonance mammography　MRM　磁気共鳴(MR)マンモグラフィ, 乳腺MRI

magnetic resonance-positron emission tomography　MR-PET　[3T MRIとPETを同時に撮影することができる装置]

magnetic resonance spectroscopy　MRS　磁気共鳴(MR)スペクトロスコピー　[MRでスペクトル(物体固有の波形)を計測する装置]

magnetic resonance urography　MRU　磁気共鳴(MR)尿路撮影法

magnetic resonance velocimetry　MRV　磁気共鳴(MR)流速測定法

magnetic resonance venography　MRV　磁気共鳴(MR)静脈撮像法

magnetic tape MT 磁気テープ

magnetization-prepared rapid acquisition with gradient echo MPRAGE ［MR用語. プラークイメージング法の一つ］

magnetization transfer MT 磁化遷移

magnetization transfer contrast MTC ［MR用語. 末梢血管の描出能を向上させる一撮像法］

magneto-optical disk MOD 光磁気ディスク

magnetoencephalogram MEG 脳磁図 ［頭皮上に発生する磁界を測定したもの］

magnum 大きい

main pancreatic duct MPD 主膵管

main portal vein MPV 門脈本幹

main pulmonary artery MPA 主肺動脈

major adverse cardiovascular event MACE 主要(有害)心血管イベント

major aortopulmonary collateral artery MAPCA ［肺動脈がつまり, 大動脈から直接流れるファロー四徴症に合併する太い側副血管］

major calyx 大腎杯

major diagnostic category MDC 主要診断群

malabsorption syndrome 吸収不良症候群

malaise 倦怠, 不快

male M 男性(の), 雄(の)

male sterility 男性不妊症

malformation 奇形 ≒anomaly

malfunction 機能不全 ＝dysfunction

malignancy 悪性, 毒性, 悪性腫瘍, 癌

malignant cell 悪性細胞

malignant fibrosis 悪性線維症

malignant fibrous histiocytoma MFH 悪性線維性組織球腫

malignant hemangiopericytoma 悪性血管外皮腫

malignant hyperpyrexia MH 悪性高体温症

malignant hypertension 悪性高血圧症

malignant lymphoma ML 悪性リンパ腫

malignant melanoma 悪性黒色腫

malignant mesothelioma 悪性中皮腫

malignant peripheral nerve sheath tumor MPNST 悪性末梢神経鞘腫瘍

malignant pleural mesothelioma MPM 悪性胸膜中皮腫

malignant rheumatoid arthritis MRA 悪性リウマチ様関節炎

malignant solitary fibrous tumor MSFT 悪性孤立性線維性腫瘍

Mallory-Weiss syndrome マロリー・ワイス症候群

malocclusion 不正咬合

malrotation of intestine 腸回転異常症

Mammakrebs MMK, MK 独 乳癌 ＝breast cancer

mammary ultrasonography MMUS 乳房超音波検査

Mammatumor 独 乳房腫瘍

mammilla 乳頭、乳首 ＝nipple

mammography MMG 乳房撮影法

mandible 下顎骨 ＝mandibula ⑦

mandibular angle 下顎角

mandibular prognathism 下顎前突症

manganism マンガン中毒 ［長期にわたる中心静脈栄養やマンガンの粉塵ば
く露による中毒］

mania 躁病 ［躁うつ病の躁状態をいう］

manic depressive disease MDD 躁うつ病 ＝manic depressive illness
（MDI）

manic depressive illness MDI 躁うつ病 ＝manic depressive disease
（MDD）

manisch-depressives Irresein MDI 圖 躁うつ病

manual muscle test MMT 徒手筋力テスト

manual vacuum aspiration MVA 手動真空吸引法

Marfan's syndrome マルファン症候群

marginal periodontitis 辺縁性歯周炎

Martius method マルチウス法 ［胎児X線撮影の一つ］

masked depression 仮面性うつ病

mass 腫瘍

mass contour ［腫瘤陰影などの輪郭・辺縁形状］

masseter muscle 咬筋

massive 多量の，大きい，実質的な，広範囲な，塊状の

massive aspiration syndrome 多量吸気症候群

massive genital bleeding 多量性器出血

massive ovarian edema MOE 広汎性卵巣浮腫

massive transfusion protocol MTP 大量輸血プロトコール

mastectomy 乳房切除術

mastocytosis （組織）肥胖細胞腫

mastoid 乳様突起

mastoid sinus 乳突蜂巣

mastopathy 乳腺症

maternal-fetal intensive care unit MFICU 母体胎児集中治療室

maturity-onset diabetes of the young MODY 若年発症成人型糖尿病

maxilla 上顎骨

maxillary gingiva 上顎の歯肉

maxillary sinus 上顎洞

maxillary sinusitis 上顎洞炎 ＝inflammation of maxillary sinus

maximal androgen blockade MAB 最大アンドロゲン遮断療法 ［前立腺
癌の治療法の一つ］

maximal mouth opening MMO 最大開口量

maximum intensity projection MIP 最大値投影法

maximum likelihood-expectation maximization (reconstruction)
ML-EM (reconstruction) 最尤推定期待値最大化(再構成) ［RIにおける散
乱線補正法］

McBurney's point　マックバーニー(圧痛)点　［右下腹部のポイントで，虫垂炎で痛む］

mean arterial pressure　MAP　平均血圧

mean distance to agreement　MDA　平均一致距離

mean transit time　MTT　平均通過時間

mechanical detachable coil　MDC　=interlocking detachable coil(IDC)　［塞栓用コイルの一種］

mechanical learning　ML　機械学習

mechanism, injury, sign, treatment　MIST　受傷機転，受傷部位，ショックの有無，実施した処置　［救急隊が事故現場で確認し，医療機関へ連絡すべき情報］

meconium aspiration syndrome　MAS　胎便吸引症候群

media　中膜　［血管］

medial collateral ligament　MCL　内側側副靱帯

medial internal epicondyle　内側上顆

medial longitudinal fasciculus　MLF　内側縦束

medial meniscus　MM　内側半月板

medial meniscus posterior root tear　MMPRT　内側半月板後根断裂

medial temporal sclerosis　MTS　内側側頭葉硬化

median antebrachial vein　MAV　前腕正中皮静脈

median arcuate ligament syndrome　MALS　正中弓状靱帯圧迫症候群

median cubital vein　MCV　肘正中皮静脈

median lethal dose　MLD　50％致死(線)量，半致死(線)量　=lethal dose 50(LD$_{50}$)

mediastinal lymphadenopathy　縦隔リンパ節腫脹

mediastinal pseudocyst　MP　縦隔内偽嚢胞

mediastinal teratoma　縦隔奇形腫

mediastinal tumor　縦隔腫瘍

mediastinum　縦隔

Medical Device Information Communicator　MDIC　医療機器情報コミュニケーター　［日本医療機器学会が認定する資格］

medical (electronics) engineering　ME　医用(電子)工学

medical emergency team　MET　緊急医療チーム

Medical Imaging Processing Standard　MIPS　医用画像処理システム標準化規格

Medical Internal Radiation Dose (Committee)　MIRD　(米国核医学会)医療内部被ばく線量(委員会)

medical oncologist　腫瘍内科医

medical (radiation) exposure　医療放射線被ばく

medical representative　MR　医薬情報担当者

Medical Research Council　MRC　医学研究審議会

medical social worker　MSW　医療ソーシャルワーカー

medication-overuse headache　MOH　薬物乱用頭痛

medication-related osteonecrosis of the jaw　MRONJ　薬剤関連顎骨壊死

medio lateral oblique view MLO view　内外斜位方向

medio lateral view ML view　内外方向

Mediterranean fever　地中海熱

medulla　髄質　［皮質＝cortex］

medullary　髄様の

medullary carcinoma　髄様癌

medullary nephrocalcinosis　腎髄質石灰化症

medullary sponge kidney　海綿腎

medullary tubular carcinoma　髄質管癌

medullary venous malformation MVM　髄質静脈奇形　［脳静脈性血管腫．治療方針は経過観察］

medulloblastoma　髄芽細胞腫

megacystis-microcolon-intestinal hypoperistalsis syndrome MMIHS　大膀胱小結腸低蠕動小腸症候群

megarectum　巨大直腸

melancholia　メランコリー　［うつ状態］

melanoma　黒色腫

melena　下血，黒吐症　［新生児出血症の一つ］

membranoproliferative glomerulonephritis MPGN　膜性増殖性糸球体腎炎

Ménétrier's disease　メネトリエ病　［胃の疾患］

Meniere's disease MD　メニエール病

meningioma　髄膜腫

meningitis　髄膜炎

meningocele　髄膜瘤，髄膜ヘルニア

meningoencephalocele　髄膜脳瘤

meniscus appearance (sign)　［胸水の貯留量が増加し胸腔外下部で肺野に向かって凹状(三日月状)陰影を示す所見］

meniscus injury　半月板損傷

menstruation　月経

mental deterioration　精神退行　＝dementia　［脳の器質的変化による後天性の回復不能の知能障害］

mental foramen　オトガイ孔

mental retardation MR　精神遅滞

menton Me　［下顎骨オトガイ部の正中断面像の最下点，セファロの計測点］

mesenchymal hamartoma MH　間葉性過誤腫

mesenteric　腸間膜の

mesenteric vascular occlusion　腸間膜血管閉塞症

mesial　近心の，近位の，隣接面の　＝proximal

mesiodens　正中歯

mesopharyngeal cancer　中咽頭癌

mesorectal fascia MRF　直腸間膜筋膜

mesothelioma　中皮腫

metabolic equivalents METs 代謝当量 ［METs(メッツ), 安静時のエネルギー消費量を1とし, 身体活動があるときのエネルギー消費量の大きさを表したもの］

metabolic error 代謝異常

metabolic tumor volume MTV 代謝腫瘍体積 ［投与したfluorodeoxyglucose(FDG)が集積した病巣の体積を三次元的に計測した値, FDG集積の指標の一つ］

metacarpophalangeal joint MP joint 中手指節関節

metachromatic leukodystrophy ML 異染性脳白質異常症

(¹²³I-)metaiodobenzylguanidine (¹²³I-)MIBG メタヨードベンジルグアニジン ［副腎, 心筋シンチグラフィで使用］

metal artifact reduction (sequence) MAR(S) 金属アーチファクト低減 (シークエンス) ［CT用語］

metal insulator semiconductor MIS 光電変換素子

metallic stent MS 金属ステント ［内腔を保持するための用具］

metastasis 転移

metastatic tumor 転移性腫瘍

methicillin-resistant *Staphylococcus aureus* MRSA メチシリン耐性黄色ブドウ球菌 ［難治感染症の一つで有効な抗菌剤がない］

methotrexate MTX メトトレキサート ［抗癌剤, 抗リウマチ薬］

(⁹⁹ᵐTc-)methoxyisobutylisonitrile (⁹⁹ᵐTc-)MIBI メトキシイソブチルイソニトリル ［副甲状腺, 心筋シンチグラフィで使用する放射性製剤］

methylene diphosphonic acid MDP メチレンニリン酸

Mibelli's disease ミベリ病 =angiokeratoma, angioceratoma

microabscess 微小膿瘍

microaggregated albumin MIAA 小凝集アルブミン

microbleeds MBs 微小出血

microbubble MB マイクロバブル

microdensitometry MD 骨量測定法

microendoscopic discectomy MED 内視鏡下椎間板切除術

microendoscopic laminectomy (laminoplasty) MEL 内視鏡下椎弓切除術

microhematuria 顕微鏡的血尿

microincision vitrectomy surgery MIVS 小切開硝子体手術

microinvasive carcinoma 微小浸潤癌

micromandible 小下顎症

microscopic polyangiitis MPA 顕微鏡的多発血管炎 ［腎・肺をはじめ, 全身の小血管に血管壁の破壊を生じる］

microvascular decompression MVD (頭蓋内)微小血管減圧術

microvascular invasion MVI 微小血管浸潤

microwave coagulation therapy MCT マイクロ波凝固療法

microwave coagulo-necrotic therapy MCN(T) マイクロ波凝固壊死療法

micturition cystography MCG 排尿時膀胱造影撮影法

micturition cystourethrography MCUG 排尿時膀胱尿道造影撮影法

midbrain 中脳

midcarpal joint MCJ 手根中央関節
middle cerebral artery MCA 中大脳動脈
middle colic artery MCA 中結腸動脈
middle colic vein MCV 中結腸静脈
middle deep temporal artery MDTA 中深側頭動脈
middle dose rate MDR 中線量率
Middle East respiratory syndrome MERS 中東呼吸器症候群
middle hepatic vein MHV 中肝静脈
middle lobectomy 中葉切除術
middle meningeal artery MMA 中硬膜動脈
middle thoracic esophagus Im 胸部中部食道
midline 正中線
migraine 片頭痛 =hemicrania
mild 軽度(の)
mild cognitive impairment MCI 軽度認知(機能)障害
mild neurocognitive disorder MND 軽度神経認知障害 [HIV関連神経認知障害(HAND)の重症度分類]
Miles' operation マイルス手術 [直腸癌を腹腔会陰経過で切除する方法]
miliary tuberculosis 粟粒結核
milky way =no man's land [乳腺後隙，乳腺と大胸筋の間にある脂肪領域]
(bone) mineral density MD 骨塩量
Mini-Mental State Examination MMSE ミニメンタルステート検査，簡易認知機能検査
minimal residual disease MRD 微小残存病変
Minimal Standard Terminology MST 最小の標準用語 [世界消化器内視鏡学会が作成した，データの電子記録に必要な用語のデータベース]
minimally invasive adenocarcinoma MIA 微小浸潤腺癌
minimally invasive cardiac surgery MICS 低侵襲心臓手術
minimally invasive surgery MIS 低侵襲外科治療
minimally invasive therapy MIT 低侵襲治療
minimum alveolar concentration MAC 最小肺胞濃度
minimum effective dose MED 最小有効量
minor calyx 小腎杯
missing teeth MT 欠損歯
mitochondrial encephalomyopathy ミトコンドリア脳筋症
mitochondrial myopathy ミトコンドリア性筋障害
mitochondrial myopathy, encephalopathy, lactic acidosis and stroke-like episodes MELAS 脳卒中様症状を伴うミトコンドリア脳筋症 [ミトコンドリア異常症の一種]
mitral annuloplasty MAP 僧帽弁輪形成術
mitral regurgitation MR 僧帽弁閉鎖不全症 =mitral valve insufficiency (MI)
mitral valve MV 僧帽弁
mitral valve area MVA 僧帽弁口面積
mitral valve commissurotomy 僧帽弁交連切開術

99

mitral valve insufficiency MI 僧帽弁閉鎖不全症 ＝mitral regurgitation（MR）

mitral valve plasty MVP 僧帽弁形成術

mitral valve prolapse MVP 僧帽弁逸脱症

mitral valve replacement MVR 僧帽弁置換術

mitral valve stenosis MS 僧帽弁狭窄症

mitral valve stenosis and insufficiency MSI 僧帽弁狭窄兼閉鎖不全症

mitral valve stenosis and regurgitation MSR 僧帽弁狭窄および閉鎖不全症 ［症状の重いほうを大文字で書く．例）MSr, MsR］

mixed adenoneuroendocrine carcinoma MANEC 複合(混合)型腺神経内分泌癌

mixed connective tissue disease MCTD 混合結合織疾患

mixed pneumonia 混合型肺炎

mixed vascular malfomation 混合型血管奇形

mobility 移動性，可動性

modality 様式，検査機器の種別

modality performed procedure step MPPS モダリティ実施済み手続きステップ

modality worklist management MWM モダリティワークリスト管理［DICOM規格］

model-based iterative reconstruction MBIR モデルベース逐次近似再構成法

moderate 中等度(の)

modiolus Mo 蝸牛軸

modulation transfer function MTF 変調伝達関数 ［画像工学用語］

molar 大臼歯

molar pregnancy 奇胎妊娠 ＝hydatid pregnancy

molecular-targeted agent MTA 分子標的薬

moniliasis モニリア症 ＝candidiasis ［旧称］

monitor unit MU モニタ単位

monkeypox サル痘 ［サル痘ウイルスによる急性発疹性疾患］

monoclonal gammopathies 単クローン性ガンマグロブリン病

mononeuritis multiplex 多発性単神経炎

Monte Carlo method MC モンテカルロ法

Monte Carlo simulation MCS モンテカルロシミュレーション

mosaic pattern モザイクパターン ［超音波用語．肝細胞癌に特徴的であり，低エコー隔壁を伴う腫瘤様パターンをいう］

motion probing gradient MPG ［MR用語．磁場の不均一さを引き起こす傾斜磁場を強力に印加する］

motion-sensitized driven equilibrium MSDE ［MR撮像法］

motor-evoked potential MEP 運動誘発電位

motor neuron disease MND 運動性ニューロン病

motor-related field MRF 運動関連磁界

Moving Picture Experts Group MPEG ［MPEG(エムペグ)，動画の標準規格を検討するワーキンググループ，またその規格の名称］

moyamoya disease　もやもや病　[ウィリス動脈輪閉塞症]

mucin-producing tumor　MPT　粘液産生腫瘍

mucin-producing tumor of the pancreas　MPT　粘液産生膵腫瘍

mucin-secreting pancreatic cancer　粘液産生膵癌

mucinous bronchioloalveolar carcinoma　MBC　粘液産生性細気管支肺胞上皮癌

mucinous carcinoma　粘液癌

mucinous cystic neoplasm　MCN　粘液性嚢胞腫瘍　=mucinous cystic tumor(MCT)

mucinous cystic tumor　MCT　粘液性嚢胞腫瘍　=mucinous cystic neoplasm (MCN)

mucocele　粘液嚢胞, 粘液嚢腫, 粘液腫瘤

mucocutaneous lymph node syndrome　MCLS　(急性)熱性皮膚粘膜リンパ症候群　[川崎病. 冠動脈疾患]

mucoepidermoid　粘表皮

mucopolysaccharidosis　MPS　ムコ多糖症

mucosa-associated lymphoid tissue lymphoma　MALT lymphoma粘膜関連リンパ組織由来悪性リンパ腫

Müllerian duct anomaly　MDA　ミュラー管奇形

Müllerian duct inhibiting substance　MIS　ミュラー管抑制物質

Müllerian mucinous borderline tumor　MMBT　ミュラー管型粘液性境界悪性腫瘍　=endocervical-like mucinous borderline tumor(ELMBT)

multi-dynamic multi-echo (sequence)　MDME (sequence)　[synthetic MRIの2Dシーケンス]

multicystic dysplastic kidney　MCDK　多嚢胞性異形成腎

multidetector-row computed tomography　MDCT　多列検出器型CT

multidisciplinary discussion　MDD　集学的検討　[診断のための多職種による検討]

multidrug-resistant *Acinetobacter*　MDRA　多剤耐性アシネトバクター

multidrug-resistant *Pseudomonas aeruginosa*　MDRP　多剤耐性緑膿菌

multifocal micronodular pneumocyte hyperplasia　MMPH　多巣性微小結節性肺細胞過形成　[結節性硬化症においてみられる2型肺胞上皮細胞の増殖による病変]

multifocal motor neuropathy　MMN　多巣性運動ニューロパチー

multileaf collimator　MLC　多分割コリメータ

multinodular　多結節性の

multinodular and vacuolating neuronal tumor of the cerebrum　MVNT　大脳多結節空胞状神経細胞腫瘍　[てんかんに関連した良性腫瘍]

multiparametric MRI　mpMRI　マルチパラメトリックMRI

multiplanar reconstruction　MPR　多断面再構成像

multiple bile duct hamartoma　多発性胆管過誤腫

multiple cerebral infarction　多発性脳梗塞

multiple endocrine adenoma　MEA　多発性内分泌腺腫　=multiple endocrine neoplasia(MEN)

multiple endocrine neoplasia　MEN　多発性内分泌腺腫　＝multiple endocrine adenoma（MEA）

multiple fraction per day　MFD　（1日）多分割照射

multiple lung nodules　多発性肺結節

multiple myeloma　MM　多発性骨髄腫　［形質細胞腫瘍の一種］

multiple organ failure　MOF　多臓器不全

multiple sclerosis　MS　多発性硬化症

multiple system atrophy　MSA　多系統委縮症　［進行性の神経変性疾患で，神経系の複数の系統に障害が及ぶ］

multisegmental amyotrophy　MSAM　多髄節性筋委縮症　［脊柱管前部硬膜に欠損・損傷があり，髄液が硬膜外に漏出，髄液貯留が長期間になり脊髄を圧迫し，脊髄前角に異常を呈する病態］

mumps　流行性耳下腺炎，ムンプス　＝epidemic parotitis

muscle contraction headache　MCH　筋収縮（緊張）性頭痛

muscular dystrophy　筋栄養失調症

muscular strain　筋損傷　［肉離れ］

mutual information　MI　相互情報量

myalgia　筋痛症，筋肉リウマチ

myasthenia gravis　MG　重症筋無力症

***Mycobacterium avium* complex infection**　MAC infection　MAC症　［非結核性抗酸菌症］

mycoplasmal pneumonia　マイコプラズマ肺炎

mycosis fungoides　MF　菌状息肉症

myelin water fraction　MWF　ミエリン水画分　［大脳白質における加齢関連マーカーとして使用される］

myelocytic leukemia　骨髄性白血病　［急性 acute ～，慢性 chronic ～］

myelodysplastic syndrome　MDS　脊髄異形成症候群　［前白血病状態のことをいう］

myelofibrosis　骨髄線維症

myelolipoma　骨髄脂肪腫

myeloma　骨髄腫

myeloneuritis　骨髄神経炎

myelopathy　脊髄病

myeloproliferative disease　骨髄増殖病

myeloproliferative disorder　MPD　骨髄増殖性疾患

myeloproliferative neoplasm　MPN　骨髄増殖性腫瘍

myeloradiculopathy　脊髄神経根障害　＝radiculomyelopathy　［脊髄と神経根を侵す疾患］

myocardial blood flow　MBF　心筋血流量

myocardial bridge　MB　心筋ブリッジ　［冠動脈は通常，心外膜下脂肪組織内を走行するが，心筋内を走行すること］

myocardial infarction　MI　心筋梗塞

myocardial infarction with nonobstructive coronary arteries　MINOCA　冠動脈閉塞を伴わない心筋梗塞

myocardial perfusion imaging　MPI　心筋血流イメージング

myoclonus　間代性筋痙攣
myoma　筋腫
myoma of the uterus　子宮筋腫　＝uterine myoma, myoma uteri ㋑
myonephropathic metabolic syndrome　MNMS　筋腎代謝症候群
myositis　筋炎
myositis ossificans　骨化性筋炎
myotonic dystrophy　MD　筋強直性ジストロフィー
myxoedema　粘液水腫
myxoma　粘液腫　［多くは良性である］

N

Narbe 独 癥痕 ＝scar

narcolepsy ナルコレプシー ［日中に耐えがたい眠気をもよおし，睡眠発作を起こす］

narrative-based medicine NBM 物語に基づく医療 ［医療者と患者との対話から疾患の背景を理解することを重視する医療］

narrow banding image system NBI system 狭帯域画像システム ［この内視鏡は，光源(照明装置)の先端に青い光だけを通すフィルターを取り付け，患部に波長の短い青い光があたるようにして観察するもの］

nasal obstruction 鼻閉塞

nasion N ［前頭鼻骨縫合部の最前点，セファロの計測点］

nasopharyngeal airway NPA 鼻咽頭エアウェイ

National Bureau of Standards NBS 米国基準局

National Cancer Institute NCI 国際癌協会(学会)

National Clinical Database NCD ナショナル クリニカル データベース ［日本における外科系医療の現状把握のため，手術・治療・剖検情報の登録を行っている一般社団法人］

National Council on Radiation Protection and Measurements NCRP 国立放射線防護測定委員会

National Database of Health Insurance Claims and Specific Health Checkups of Japan NDB レセプト情報・特定健診等情報データベース

National Institute of Health NIH 米国国立衛生研究所

National Institutes of Health Stroke Scale NIHSS 米国国立衛生研究所脳卒中スケール

National Nuclear Data Center NNDC 米国国立核データセンター

nausea 嘔気，悪心

near infrared spectroscopy NIRS 近赤外線スペクトロスコピー

neben 独 隣に，横に ［和製用語としてNebenartzt(研修医など上位の医師に従う医師)，Nebenarbeit(副業務)をネーベンと呼ぶこともある］

neck dissection ND 頸部郭清術

necrosis 壊死

necrotizing angiitis 壊死性血管炎

necrotizing enterocolitis NEC 壊死性腸炎

necrotizing fascitis 壊死性筋膜炎

necrotizing lymphadenitis 壊死性リンパ節炎

necrotizing lymphadenopathy 壊死性リンパ腺症

neoadjuvant chemotherapy NAC 術前補助化学療法，主治療前化学療法

neonatal infection 新生児感染

neonatal intensive care NIC 新生児集中治療

neonatal intensive care unit NICU 新生児集中治療部

neoplasia 新形成

neoplasm　新生物　[腫瘍のような異常組織の発生]
neoplastic　腫瘍性の
neovascularity　新生血管
nephrectomy　腎摘出術
nephrogenic diabetes insipidus　NDI　腎性尿閉症
nephrogenic systemic fibrosis　NSF　腎性全身性線維症　[以前は腎性線維化性皮膚症(NFD)と呼ばれていた．ガドリニウム含有造影剤使用との関連が示唆されている]
nephrogram　腎実質像
nephrography　NG　腎造影撮影法
nephrolithiasis　腎結石症
nephron-sparing surgery　NSS　ネフロン温存手術
nephropathy　腎臓病，腎症　＝nephropathia
nephroptosis　腎下垂症　[内臓下垂症の一部分症，右側に多い]
nephrosclerosis　NS　腎硬化症
nephrosis　ネフローゼ，腎(臓)症
nephrotic syndrome　NS　ネフローゼ症候群
nerve　神経　＝nervus 回
nerve root block　神経根ブロック，ルートブロック
nervous　神経質な
nervus　回　神経　＝nerve
neuralgia　神経痛
neurinoma　神経(線維)鞘腫
neuroblastoma　NB　神経芽細胞腫
neurodegeneration with brain iron accumulation　NBIA　脳内鉄沈着を伴う神経変性症
neuroendocrine　神経および内分泌の
neuroendocrine carcinoma　NEC　神経内分泌癌
neuroendocrine neoplasm　NEN　神経内分泌腫瘍
neuroendocrine tumor　NET　神経内分泌腫瘍
neuroepithelial tumor　神経上皮性腫瘍
neuroferritinopathy　NF(P)　神経フェリチン症　[中枢神経系に鉄とフェリチンの蓄積を起こし，神経系の機能障害を呈する常染色体顕性遺伝の疾患]
neurofibromatosis　NF　神経線維腫症
neurogenic bladder　NB, NGB　神経因性膀胱
neuroleptic malignant syndrome　NMS　神経遮断悪性症候群
[抗精神病薬の最も大きな副作用の一つ]
neurology　神経学
neuromyelitis optica　NMO　視神経脊髄炎
neuromyelitis optica spectrum disorder　NMOSD　視神経脊髄炎スペクトラム障害　[自己免疫疾患の一つ]
neuron specific enolase　NSE　神経特異エノラーゼ
neuronal intranuclear inclusion disease　NIID　神経核内封入体病
neuropathic foot ulcer　神経障害性足潰瘍
neuropathic pain　神経障害性疼痛

neuropathy ニューロパチー，神経障害

neuropsychiatric systemic lupus erythematosus NPSLE 神経精神全身性エリテマトーデス，神経精神ループス

neuropsychiatry NP 神経精神医学

neuroradiology 神経放射線学

Neurose N 独 神経症 ＝neurosis

neurosis 神経症 ＝Neurose(N) 独

neurosyphilis 神経梅毒

neurovascular 神経血管の

nevus 母斑 ＝naevus ［俗に痣(あざ)ともいう］

nevus pigmentosus 色素性母斑

New York Heart Association NYHA ニューヨーク心臓協会

nichts Besonders NB 独 所見なし，異常なし

nidus 巣，病的中心，格

nipple 乳頭，乳首 ＝mammila

nipple-tumor distance NTD 乳頭腫瘍間距離

Nissl substance NS ニッスル小体 ＝Nissl body

nitrogen mustard, oncovin, procarbazine and prednisolone MOPP ナイトロジェンマスタード，オンコビン，プロカルバジンおよびプレドニゾロン ［悪性腫瘍の混合化学療法．特に小児の悪性リンパ腫に用いる］

nitroglycerin NG ニトログリセリン

niveau 断位，気液界面，ニボー

no change NC 不変

no evidence of disease NED 疾患の所見なし

no man's land 乳腺後隙部分 ＝milky way ［乳腺後隙，乳腺と大胸筋の間にある脂肪領域］

nociceptive pain 侵害受容性疼痛 ［外傷・炎症などによる組織損傷に伴い，末梢の侵害受容器が活性化されて引き起こされる痛み］

nociplastic pain 痛覚変調性疼痛 ［末梢の侵害受容器を活性化するような組織損傷がみられないにもかかわらず，侵害受容の変化によって引き起こされる痛み］

nocturia 夜間多尿(症) ＝nycturia

nodosa 節状の，節のある

nodular goiter 結節性甲状腺腫

nodular opacity NOD 粒状影

nodule 小結節，細胞小集合体

noise equivalent count NEC 雑音等価計数

noise equivalent quanta NEQ 雑音等価量子数

noise index NI ノイズインデックス ［CT-AECにおける目標SD値］

noise power spectrum NPS ノイズパワースペクトル

nominal standard dose NSD 名目標準線量

non-Hodgkin's lymphoma NHL 非ホジキン性リンパ腫

non-insulin-dependent diabetes mellitus NIDDM 非インスリン依存性糖尿病 ［2型糖尿病］

non-mass enhancement NME ［非腫瘍性造影効果．乳房MRIでfocusでもmassでもない，増強される病態］

non-small cell lung cancer NSCLC 非小細胞肺癌

non-ST(-segment) elevation acute coronary syndrome NSTE-ACS 非ST上昇型急性冠症候群

non-ST(-segment) elevation myocardial infarction NSTEMI 非ST上昇型心筋梗塞

non-vitamin K antagonist oral anticoagulant NOAC 非ビタミンK拮抗経口抗凝固薬 ［≒直接経口抗凝固薬 direct oral anticoagulant（DOAC）］

nonalcoholic fatty liver NAFL 非アルコール性脂肪肝

nonalcoholic fatty liver disease NAFLD 非アルコール性脂肪性肝疾患

nonalcoholic steatohepatitis NASH 非アルコール性脂肪性肝炎

nonbacterial thrombotic endocarditis NBTE 非細菌性血栓性心内膜炎

noncoding region NCR 非翻訳領域

noncoronary (aortic valve) cusp NCC 無冠尖 ［大動脈弁のうち冠動脈が出ていない位置の弁尖］

nonhelical overlapping scan NHOS ノンヘリカルオーバーラップスキャン

noninvasive positive pressure ventilation NPPV 非侵襲的陽圧換気療法 ［気管切開や気管内挿管を伴わない人工呼吸法］

nonischemic dilated cardiomyopathy NIDCM 非虚血性拡張型心筋症

nonocclusive mesenteric infarction NOMI 非閉塞性腸間膜梗塞

nonoperative management NOM 非手術的治療

nonpitting edema 非圧痕性浮腫

nonproliferative diabetic retinopathy NPDR 非増殖糖尿病網膜症

nonseminomatous germ cell tumor NSGCT 非精上皮腫性胚細胞腫瘍

nonspecific interstitial pneumonia NSIP 非特異性間質性肺炎

nonsteroidal anti-inflammatory drug NSAID 非ステロイド系炎症薬

nonstress test NST ノンストレステスト

nonsustained ventricular tachycardia NSVT 非持続性心室頻拍

nontuberculous mycobacteriosis NTM 非結核性抗酸菌症

nonvalvular atrial fibrillation NVAF 非弁膜(症)性心房細動

noradrenaline NA ノルアドレナリン

normal pattern NP 正常

normal pressure hydrocephalus NPH 正常圧水頭症

normal sinus rhythm NSR 正常洞調律

normal variant 正常変化，正常変種

normalized cross-correlation NCC 正規化相互相関

North American Symptomatic Carotid Endarterectomy Trial method NASCET method NASCET(ナセット)法 ［血管狭窄率の計算方法の一つ．NASCETは頸動脈硬化，頸動脈狭窄症に関する大規模臨床試験］

nosocomial pneumonia 院内肺炎 ＝hospital-acquired pneumonia ［医療施設で治療をうけ免疫が低下し，濃厚な感染源により起こる肺炎のこと］

not elsewhere classified NEC 他のいずれにも分類されない ［疾病分類などにおける表記］

not in complete remission NCR 非寛解

not otherwise specified NOS 特定されない ［疾病分類などにおける表記．性質や詳細が不明の状態］

not significant NS 有意でない

nothing particular NP 特になし

nuclear magnetic resonance NMR 核磁気共鳴

number of cases observed N 観察症例数

number of excitation NEX 加算回数または励磁回数 ［MR用語］

Numerical Rating Scale NRS 数値評価スケール ［患者自身が痛みを0〜10の11段階で評価する］

nurse Ns 看護師

nurse practitioner NP 診療看護師，ナースプラクティショナー ［医師などの指示を受けずに独自の判断で一定の医療行為を実施することが認められている］

nurse station NS 看護師室

nutcracker syndrome ナットクラッカー症候群 ［左腎静脈捕捉症候群］

Nyquist frequency ナイキスト周波数

O

oben 獨 上に，上席に ［和製用語としてObenartzt（上位の医師，指導医）をオーベンと呼ぶこともある］

Oberkieferkrebs OKK 獨 上顎癌

obesity 肥満

objective structured clinical examination OSCE 客観的臨床能力試験［OSCE（オスキー）］

oblique lateral interbody fusion OLIF 腰椎前外側椎体間固定術

oblique sinus 心膜斜洞

obscure gastrointestinal bleeding OGIB ［内視鏡検査でも原因が特定できない消化管出血］

obsessive-compulsive disorder OCD 強迫性障害

obsolete tuberculosis 陳旧性結核（症）

obstetrics and gynecology OB-GYN 産科婦人科

obstructive atelectasis 閉塞性無気肺 ［粘液栓，腫瘍，リンパ節腫大などによる無気肺］

obstructive colitis 閉塞性大腸炎

obstructive jaundice 閉塞性黄疸

obstructive sleep apnea OSA 閉塞性睡眠時無呼吸

obstructive sleep apnea hypopnea syndrome OSAHS 閉塞性睡眠時無呼吸低呼吸症候群

obstructive sleep apnea syndrome OSAS 閉塞性睡眠時無呼吸症候群

occipital 後頭の

occipital artery OA 後頭動脈

occipital encephalocele 後頭部脳腫瘤

occlusal plane 咬合平面 ［中心咬合のとき下顎中切歯近心切縁と両側の第2大臼歯遠心頬側咬頭との3点を含む仮想平面をいう］

occlusal radiography 咬合法

occlusal trauma 咬合性外傷

occlusion 閉塞，吸収，咬合

occlusive dressing therapy ODT 密封包帯法

occult blood OB 潜血

occult fracture 不顕性骨折，潜在骨折

occult metastasis 潜在的転移，不顕性転移

occupational therapist OT 作業療法士

occupational therapist assistant OTA 作業療法士助手

ocular movement abnormality 眼球運動異常

odontogenic cyst 歯原性囊胞

odontogenic keratocyst OKC 歯原性角化囊胞

odontogenic maxillary cyst 歯性上顎洞炎

odontogenic tumor 歯原性腫瘍

odontoid process 歯状突起

odontoma 歯牙腫

Oesophaguskrebs 圏 食道癌

off center ratio OCR オフセンターレシオ

ohne Besondere OB 圏 所見なし，異常なし

old cerebral infarction 陳旧性脳梗塞

old myocardial infarction OMI, old MI 陳旧性心筋梗塞

olecranon 肘頭

olecranon bursa 肘頭滑液包

olfactory groove 嗅覚の，嗅感の溝，嗅溝

oligodendroglioma 乏枝神経膠腫

oligometastasis 少数転移

olivo-ponto-cerebellar atrophy OPCA オリーブ核・橋・小脳萎縮

omental bursa 網囊

omentum 網 ［腹腔内臓器が胃に連結される薄い膜］

Ommaya reservoir オンマヤリザーバー ［頭皮下に埋め込み，チューブを通して薬剤を直接脳脊髄液に到達させる機器］

on-board imager OBI オンボードイメージャー ［放射線治療装置に搭載されたX線撮影装置で，照射位置の確認に用いられる］

onion ring appearance ［超音波用語．多重の薄い線状エコーを伴った層構造］

onset, provocation/palliation, quality, region/radiation, severity, time OPQRST 発症様式，増悪・寛解因子，症状の性質，場所・痛みの放散の有無，重症度，時間(経過) ［胸痛患者などの問診に必要な項目の頭文字をとった略語］

oophoritis 卵巣炎

opacity 不透明な

open abdominal management OAM 腹部開放管理

open lung biopsy OLB 開胸肺生検

open mitral valve commissurotomy OMC 僧帽弁交連切開術

open reduction and internal fixation ORIF 観血的整復(内)固定術

open stent graft OSG オープンステントグラフト

operating system OS オペレーティングシステム ［コンピュータ用語］

operation Ope., OP 手術

ophthalmoplegia 眼筋麻痺

opportunistic infection 日和見感染

optic canal 視神経管

optic chiasm OC 視交叉

optic nerve ON 視神経

optic neuritis 視神経炎

optic sheath meningioma 眼神経鞘髄膜腫

optical code reader OCR 光学式文字読取装置

optical coherence tomography OCT 光干渉断層法 ［近赤外線を用いてIVUSと同様に冠動脈を観察する方法，約10μという高分解能］

optical disk OD, OPD 光ディスク

optically stimulated luminescence OSL 光刺激ルミネセンス ［線量計に利用される］

optimal medical therapy OMT 至適薬物治療

oral allergy syndrome OAS 口腔アレルギー症候群

oral carcinoma 口腔癌

oral cholecystography OCG 経口胆囊造影撮影法

oral contraceptives OC 経口避妊薬 ［女性ホルモン剤，ピル］

oral floor 口蓋床

oral glucose tolerance test OGTT 経口ブドウ糖負荷試験

oral lichen planus OLP 口腔扁平苔癬

orbital atherectomy system OAS オービタルアテレクトミーシステム ＝ coronary orbital atherectomy system ［冠状動脈石灰化病変の治療器具. 例：ダイアモンドバック®］

orbital tumor 眼窩腫瘍

orbitale Or ［眼窩骨縁の最下点，セファロの計測点］

orbitomeatal line OM-line OM線，眼窩耳孔線

orchiectomy 精巣（睾丸）摘除術

orchitis 精巣（睾丸）炎

order subset expectation maximization OSEM 逐次近似法

organ at risk OR リスク臓器

organic brain stem syndrome OBS 器質性脳幹症候群

organic lesion 器質性病変

organizing pneumonia OP 器質化肺炎

ornithosis トリ病，鳥類病 ＝psittacosis

oropharyngeal airway OPA 口咽頭エアウェイ

orthogeriatrician 整形老年科医

orthopedic metal artifact reduction O-MAR ［金属アーチファクトを最小限に抑える技術］

orthoptist ORT 視能訓練士

orthostatic dysregulation OD 起立性調節障害

orthostatic hypotension 起立性低血圧

Osler-Weber-Rendu disease オスラー・ウェーバー・ランデュ病 ＝hereditary hemorrhagic telangiectasia(HHT) ［常染色体優性遺伝性疾患, 10万人に1～2人発生］

osmotic demyelination syndrome ODS 浸透圧性脱髄症候群

ossification of anterior longitudinal ligament OALL 前縦靱帯骨化症

ossification of ligamentum flavum OLF 黄色靱帯骨化症

ossification of pericanal ligament 脊柱周囲靱帯骨化症

ossification of posterior longitudinal ligament OPLL 後縦靱帯骨化症

ossification of yellow ligament OYL 黄色靱帯骨化症

osteitis condensans ilii OCI 腸骨硬化性骨炎

osteitis deformans 変形性骨炎

osteoarthritis OA 骨関節炎

osteoarthropathy OAP 骨関節症

osteoarthrosis　変形性関節症　[変形性顎関節症 temporomandibular joint osteoarthrosis]

osteochondritis　骨軟骨炎

osteochondritis deformans juvenilis　若年性変形性骨軟骨炎

osteochondritis dissecans　OCD　離断性骨軟骨炎

osteochondrosis　骨端症

osteodystrophy　骨異栄養症

osteogenesis imperfecta　骨形成不全症

osteolysis　骨軟化

osteomalacia　骨軟化症

osteomyelitis　骨髄炎

osteonecrosis　骨壊死

osteonecrosis of the femoral head　ONFH　大腿骨頭壊死　=avascular necrosis of the femoral head(ANF)

osteophyte　骨増殖体

osteoplasty　骨形成(術)

osteoporosis　骨粗鬆症

osteoradionecrosis　ORN　放射線性骨壊死

osteosarcoma　OS　骨肉腫

osteosclerosis　骨硬化症

osteotomy　骨切術

ostium　口　[管への開口部]

otitis media acuta　OMA　⑦　急性中耳炎　=acute (simple) tympanitis

otitis media cholesteatoma　真珠腫性中耳炎

otitis media chronica　OMC　⑦　慢性中耳炎　=chronic tympanitis

otitis media with effusion　OME　滲出性中耳炎

otoacoustic emission　OAE　耳音響放射

out flow obstruction　[血液などの流出障害]

out patient department　OPD　外来

outlet view　骨盤出口撮影　[X線管を尾側に45° 傾けた撮影法]

ovarian carcinoma　卵巣癌

ovarian cyst　卵巣嚢胞

ovarian hemorrhage　卵巣出血

ovarian hyperstimulation syndrome　OHSS　卵巣過剰刺激症候群

ovarian rupture　卵巣破裂

ovarian surface epithelium　OSE　卵巣表層上皮

ovarian torsion　卵巣捻転

ovarian tumor　OV tumor　卵巣腫瘍

ovary　Ov　卵巣

overactive bladder　OAB　過活動膀胱

overall survival　OS　全生存期間

overshunting-associated myelopathy　OSAM　[過排液による脊髄症]

oxygen enhancement ratio　OER　酸素効果増強率

oxygen extraction fraction　OEF　酸素摂取率

oxygen under high pressure　OHP　高圧酸素療法

P

pacemaker implantation　PMI　ペースメーカ植込み術
pain　痛，疼痛
Pain Catastrophizing Scale　PCS　痛みの破局的思考尺度
painless thyroiditis　無痛性甲状腺炎
palliative　待期的な，姑息的な　［疾患の治癒を目的としたものではなく，症状を寛解させるために行う治療についていう］
palliative care unit　PCU　緩和ケア病棟
pallidotomy　淡蒼球切開術　［舞踏病の外科的手術に応用される方法］
palmaris longus　PL　長掌筋(腱)
palmoplantar pustulosis　PPP　掌蹠(しょうせき)膿疱症
palpation　触診　形 palpable
palpitation　心悸亢進，動悸
palsy　麻痺
panbronchiolitis　汎気管支梢炎
Pancoast's syndrome　パンコースト症候群
pancreas　膵臓
pancreas body　PaB　膵体部
pancreas divisum　ラ　分割膵，膵管癒合不全
pancreas head　PaH　膵頭部
pancreas tail　PaT　膵尾部
pancreatic acinar cell carcinoma　膵腺房細胞癌
pancreatic calculus　膵石
pancreatic cyst　膵嚢胞
pancreatic cystadenocarcinoma　膵嚢胞腺癌
pancreatic duct　膵管
pancreatic endocrine tumor　PET　膵内分泌腫瘍
pancreatic neuroendocrine tumor　PNET, pNET　膵神経内分泌腫瘍
pancreatic pseudocyst　PPC　膵仮性嚢胞
pancreatico-　膵臓を表す接頭語
pancreatico-pyloro-duodenal vein　右胃静脈
pancreaticobronchial fistula　PBF　膵気管支瘻
pancreaticoduodenectomy　PD　膵頭十二指腸切除術
pancreaticoesophageal fistula　PEF　膵食道瘻
pancreaticopericardial fistula　PPCF　膵心膜瘻
pancreaticopleural fistula　PPF　膵胸膜瘻
pancreatitis　膵炎
pancreato-duodenal arcade　膵-十二指腸アーケード　［膵頭部を囲む血管の吻合］
pancreatolithiasis　膵石症
pancreozymin-secretin test　PS test　パンクレオザイミン・セクレチンテスト［膵機能検査の一つ］

113

pancytopenia　汎血球減少症
panhypopituitarism　　汎下垂体前葉機能減退症　＝Simmonds' disease
Pankreas　圏　膵臓
panlobular emphysema　PE, PLE　汎小葉性肺気腫
panmyelosis　汎骨髄症
panoramic radiology dose index　PRDI　パノラマ撮影線量指標
panperitonitis　汎腹膜炎
papilla of Vater　ファーター乳頭　＝duodenal papilla
papillary　乳頭の
papillary carcinoma　PC　乳頭癌　［甲状腺悪性腫瘍で80～90％を占める］
papillary glioneuronal tumor　乳頭状グリア神経細胞性腫瘍
papillary lymphatic cystadenoma　乳頭状リンパ腫性嚢腺腫
papillary predominant　乳頭状増殖優位型
papilledema　乳頭浮腫, うっ血乳頭　［視神経乳頭の浮腫］
papilloadenocarcinoma in pancreatic duct　膵管内乳頭腺癌
papilloma　乳頭腫
papilloplasty　乳頭拡張術
para-aortic (lymph) node　PAN　傍大動脈リンパ節
paracentesis　穿刺
paradental cyst　歯周嚢胞
paraganglioma　傍神経節腫
paralleling technique　平行法
paralytic ileus　麻痺性イレウス
parametritis　子宮傍結合組織炎
paraneoplastic neurological syndrome　PNS　傍腫瘍性神経症候群
parapelvic cyst　傍腎盂嚢胞
parapharyngeal space　PPS　咽頭間隙
parasagittal meningioma　傍矢状髄膜腫
paraseptal emphysema　PSE　傍隔壁型肺気腫
parasite granuloma　寄生虫による肉芽腫
parasitic arterial blood supply　寄生(栄養)動脈　［腫瘍の栄養血管にみられる］
parathyroid hormone　PTH　副甲状腺(上皮小体)ホルモン
parathyroidectomy　PTx　副甲状腺(上皮小体)摘出術
paratracheal　気管傍の, 気管周囲の
paraumbilical vein　PUV　傍臍静脈
paravalvular leakage　PVL　(人工)弁周囲漏出
parenchyma　実質
parenchymal　実質の
parenchymatous　実質性の
paresthesia　知覚異常
parietal lobe　頭頂葉
parkinsonism　パーキンソン症候群
Parkinson's disease　PD　パーキンソン病
Parkinson's disease with dementia　PDD　認知症を伴うパーキンソン病

parotid gland　PG　耳下腺

parotid region　耳下腺領域

parotid tumor　耳下腺腫瘍

parotitis　耳下腺炎

paroxysmal atrial fibrillation　PAF　発作性心房細動

paroxysmal atrial tachycardia　PAT　発作性心房性頻拍症

paroxysmal nocturnal hemoglobinuria　PNH　発作性夜間血色素尿症

paroxysmal supraventricular tachycardia　PSVT　発作性上室性頻拍症

paroxysmal ventricular tachycardia　PVT　発作性心室性頻拍症

partial anomalous pulmonary venous drainage　PAPVD　部分肺静脈環流異常

partial bath　PB　部分清拭

partial denture　PD　部分床義歯

partial least squares regression　PLS　部分的最小二乗回帰

partial nephrectomy　部分的腎切除術

partial pericardial defect　PPD　部分的心外膜欠除

partial pressure of arterial carbon dioxide　$PaCO_2$　動脈血二酸化炭素分圧

partial pressure of arterial oxygen　PaO_2　動脈血酸素分圧

partial remission(response)　PR　部分寛解(奏効)

partial resection　部分切除(術)

partial splenic embolization　PSE　部分的脾(動脈)塞栓術

partial tolerance　PT　部分耐容(力)

partial volume effect (phenomenon)　部分容積効果　[CTのアーチファクトの一つ]

partial weight-bearing　PWB　部分荷重

partially anomalous pulmonary venous return　PAPVR　部分的肺静脈環流異常

particle image velocimetry　PIV　粒子画像流速測定法　[液体や気体の流れの中に微粒子などのトレーサを混入して連続画像を撮影し，流れの速度やベクトルを推定する方法]

particulate cancellous bone and marrow　PCBM　[腸骨海綿骨細片]

passage　通路

patent　開存性の，開通性の　[patencyの形容詞]

patent ductus arteriosus　PDA　動脈管開存症

patent foramen ovale　PFO　卵円孔開存

pathological　病理学的な

pathological fracture　病的骨折

pathological stage　PS　病理学的病期

patient　Pt　患者

patient-controlled analgesia　PCA　(患者)自己調節鎮痛法

patient entrance reference point　PERP　患者照射基準点　[旧 IVR基準点]

patient flow management　PFM　[入退院の管理手法．入院予定の患者の情報を事前に把握し，入退院や退院後の療養に関する問題解決・支援を行う]

patient-reported outcome PRO 患者報告アウトカム ［症状やQOLについて，患者の主観的な判定をもとに評価する方法］

peak expiratory flow (rate) PEF(R) 最大呼気流量，ピークフロー

peak systolic velocity PSV 収縮期最大血流速度

peak time PT ピークタイム

pearl necklace sign 数珠状小膿瘍 ［真珠の首飾り様，数珠状の所見を指す．例えば胆嚢壁の憩室内に胆汁が充満し，数珠状に並んだ小膿疱として認められるMRI所見(画像的にロキタンスキー・アショフ洞(RAS)をとらえている所見)など］

pectoralis major myocutaneous flap PMMC flap 大胸筋皮弁

peliosis hepatis 肝紫斑病

pelvic angiography PAG 骨盤内血管造影撮影法

pelvic cavity 骨盤腔

pelvic inflammatory disease PID 骨盤内炎症性疾患

pelvic mass 骨盤腫瘍

pelvic organ prolapse POP 骨盤臓器脱

pelvis 骨盤

pemphigus vulgaris PV 尋常性天疱瘡

pencil beam convolution PBC ペンシルビームコンボリューション ［定位放射線治療における線量計算アルゴリズムの一つ］

penetrating duct sign ［腫瘍内を主膵管が走行する所見］

penis 陰茎

penumbral width PW 半影幅

peptic ulcer 消化性潰瘍

peptide receptor radionuclide therapy PRRT ペプチド受容体放射性核種治療，放射性核種標識ペプチド療法

per-diem payment system PDPS 1日当たり包括支払い制度 ［DPC/PDPSで診断と手技の組み合わせで病態を分類し，1日ごとの報酬を決める包括支払い制度］

percent depth dose PDD 深部量百分率

percutaneous balloon aortic valvuloplasty BAV 経皮的バルーン大動脈弁形成術

percutaneous balloon pulmonary valvuloplasty BVP 経皮的バルーン肺動脈弁形成術

percutaneous biliary drainage under echography 超音波映像下経皮胆道ドレナージ

percutaneous cardio-pulmonary support PCPS 経皮的補助循環法

percutaneous coronary intervention PCI 経皮的冠動脈インターベンション

percutaneous endoscopic discectomy PED 経皮的内視鏡下腰椎椎間板摘出術 ＝percutaneous endoscopic lumbar discectomy(PELD)

percutaneous endoscopic gastrostomy PEG 経皮内視鏡胃瘻造設術

percutaneous endoscopic lumbar discectomy PELD 経皮的内視鏡下腰椎椎間板摘出術 ＝percutaneous endoscopic discectomy(PED)

percutaneous ethanol injection therapy PEIT 経皮的エタノール注入療法

percutaneous hot ethanol injection therapy PHEIT 経皮的温熱エタノール注入療法

percutaneous laser disc decompression PLDD 経皮的レーザー椎間板減圧術

percutaneous microwave coagulation therapy PMCT 経皮的マイクロウェーブ壊死凝固療法

percutaneous nephrolithotripsy PNL 経皮的腎砕石術

percutaneous nephrostomy PNS 経皮的腎瘻造設術

percutaneous nucleotomy PN 経皮的髄核摘出術

percutaneous pedicle screw PPS 経皮的椎弓根スクリュー

percutaneous peripheral intervention PPI 経皮的末梢(動脈)血管形成術

percutaneous transesophageal gastrotubing PTEG 経皮経食道胃管挿入術［胸骨上縁より食道を穿刺し，胃瘻を作成する手技］

percutaneous transhepatic abscess drainage PTAD 経皮経肝的膿瘍ドレナージ

percutaneous transhepatic biliary drainage PTBD 経皮経肝的胆道ドレナージ

percutaneous transhepatic cholangiodrainage PTCD 経皮経肝的胆道ドレナージ

percutaneous transhepatic cholangiography PTC 経皮経肝的胆管造影撮影法

percutaneous transhepatic cholangioscopy PTCS 経皮経肝的胆道内視鏡

percutaneous transhepatic choledocholithotripsy 経皮経肝胆道砕石術

percutaneous transhepatic gallbladder aspiration PTGBA 経皮経肝胆嚢吸引穿刺法

percutaneous transhepatic gallbladder drainage PTGBD 経皮経肝胆嚢ドレナージ

percutaneous transhepatic laser vaporization PTLV レーザー穿刺照射法

percutaneous transhepatic obstruction PTO 経皮経肝的塞栓術

percutaneous transhepatic portal embolization PTPE 経皮的門脈塞栓療法

percutaneous transhepatic portography PTP 経皮経肝的門脈造影撮影法

percutaneous transluminal angioplasty PTA 経皮経管的血管形成術

percutaneous transluminal coronary angioplasty PTCA 経皮経管的冠動脈血管形成術

percutaneous transluminal coronary recanalization PTCR 経皮経管的の冠動脈血栓溶解療法

percutaneous transluminal pulmonary angioplasty PTPA 経皮的肺動脈形成術 ＝balloon pulmonary angioplasty（BPA）

percutaneous transluminal renal angioplasty PTRA 経皮経管的腎動脈形成術

percutaneous transluminal septal myocardial ablation　PTSMA　経皮的中隔心筋焼灼術　［肥大型閉塞性心筋症(HOCM)の治療の一つ. カテーテルによって冠動脈(中隔枝)よりエタノールを注入し, 人為的に心筋壊死を作る手技］

percutaneous transvenous mitral commissurotomy　PTMC　経皮経静脈的僧帽弁交連裂開術

perflubutane　PFB　ペルフルブタン

perforation　穿孔

perforator　穿通枝　≒communicating vein　［表在静脈と深部静脈を連結する3mm以下の細い静脈］

performance status　PS　パフォーマンスステータス　［米国の腫瘍学研究グループ(ECOG)による全身状態の指標］

perfusion　灌流

perfusion index　PI　灌流指標

perfusion-weighted image　PWI　灌流強調画像　［MR用語］

peri-　器官の周囲を表す接頭語

periapical　歯根尖囲の

periapical periodontitis　Per　根尖性歯周炎

periarteritis nodosa　PN, PAN　結節性動脈周囲炎　＝polyarteritis nodosa (PN, PAN)

peribiliary cyst　胆管周囲囊胞

peribronchiolar fibrosis　PBF　細気管支周囲線維化

pericardial cyst　心膜囊腫

pericardial effusion　心囊滲出液

pericardiocentesis　心膜腔穿刺

pericarditis　心膜炎

pericardium　心膜

pericoronitis　Perico　歯冠周囲炎　［一般に下顎智歯周囲炎が多くみられる］

perifissural nodule　傍隔壁結節

perihilar　肺門周囲の

perineural invasion　PNI　神経周囲浸潤　［固形癌の悪性度の指標］

perineurial　神経周膜の

periodic paralysis　PP　周期性四肢麻痺

periodically rotated overlapping parallel lines with enhanced reconstruction　PROPELLER　［MRにおける高速スピンエコー法での再構成法］

periodontal ligament　歯根膜

periodontitis　P　歯周炎

peripancreatic fluid collection　PFC　膵周囲液体貯留

peripheral arterial disease　PAD　末梢動脈疾患

peripheral blood stem cell transplantation　PBSCT　末梢血幹細胞移植

peripheral parenteral nutrition　PPN　末梢静脈栄養法

peripheral pulmonary stenosis　PPS　末梢性肺動脈狭窄症

peripheral ring enhancement　PRE　腫瘤辺縁の輪状濃染像

peripheral T-cell lymphoma　PTCL　末梢T細胞性リンパ腫

peripheral venous pressure　PVP　末梢静脈圧
peripherally inserted central catheter　PICC　末梢挿入型中心静脈カテーテル
periproctal abscess　肛門周囲膿瘍
perirenal fascia　ゲロタ被膜　=Gerota's fascia
peritenonitis　腱鞘炎
peritoneal dialysis　PD　腹膜透析
peritoneal equilibration test　PET　腹膜平衡試験
peritoneal inclusion cyst　PIC　腹膜貯留嚢胞　=peritoneal pseudocyst
peritoneal lavage　PL　腹部洗浄
peritoneal pseudocyst　腹膜偽(仮性)嚢胞　=peritoneal inclusion cyst (PIC)
peritonitis　腹膜炎
peritonitis carcinomatosa　癌性腹膜炎
periventricular hyperintensity　PVH　脳室周囲高信号域
periventricular leukomalacia　PVL　脳室周囲白質軟化
periventricular lucency　PVL　側脳室周囲低吸収域　[高齢者の側脳室周囲白質に認められる低吸収域]
periventricular region　脳室周囲部, 心室周囲部
permeability　透過性
permonid　ペルモニド　=desomorphine　[麻薬]
pernicious anemia　PA　悪性貧血
peroneal artery　Pero. A　腓骨動脈
peroneal vein　Pero. V　腓骨静脈
peroneus brevis　短腓骨筋腱
peroneus longus　長腓骨筋腱
peroral cholangioscopy　POCS　経口胆道鏡検査
peroral endoscopic myotomy　POEM　経口内視鏡的(食道)筋層切開術
peroral pancreatoscopy　POPS　経口膵管鏡
perpendicular view　パーペンディキュラービュー　[TAVIで使用する大動脈弁の断面に対して直交する透視角度]
persistent atrial fibrillation　PeAF　持続性心房細動
persistent sciatic artery　PSA　遺残坐骨動脈
personal digital assistant　PDA　携帯情報端末
personal health record　PHR　パーソナルヘルスレコード　[個人に関する生涯の医療・健康情報を収集・保存し活用できる仕組み]
personal protective equipment　PPE　個人用防護具　[感染症対策で使用するガウンなど]
pertussis　百日咳
petit mal　PM　小発作
Peutz-Jeghers syndrome　ポイツ・ジェガース症候群
phacomatosis　母斑症　[遺伝発生性の病変群で, 皮膚の母斑, 神経または内臓の腫瘍, 嚢胞などが合併するのが特徴]
Pharmaceutical and Medical Devices Agency　PMDA　医薬品医療機器総合機構

pharynx 咽頭

phase contrast PC フェーズコントラスト ［MR angiographyの一撮像法］

phase contrast mammography PCM 位相コントラストマンモグラフィ ［位相イメージングシステムを利用したデジタルマンモグラフィ］

phase-sensitive inversion recovery PSIR ［MR撮像法］

phased array (coil) PA フェイズドアレイ(コイル) ［MRのコイルの一種］

phenolsulfonphthalein (test) PSP (test) フェノールスルホンフタレイン(テスト) ［腎機能検査の一つ］

pheochromocytoma PC 褐色細胞腫

pheochromocytoma/paraganglioma PPGL 褐色細胞腫・パラガングリオーマ

Philadelphia chromosome Ph フィラデルフィア染色体 ［白血病にみられる染色体異常］

phlebolith 静脈石

phlebosclerosis 静脈硬化症

phlebothrombosis 静脈血栓症 ＝vein (venous) thrombosis

phlegmon 蜂窩織炎

phonocardiogram PCG 心音図

phosphaturic mesenchymal tumor PMT リン酸塩尿性間葉系腫瘍

photo-stimulated luminescence PSL 光輝尽発光

photodynamic therapy PDT 光線力学療法

photomultiplier tube PM tube 光電子増倍管

photon-counting CT PCCT フォトンカウンティングCT

photon-counting detector PCD フォトンカウンティング検出器 ［X線を直接電気信号に変換し、X線光子1つ1つのエネルギー情報を検出する。PCD-CTは次世代CT装置と呼ばれている］

photon-counting detector CT PCD-CT フォトンカウンティング検出器CT

phthisis pulmonum PP ⑦ 肺結核

phyllodes tumor 葉状腫瘍

phyma 腫瘤 ［主として皮膚または皮下組織の成分からなる新生物で原発疹の一種］

physical therapist PT 理学療法士

physical therapy PT 理学療法

physical wedge フィジカルウェッジ

physician assistant PA フィジシャンアシスタント ［医師の監督の下、診察、薬の処方、手術の補助など、医師が行う医療行為の補助を行う］

physis 成長板

picture archiving and communicating system PACS 医用画像総合管理システム

pigmentation 色素沈着

pigmented villonodular synovitis PVNS 色素性絨毛性結節性滑膜炎

pilocytic 毛様細胞の

pilomyxoid astrocytoma 毛様類粘液性星細胞腫

pilonidal 毛巣の ［嚢腫の中に毛髪が多数存在する］

pineoblastoma 松果体芽腫

pineocytoma　松果体嚢腫

pisiform bone　豆状骨　＝pisiformis ㋶

pit pattern　腺口構造

pitch factor　PF　ピッチファクター　［CT用語. 1回転の寝台移動距離／ビーム幅］

pitting edema　圧痕性浮腫

pituicytoma　下垂体細胞腫

pituitary adenoma　下垂体腺腫

pityriasis lichenoides et varioliformis acuta　PLEVA　急性痘瘡状苔癬状粃糠疹

pityriasis rubra pilaris　PRP　毛孔性紅色粃糠疹

placenta previa　前置胎盤

placental alkaline phosphatase　PLAP　胎盤性アルカリフォスファターゼ

plague　①疫病, 伝染病, ②ペスト

plain old balloon angioplasty　POBA　バルーン血管形成術

planar image　平面画像　［static image　静態イメージ（像）. 放射線医薬品を投与した一定時間後, 目的とする臓器での放射能分布が安定状態で撮影するシンチグラム. 動態イメージに対する用語］

plane abdomen　腹部単純写真

planning organ at risk volume　PRV　計画危険（リスク）臓器体積　［放射線治療］

planning target volume　PTV　計画標的体積　［CTV(臨床的標的体積)に起こりうるすべての幾何学的な変動に不正確性を考慮した領域］

plantar fasciitis　足底筋膜炎

plaque　隆起病変

plasma aldosterone concentration　PAC　血漿アルドステロン濃度

plasma cell dyscrasia　PCD　［形質細胞の増殖を呈する疾患の総称. 多発性骨髄腫など］

plasma exchange　PE　血漿交換療法

plasma renin activity　PRA　血漿レニン活性

plasmacytic　形質球性

plasmacytoma　形質細胞腫

plasmapheresis　PP　血漿浄化療法

plasmatic arterionecrosis　血漿性動脈壊死

platelet concentrate　PC　濃厚血小板

platelet-derived growth factor　PDGF　血小板由来成長因子

plastic stent　PS　プラスチックステント

platelet rich plasma　PRP　多血小板血漿

pleomorphic adenoma　多形性腺腫

pleomorphic xanthoastrocytoma　PXA　多形黄色星細胞腫

pleural effusion　胸水(症)

pleural indentation　胸膜陥凹

pleuritis　胸膜炎

121

pleuroparenchymal fibroelastosis PPFE 胸膜実質性線維弾性症 [肺尖部から上肺野の胸膜直下を主体に肺組織の虚脱と弾性線維増生を伴う線維化病変が形成される病態. 網谷病]

plexus 叢, 集網 [神経血管またはリンパ管の絡みあった構造]

plica 皺襞, ひだ

pneumatosis cystoides intestinalis 圀 腸管嚢(胞)状気腫症, 腸壁嚢(胞)状気腫症

pneumatosis intestinalis 圀 腸管気腫症, 腸壁気腫症

pneumobilia 胆道気腫 [胆道の中に空気が入った状態]

pneumocephalus 気頭(症), 気脳症 [脳室内に空気が存在する状態]

pneumoconiosis 塵肺(症)

Pneumocystis pneumonia ニューモシスチス肺炎 [カリニ肺炎]

pneumomediastinum 縦隔気腫

pneumonectomy 肺切除術

pneumonia 肺炎

pneumonitis 肺炎

pneumopericardium 心膜気腫, 心嚢気腫

pneumoretroperitoneum PRP 後腹膜送気法

pneumothorax 気胸

pneumoventriculography PVG 気脳室造影法

pocket chamber PC ポケット電離箱

pocket dosimeter PD ポケット線量計

pogonion Pog [下顎骨オトガイ部の正中断面像の最前方点, セファロの計測点]

point-of-care testing POCT [病院の検査室を離れて行われる検査]

point-of-care ultrasound POCUS ポイントオブケア超音波検査 [臨床上重要と判断されたものを中心に評価することが主体となる超音波検査]

point out p.o. 指摘

point spread function PSF 点像強度分布 [画像工学用語]

poisoning 中毒 ＝intoxication

Poliklinik 独 外来診療科, 総合病院 [和製用語として病院実習をポリクリと呼ぶこともある]

polioencephalitis hemorrhagica superior acuta 急性出血性上部灰白質脳炎

poliomyelitis 急性灰白髄炎, ポリオ

pollakiuria 尿意頻数

polyarteritis nodosa PN, PAN 結節性多発動脈炎 ＝periarteritis nodosa (PN, PAN) [中・小動脈に炎症をきたし, 動脈瘤, 血流障害を多発性に生じる]

polyarthritis 多発性関節炎

polycystic disease 多発性囊腫症

polycystic kidney disease PKD 多発性囊胞腎

polycystic liver disease 多囊胞肝

polycystic ovary PCO 多囊胞性卵巣

polycystic ovary syndrome PCOS 多囊胞性卵巣症候群

polycystography 重複膀胱造影(法)

polycythemia 多血球血症

polycythemia urea 多血球血症尿素

polyembryoma 多胎芽腫

polymerase chain reaction PCR ポリメラーゼ連鎖反応 ［遺伝子の検査に用いられる手法の一つ］

polymethyl methacrylate PMMA ポリメタクリル酸メチル樹脂 ［アクリル樹脂，ファントム素材］

polymicrogyria 多小脳回症

polymyalgia rheumatica PMR ⑫ リウマチ性多発筋痛症

polymyositis 多発筋炎

polyneuropathy 多発神経病

polyp ポリープ

polyp of the colon 大腸ポリープ

polypectomy ポリープ切除術

polypionia 肥満

polysomnography PSG 終夜睡眠ポリグラフ検査

polysplenia syndrome 多脾症候群

polytetrafluoroethylene PTFE ポリテトラフルオロエチレン，フッ化エチレン ［連続多孔質（expanded）ポリテトラフルオロエチレン（ePTFE）．ゴアテックスとして，人工血管などに使用される］

polyuria 多尿(症)

polyvinylidene fluoride PVDF ポリフッ化ビニリデン ［超音波探触子素子材］

polyvinylpyrrolidone PVP ポリビニルピロリドン

pons 橋 ［脳橋ともよばれ，間脳と延髄との間にある中枢神経組織］

pontine tumor 橋腫瘍

pooling プーリング，溜まり

popliteal artery Pop. A 膝窩動脈

popliteal artery entrapment syndrome PAES 膝窩動脈捕捉症候群

popliteal vein Pop. V 膝窩静脈

popliteus tendon PT 膝窩筋腱

porcelain gallbladder 陶器様胆嚢

porion Po ［外耳道上縁の最上方点，セファロの計測点］

porphyria ポルフィリン症

portable ポータブル，携帯できる ［通常，放射線部門では病棟撮影のことをさす］

portal collateral circulation of cirrhosis ［肝硬変における門脈側副血行路］

portal hypertension 門脈圧亢進(症)

portal vein PV 門脈

portal-venous shunt P-V shunt 門脈肝静脈短絡

portosystemic shunt 門脈大循環短絡

positive end-expiratory pressure PEEP 機械的持続的陽圧呼吸

positron computed tomography ポジトロンCT ＝positron emission tomography (PET)

positron emission mammography PEM ［乳房専用の近接撮像型PET］

positron emission tomography PET ポジトロン断層撮影法 ＝positron computed tomography

post-cardiac arrest syndrome PCAS 心停止後症候群

post-intensive care syndrome PICS 集中治療後症候群

postcholecystectomy syndrome 胆嚢摘出後症候群

postdural puncture headache PDPH 硬膜穿刺後頭痛

posterior Post. 後

posterior-anterior (projection) PA, P→A 後→前（方向）

posterior auricular artery PAA 後耳介動脈

posterior cerebral artery PCA 後大脳動脈

posterior communicating artery PCA 後交通動脈

posterior cruciate ligament PCL 後十字靭帯

posterior descending branch PD 後下行枝　［冠動脈の］

posterior echo 後方(後部)エコー　［超音波用語］

posterior fat pad PFP 後方脂肪層　［上腕骨の］

posterior fossa tumor 後頭蓋窩腫瘍

posterior inferior cerebellar artery PICA 後下小脳動脈

posterior inferior cerebellar artery thrombosis 後下小脳動脈血栓 ＝thrombosis of the posterior inferior cerebellar artery, Wallenberg's syndrome

posterior inferior tibiofibular ligament PITFL 後下脛腓靭帯 [anterior ～ 前下脛腓靭帯]

posterior lumbar interbody fusion PLIF 後方腰椎椎体間固定術

posterior nasal spine PNS 後鼻棘の尖端点　［セファロの計測点］

posterior pararenal space 後腎傍腔

posterior reversible encephalopathy syndrome PRES 可逆性後頭葉白質脳症

posterior semicircular canal PSC 後半規管

posterior superior dental artery PSDA 後上歯槽動脈

posterior superior pancreaticoduodenal artery PSPDA 後上膵十二指腸動脈

posterior talofibular ligament PTFL 後距腓靭帯

posterior tibial artery PTA 後脛骨動脈

posterior tibial tendon PTT 後脛骨筋腱

posterior tibial vein PTV 後脛骨静脈

posterior wall echo 後面(後壁)(底面)エコー　［超音波用語］

posterolateral fusion PLF 後側方固定術

posterolateral rotatory instability PLRI （肘関節）後外側回旋不安定症

postherpetic neuralgia PHN 帯状疱疹後神経痛

postmastectomy radiation therapy PMRT 乳房切除術後放射線療法

postmeningitic hydrocephalus 髄膜炎性水頭症後

postmenopausal syndrome PMS 閉経後症候群

postmortem computed tomography PMCT 死後CT

postmortem endoscopy PME 死後内視鏡

postmortem imaging PMI 死後画像

postoperative day POD 手術後，術後 ＝postoperative state(P/O)，
  status postoperation(S/P)，postsurgery(P/S)
postoperative infection 術後感染
postoperative maxillary cyst POMC 術後性上顎嚢胞
postoperative pancreatic fistula POPF 術後膵液瘻
postoperative state P/O 手術後，術後 ＝status postoperation(S/P)，
  postoperative day(POD)，postsurgery(P/S)
postpartum thyroid dysfunction 出産後甲状腺機能異常症
postsurgery P/S 手術後，術後 ＝postoperative day(POD)，postoperative
  state(P/O)，status postoperation(S/P)
posttransfusion hepatitis PTH 輸血後肝炎
posttransplantation lymphoproliferative disorders PTLD 移植後リン
  パ増殖性疾患
posttraumatic stress disorder PTSD 心的外傷後ストレス障害
potato liver 馬鈴薯肝
potentially lethal damage PLD 潜在的致死障害
potentially lethal damage repair PLDR ［潜在的致死障害からの回復］
pouch sign PS ポーチサイン ［食道閉鎖症で，上部食道盲端(ポーチ)が
  一過性に嚢胞状に拡大する所見］
Prader-Willi syndrome PWS プラダー・ウィリー症候群 ［内分泌・神経
  症状を呈する先天異常症候群. 乳児期の筋緊張低下，性腺発育不全，知的
  障害，乳児期以降の肥満などを認める］
precision medicine 精密医療
prednisolone PSL プレドニゾロン ［副腎皮質ホルモン製剤］
preeclampsia 子癇前症 ［妊娠高血圧症候群］
pregnancy 妊娠 ＝gestation(GEST.)，fetation
pregnancy-associated breast cancer PABC 妊娠関連乳癌
pregnancy-induced hypertension PIH 妊娠高血圧症候群 ［現在は
  hypertensive disorders of pregnancy(HDP)の用語が用いられる］
pregnancy luteoma 妊娠黄体腫
premature rupture of membranes PROM 前期破水
premature ventricular contraction PVC 心室性期外収縮 ＝ventricular
  premature contraction(VPC)
premolar 小臼歯
preoperative examination 術前検査
preparation von Zahn PZ 支台歯形成 ［英語とドイツ語からなる造語］
presenile dementia 初老期認知症
present illness PI 現病歴
pressure-controlled ventilation PCV プレッシャーコントロール換気
pressure support ventilation PSV プレッシャーサポート換気
pressurized metered-dose inhaler pMDI 加圧式定量噴霧器 ［薬剤を
  エアロゾル状にして吸入可能な装置］
primary aldosteronism PA 原発性アルドステロン症 ［副腎皮質の原発性
  病変］
primary atypical pneumonia PAP 原発性異型(非定型)肺炎

primary bilateral macronodular adrenal hyperplasia PBMAH 原発性両側大結節性副腎皮質過形成

primary biliary cirrhosis PBC 原発性胆汁性肝硬変

primary central nervous system lymphoma PCNSL 原発性中枢神経系リンパ腫, 中枢神経原発悪性リンパ腫

primary central nervous system vasculitis PCNSV 原発性中枢神経血管炎

primary health care PHC プライマリヘルスケア

primary hyperlipidemia 原発性高脂血症

primary hyperparathyroidism PHPT 原発性副甲状腺機能亢進症

primary mediastinal large B-cell lymphoma PMLBL 原発性縦隔大細胞型B細胞性リンパ腫

primary myocardial disease PMD 原発性心筋疾患

primary pigmented nodular adrenocortical disease PPNAD 原発性色素沈着性結節性副腎皮質病変

primary progressive multiple sclerosis PPMS 一次性進行型多発性硬化症

primary pulmonary hypertension PPH 原発性肺高血圧症

primary sclerotic cholangitis PSC 原発性硬化性胆管炎

primary systemic treatment PST 初期全身治療 ［術前化学療法］

primitive (peripheral) neuro ectodermal tumor PNET 神経原性腫瘍 ［小児の骨盤内腫瘍の一種］

principle of selective excitation technique PROSET ［MR用語. binominal項に基づいて90°パルスを分割し, 水または脂肪を励起する方法］

probability density function PDF 確率分布関数

probe 探触子, プローブ

probe lumpectomy ［生検法の一種］

professional mechanical tooth cleaning PMTC 専門的機械的歯面清掃

prognathism 顎前突症

progression 進行

progression-free survival PFS 無増悪生存期間

progressive bulbar palsy PBP 進行性球麻痺

progressive disease PD 病態進行 ［主にがんの治療の効果判定に用いられる用語］

progressive massive fibrosis PMF 進行性塊状線維症

progressive multifocal leukoencephalopathy PML 進行性多巣性白質脳症

progressive muscular dystrophy PMD 進行性筋発育異常症

progressive nonfluent aphasia PNFA 進行性非流暢性失語

progressive pulmonary fibrosis PPF 進行性肺線維症

progressive subcortical encephalopathy 進行性皮質下脳症

progressive supranuclear palsy PSP 進行性核上性麻痺

progressive systemic sclerosis PSS 進行性全身性硬化症

prolactinoma プロラクチン産生腫瘍 ［プロラクチン（下垂体前葉中にある乳汁の分泌を促進するホルモン）］

prolapsus recti ⑦ 直腸脱 ＝rectal prolapse, prolapse of the rectum
proliferating cell P cell 増殖的細胞，増殖しつつある細胞
proliferating cell nuclear antigen PCNA 増殖細胞核抗原
proliferative diabetic retinopathy PDR 増殖糖尿病網膜症
prone 腹臥の 対 supine 背臥の
proper hepatic artery PHA 固有肝動脈
proper palmar digital arteries PPDA 固有掌側指動脈
prophylactic cranial irradiation PCI 予防的全脳照射
proprioceptive neuromuscular facilitation PNF 固有受容性神経筋促通法 ［リハビリテーション手技］
Prostatakarzinom PK ⑨ 前立腺癌
prostate cancer (carcinoma) PC 前立腺癌
prostate specific antigen PSA 前立腺特異抗原
prostate specific membrane antigen PSMA 前立腺特異的膜抗原
prostatitis 前立腺炎
prosthesis 人工器官
protein bound iodine PBI タンパク結合ヨウ素
protein induced by vitamin K absence or antagonist-II PIVKA-II ビタミンK欠乏性タンパクⅡ ［肝細胞癌のときに上昇する腫瘍マーカー］
protein-losing gastroenteropathy タンパク漏出性胃腸症
proteinuria タンパク尿
prothrombin time PT プロトロンビン時間
proton density fat fraction PDFF プロトン密度脂肪率（分画） ［MR用語．脂肪量の変化を検出することが可能で，主に肝臓における脂肪量の計測に用いられている］
proton density image PDI プロトン画像 ［MR用語］
proton density-weighted image プロトン密度強調画像 ［MR用語］
proton pump inhibitor PPI プロトンポンプ阻害剤
protrusio acetabuli 股臼底突出症
proximal 近心の，近位の，隣接面の ＝mesial
proximal gastrectomy PG 噴門側胃切除
proximal interphalangeal joint PIP joint 近位指節関節
proximal junctional failure PJF 近位隣接椎間後弯障害
proximal junctional kyphosis PJK 近位隣接椎間後弯変形
proximal optimization technique POT ［冠動脈分岐部のステント留置術におけるテクニック］
prune belly syndrome プルーンベリー症候群
prurigo 痒疹(ようしん) ［慢性皮膚疾患の一つ］
psammocarcinoma 砂粒癌，砂腫状癌
pseudo- 偽，仮性の ［接頭語．似て非なることを表す］
pseudoaneurysm PSA 仮性動脈瘤
pseudoarthrosis 偽関節
pseudocyst 偽嚢腫，偽嚢胞
pseudodiverticulum 偽憩室
pseudohypoparathyroidism 偽性副甲状腺機能低下症

pseudokidney sign　シュードキドニーサイン　[超音波検査において，肥厚した消化管壁とその内容などによって作られた像で，腎のエコー像に似た低エコー腫瘤を示すサイン]

pseudolipoma　偽脂肪腫

pseudolymphoma　偽リンパ腫

pseudomyxoma peritonei　腹膜偽粘液腫

pseudopolyposis　偽茸腫症

pseudotumor　偽腫瘍　[臨床的に真性腫瘍に酷似しているため，よく間違われる非腫瘍性の腫脹]

psittacosis　オウム病　＝ornithosis

psoriasis　乾癬

Psoriasis Area and Severity Index　PASI　乾癬面積重症度指数

psoriasis vulgaris　尋常性乾癬

psoriatic arthritis　PsA　乾癬性関節炎

psychogenic reaction　PR　心因性反応

psychomotor retardation　精神運動遅延

psychosomatic disease　PSD　心身症，精神身体疾患

pterygomaxillary fissure　Ptm　[翼口蓋窩の最下点，セファロの計測点]

ptosis　下垂症

pubic bone　恥骨

pubic symphysis　PS　恥骨結合

puerperal psychosis　産褥性精神病

pulmonary abscess　肺膿瘍

pulmonary alveolar proteinosis　PAP　肺胞タンパク症

pulmonary annuloplasty　PAP　肺動脈弁輪形成術

pulmonary arterial pressure　PAP　肺動脈圧

pulmonary artery　PA　肺動脈

pulmonary artery angiography　PAG　肺動脈造影(撮影)法

pulmonary artery stenosis　PS　肺動脈狭窄症

pulmonary artery wedge　PAW　肺動脈楔入部

pulmonary artery wedge pressure　PAWP　肺動脈楔入圧

pulmonary atresia with intact ventricular septum　PAIVS　純型肺動脈(弁)閉鎖症　[心室中隔に欠損がない場合]

pulmonary blood flow/systemic blood flow　Qp/Qs　肺体血流比

pulmonary blood volume　PBV　肺血液量

pulmonary capillary wedge pressure　PCWP　肺毛細血管楔入圧

pulmonary edema　肺水腫

pulmonary embolism　PE　肺塞栓症

pulmonary emphysema　肺気腫

pulmonary fibrosis　肺線維症

pulmonary hypertension　PH　肺高血圧症

pulmonary infarct　肺梗塞

pulmonary infiltration with eosinophilia　PIE　好酸球増多性肺浸潤

pulmonary insufficiency　PI　肺動脈弁閉鎖不全症

pulmonary Langerhans cell histiocytosis PLCH 肺ランゲルハンス細胞組織球症

pulmonary mycosis PM 肺真菌症

pulmonary sequestration 肺分画症

pulmonary stenosis and insufficiency PSI 肺動脈狭窄兼閉鎖不全症

pulmonary thromboembolism PTE 肺血栓塞栓症

pulmonary tuberculosis 肺結核

pulmonary valve PV 肺動脈弁

pulmonary (valve) regurgitation PR 肺動脈弁逆流(症)

pulmonary valve replacement PVR 肺動脈弁置換術

pulmonary vascular resistance PVR 肺血管抵抗 ［PVR＝〔（平均肺動脈圧－肺動脈楔入圧）／（心拍出量)〕× 80］

pulmonary vein PV 肺静脈

pulmonary vein dilatation 肺静脈拡張

pulmonary vein isolation PVI 肺静脈隔離術 ［カテーテルアブレーションでの左心房内焼灼手法］

pulmonary veno-occlusive disease PVOD 肺静脈閉塞症

pulmonary ventilation scintigraphy 肺換気シンチグラフィ

pulp space 歯髄腔

pulpitis Pul 歯髄炎

pulsatility index PI 拍動指数 ［超音波用語．動脈硬化の指標の一つ．PI＝$(V_{max}－V_{min})/V_{mean}$］

pulsation artifact ［静脈洞の拍動などによるアーチファクト］

pulse height analyzer PHA 波高分析器

pulse wave velocity PWV 脈波伝播速度

pulseless electrical activity PEA 無脈性電気活動 ［心電図は正常かそれに近いが，十分な心収縮ができないか，収縮はしていても脈をつくるほどの心拍出量がないもの］

punched-out lesion 打ちぬき病変(像)

punctate white matter lesion PWML 点状白質病変

pupil 瞳孔 ＝pupilla

pure red cell aplasia (anemia) PRCA 赤芽球癆(ろう)

pure sensory stroke PSS 純粋感覚性脳卒中

pure-tone audiometry PTA 純音聴力検査

purpura 紫斑病

pushable coil PC ［デリバリーワイヤーで押し出すコイル］

pustula 膿疱

putaminal hemorrhage 被殻出血

pyelolithotomy 腎盂切石術

pyelonephritis 腎盂腎炎

pyeloureteral junction PUJ 腎盂尿管移行部

pyloric gland adenoma PGA 幽門腺腺腫

pyloristenosis PS 幽門狭窄

pyloroduodenal 幽門十二指腸の

pylorus-preserving pancreaticoduodenectomy　PpPD　幽門輪温存膵頭十二指腸切除術

pyogenic spondylitis　化膿性脊椎炎

pyometra　子宮（溜）膿腫

pyomyositis　化膿性筋炎

pyosalpinx　卵管留膿腫

pyothorax　膿胸

pyothorax-associated lymphoma　PAL　膿胸関連リンパ腫

pyramidal lobe　錐体葉

pyrexia　発熱，熱病

(^{99m}Tc-)pyrophosphate　(^{99m}Tc-)PYP　ピロリン酸塩　［心筋シンチグラフィに使用］

Q

quadratus femoris space　QFS　[大腿骨小転子内側皮質-ハムストリングス腱上外側表面の最短距離]

quality-adjusted life year　QALY　質調整生存年

quality assurance　QA　品質保証

quality control　QC　品質管理

quality indicator　QI　医療の質指標

quality management system　QMS　品質マネジメントシステム

quality of life　QOL　生活の質

quantitative computed tomography　QCT　定量的CT　[骨塩定量の一手法]

quantitative coronary arteriography　QCA　定量的冠動脈造影法

quantitative gated single photon emission computed tomography　QGS　定量的心電図同期SPECT

Quantitative Imaging Biomakers Alliance　QIBA　[北米放射線学会（RSNA）に設置された，放射線画像の定量化の推進を目的とした委員会]

quantitative susceptibility mapping　QSM　定量的磁化率マッピング

quantitative ultrasound　QUS　定量的US　[超音波を用いた骨塩定量法]

quiescent cell　Q cell　静止細胞

R

R to R interval R-R間隔 ［心電波形のR波からR波までの時間］
rad conversion factor CE ラド変換係数
radial artery RA 橈骨動脈
radial head 橈骨頭
radial sampling 放射状サンプリング ［MR用語］
radial vein RV 橈骨静脈
radiation colitis 放射性大腸炎
radiation control 被ばく管理
radiation cystitis 放射線性膀胱炎
Radiation Dose Structured Reporting RDSR ［被ばく情報をDICOM SR ファイルとして収集する. DICOM規格］
radiation exposure monitoring REM 放射線被ばく監視 ［画像検査に由来する放射線被ばくの管理に用いられるプロファイル］
radiation fibrosis of lung 放射線肺線維症
radiation injury 放射線障害
radiation pneumonitis 放射線肺炎
radiation proctitis 放射線性直腸炎
radiation protection 放射線防護
radiation sensitivity 放射線感受性
radiation treatment planning RTP 放射線治療計画
radiation treatment planning system RTPS 放射線治療計画装置
radical 根治的な
radical hysterectomy RAH 広汎子宮全摘術
radical mastectomy 根治的乳房切除術
radical neck dissection RND 根治的頸部郭清術
radical nephrectomy 根治的腎摘除術
radicular cyst 歯根嚢胞
radiculography 神経根造影
radiculomyelopathy 脊髄神経根障害 ＝myeloradiculopathy ［脊髄と神経根を侵す疾患］
radiculopathy 神経根病
radioactive isotope RI 放射性同位元素 ＝radioisotope(RI)
radioactivity 放射能
radiocarpal joint RCJ 橈骨手根関節
radiodermatitis 放射性皮膚炎
radiofrequency RF ラジオ波
radiofrequency ablation RFA ラジオ波焼灼療法
radiofrequency catheter ablation RFCA 高周波カテーテルアブレーション
radiographic effect RE 写真効果
radiography 放射線撮影
radioimmunoassay RIA 放射免疫測定法, ラジオイムノアッセイ

radioiodinated serum albumin RISA 放射性ヨウ化血清アルブミン

radioiodine thyroid uptake rate test 甲状腺放射性ヨウ素摂取率検査

radioisotope RI 放射性同位元素 ＝radioactive isotope(RI)

radioisotope computed tomography RCT RIコンピュータ断層撮影法

radiologic-pathologic correlation 画像・病理相関

Radiological Society of North America RSNA 北米放射線学会

radiological technologist RT 放射線技師

radiologist assistant RA ラジオロジスト・アシスタント

radiology information system RIS 放射線情報システム

radiolucent rim ［angio CTなどでHCCの周辺が輪状に濃染して見える状態］

radiolucent stone X線(放射線)透過性結石

radiopaque shadow 放射線不透の陰影

radiopaque stone X線(放射線)非透過性結石

radiophoto luminescence dosimeter RPLD 蛍光ガラス線量計

radioreceptor assay RRA 放射受容体測定(法)

radiotherapy RT 放射線治療

Radiotherapy Oncology Group RTOG 放射線治療研究グループ

randomized controlled clinical trial RCT 無作為臨床比較試験

range of motion ROM 関節可動域

ranula ①舌下. ②ガマ腫，ラヌラ ［①＝hypoglottis. ②特に舌下腺の導管の閉塞により口腔底に生じるものを指す．現在では用いられない語，＝ptyalocele, ranine tumor, sialocele, sublingual cyst］

rapid 迅速な

rapid response system RRS 院内迅速対応システム ［患者の状態が通常と異なる場合に，現場の看護師などが定められた基準に基づき，直接，専門チームに連絡し早期に介入・治療を行うシステム］

rapid response team RRT ［緊急時にRRS(院内迅速対応システム)を起動するチーム］

rapid ultrasound for shock and hypotension RUSH ［ショック・低血圧時に，その原因を検索するために行われる迅速超音波検査］

rapidly destructive coxarthrosis RDC 急性破壊性変形性股関節症

rapidly progressive glomerulonephritis RPGN 急性進行性糸球体腎炎

Rastelli procedure ラステリ手術 ［完全大血管転位症III型(心室中隔欠損，肺動脈狭窄を伴う)に対する手術で，広義には右室・肺動脈間に通路を形成する手術を総称する］

Raynaud's syndrome RS レイノー症候群 ［四肢疾患］

reactive depression 反応性抑うつ

reactive lymphoreticular hyperplasia RLH 反応性リンパ細網組織増生症

real-time tumor-tracking radiotherapy RTRT 動体追跡放射線治療

receiver operating characteristic curve ROC curve 受動者動作曲線 ［画像工学用語．画質評価法の一つ］

recipe Rp 処方

Recklinghausen's disease レックリングハウゼン病 ［神経線維腫症Ⅰ型. 皮膚の末梢神経部に一致して系統的に多発する特殊な腫瘍性疾患であって, 母斑症の一つとされている］

recombinant tissue-type plasminogen activator rt-PA 遺伝子組換え組織(型)プラスミノーゲンアクチベータ(活性化因子) ［血栓溶解薬 アルテプラーゼ alteplase］

rectal cancer R Ca 直腸癌

rectal prolapse 直腸脱 ＝prolapse of the rectum, prolapsus recti ⊡

rectal stenosis 直腸狭窄

recurrence rec. 再発 ＝relapse

recurrent artery RA 反回動脈

recurrent gastric cancer 胃癌再発

recurrent nerve paralysis RNP 反回神経麻痺

red blood cell RBC 赤血球

red cell life span 赤血球寿命測定

redistribution 再分布 ［体内に投与された放射性化合物の最初の臓器分布が時間経過した後に変化する現象］

reflex 反射

reflex sympathetic dystrophy RSD 反射性交感神経性ジストロフィー

reflux 逆流

refractory anemia RA 不応性貧血

refractory anemia with excess of blast (in transformation) RAEB (in T) 芽球過剰の不応性貧血(への転換) ［白血病になる一歩手前］

refractory anemia with ringed sideroblasts RARS 環状鉄芽球を伴う不応性貧血

regenerative nodule RN 再生結節

region of interest ROI 関心領域

regional cerebral blood flow rCBF 局所脳血流量

regional cerebral blood volume rCBV 局所脳血液量

regional cerebral metabolic ratio of glucose rCMRGL 局所脳グルコース消費量

regional cerebral metabolic ratio of O₂ rCMRO₂ 局所脳酸素消費量

regional oxygen extraction fraction rOEF 局所酸素摂取率

rejection 拒否反応

relapse 再発, 回帰 ＝recurrence (rec.)

related Rel 血縁

relative biological effectiveness RBE 生物学的効果比

relaxation-enhanced angiography without contrast and triggering REACT ［MR撮像法, 非造影MRA］

relaxation time 緩和時間

remission 寛解傾向, 軽快

remittent fever 弛張熱 ［1日の体温の高低が著しく, 1℃以上の日差がある場合をいう］

remitting seronegative symmetrical synovitis with pitting edema syndrome　RS3PE syndrome　RS3PE症候群　［関節リウマチ類似の疾患で, 左右対称性の滑膜炎, 手足の圧痕性浮腫を呈する］
remnant of urachus　尿膜管遺残
remote controlled afterloading system　RALS　遠隔操作型後充填方式
removal　切除
renal angiomyolipoma　AML　腎血管筋脂肪腫
renal-aortic ratio　RAR　［RAR＝腎動脈起始部PSV／腹部大動脈PSV (PSV；収縮期最大血流速度)］
renal arteriovenous fistula　RAVF　腎動静脈瘻
renal arteriovenous malformation　腎動静脈奇形
renal artery　RA　腎動脈
renal artery stenosis　RAS　腎動脈狭窄
renal blood flow　RBF　腎血流量
renal calculus　腎結石
renal cell carcinoma　RCC　腎細胞癌
renal column　腎柱
renal failure　RF　腎不全
renal fascia　腎筋膜
renal halo sign　腎ハロー徴候
renal hamartoma　腎過誤腫
renal hilar mass　腎門部腫瘍
renal hilum　腎門
renal insufficiency　腎不全
renal pelvic tumor　腎盂腫瘍
renal pelvis　腎盂
renal replacement therapy　RRT　腎代替療法
renal scintigraphy　腎シンチグラフィ
renal sinus lipomatosis　腎洞部脂肪腫症
renal stone　腎結石
renal sympathetic denavation　RDN　腎交感神経除神経術　［高血圧抑制目的的経カテーテル的腎神経焼灼術］
renal transplantation　腎移植
renal tuberculosis　腎結核
renal tubular acidosis　RTA　尿細管性アシドーシス
renal tumor　腎腫瘍
renal vein　RV　腎静脈
renovascular hypertension　RVHT　腎血管性高血圧症
repetition time　TR　繰り返し時間
Research Electronic Data Capture　REDCap　［REDCap(レッドキャップ). Web上でのデータベース構築・管理を容易にしたデータ集積管理システムで, 多施設からのデータを安全に集積できる］
resectable　切除可能な
resection　切除, 摘出
residual　残余の, 残留の

residual dipolar interaction RDI 残余双極子相互作用 ［NMRでタンパク質の立体構造決定に利用］

residual mass 残存腫瘍

resistance index RI 抵抗係数 ［超音波用語. RI＝（V_{max}－V_{min}）／V_{max}］

resistance to thyroid hormone RTH 甲状腺ホルモン不応症

resolution recovery RR 分解能補正

respiratory bronchiolitis-associated interstitial lung disease RB-ILD 呼吸細気管支炎関連間質性肺疾患

respiratory distress syndrome RDS(x) 呼吸障害（窮迫）症候群 ［xは1〜4で，数が増すほど程度が高い］

respiratory disturbance 呼吸障害

respiratory infection 呼吸感染

respiratory syncytial(RS) virus RSV RSウイルス，呼吸器合胞体ウイルス ［主に乳幼児の呼吸器感染症の原因として問題となるウイルス．冬〜春季に流行しやすい．2歳までにほとんどの人が感染し，生涯にわたり再感染を繰り返す］

response evaluation criteria in solid tumors RECIST 充実性腫瘍治療効果判定基準

rest angina (pectoris) RA 安静時狭心症 ＝angina (pectoris) at rest

resuscitative endovascular balloon occlusion of the aorta REBOA （蘇生的）大動脈内バルーン遮断 ＝intra-aortic balloon occlusion (IABO)

resuscitative thoracotomy RT 蘇生的開胸術

retained products of conception RPOC 胎盤ポリープ，胎盤遺残

retching 吐気

retention cyst 貯留嚢胞

retention cyst of maxillary sinus 上顎洞貯留嚢胞

reticular opacity RET 網状影

reticuloendothelial system RES 細網内皮(系)組織

reticulosis 細網症，細網内皮(増殖)症

retinal artery 網膜動脈

retinal detachment 網膜剥離

retino-cerebellar angiomatosis 網膜小脳血管芽腫

retinoblastoma 網膜芽細胞腫

retinopathy of prematurity ROP 未熟児網膜症

retrocaval ureter 下大静脈後尿管

retrograde pneumopyelography RPP 逆行性気体性腎盂造影撮影法

retrograde pyelography RP 逆行性腎盂造影撮影法

retrograde transhepatic biliary drainage RTBD 逆行性経肝胆道ドレナージ

retroperitoneal 後腹膜の

retroperitoneal abscess 後腹膜膿瘍

retroperitoneal fibrosis 後腹膜線維症

retroperitoneal tumor 後腹膜腫瘍

retroperitoneum 後腹膜

retropharyngeal 咽頭後部 ［retropharynxの形容詞］

retrospective 回想的な ［過去の資料を見直すこと］

return of spontaneous circulation　ROSC　（自己）心拍再開

reverse total shoulder arthroplasty　R(T)SA　リバース型人工肩関節全置換術

reversible cerebral vasoconstriction syndrome　RCVS　可逆的脳血管攣縮候群

reversible ischemic neurological deficit　RIND　可逆性虚血性神経脱落

reversible posterior leukoencephalopathy syndrome　RPLS　［後頭葉白質の可逆性病変で，浮腫をきたす］

revision　改訂

Reye syndrome　ライ症候群

rhabdomyoma sarcomatosis　横紋筋腫，肉腫症

rhabdomyosarcoma　横紋筋肉腫

rheumatic fever　RF　リウマチ熱

rheumatic heart disease　RHD　リウマチ性心疾患

rheumatoid arthritis　RA　関節リウマチ

rhinorrhea　鼻漏

Richtung　R　圖　方向

right anterior oblique (position)　RAO　第一斜位，右前斜位

right aortic arch　RAA　右側大動脈弓

right atrium　RA　右心房

right bundle branch block　RBBB　右脚ブロック

right colic artery　RCA　右結腸動脈

right colic vein　RCV　右結腸静脈

right coronary (aortic valve) cusp　RCC　右冠尖　［大動脈弁のうち右冠動脈が出る位置の弁尖］

right coronary artery　RCA　右冠動脈

right heart catheterization　RHC　右心カテーテル法(検査)

right hepatic artery　RHA　右肝動脈

right hepatic vein　RHV　右肝静脈

right inferior pulmonary vein　RIPV　右下肺静脈

right/left　R/L　右側／左側　［被検者の］

right lower lobectomy　RLL　右下葉切除術

right lower quadrant (of abdomen)　RLQ　右下腹部

right middle lobe of the lung　RMLL　肺右中葉

right pulmonary artery　RPA　右肺動脈

right superior pulmonary vein　RSPV　右上肺静脈

right upper lobectomy　RUL　右上(肺)葉切除術

right upper quadrant (of abdomen)　RUQ　右上腹部

right ventricle　RV　右心室

right ventricle outflow tract　RVOT　右室流出路

right ventricular assist device　RVAD　右心室補助人工心臓　＝right ventricular assist system (RVAS)

right ventricular assist system　RVAS　右心室補助人工心臓　＝right ventricular assist device (RVAD)

right ventricular outflow tract Doppler flow　RVOF　右室流出路血流速波形

right ventricular outflow tract obstruction　RVOTO　右室流出路狭窄

rigid image registration　RIR　剛体画像レジストレーション　［目的画像に被変形画像を一致させるため，被変形画像の平行移動および回転を利用した画像照合］

rigidity　硬縮

ring apophysis　輪状骨端

risk management plan　RMP　医薬品リスク管理計画

risk-reducing mastectomy　RRM　リスク低減乳房切除術

risk-reducing salpingo-oophorectomy　RRSO　リスク低減卵管卵巣摘出術

rituximab, cyclophosphamide, hydroxydoxorubicin(adriamycin), Oncovin®(vincristine), prednisolone　R-CHOP　リツキシマブ，シクロホスファミド，ヒドロキシドキソルビシン(アドリアマイシン)，オンコビン®(ビンクリスチン)，プレドニゾロン　［悪性腫瘍の混合化学療法で5種の薬品の頭文字からなる略語］

robot-assisted (laparoscopic) partial nephrectomy　RAPN　ロボット支援(腹腔鏡下)腎部分切除術

robot-assisted laparoscopic prostatectomy　RALP　ロボット支援前立腺摘除術

robot-assisted radical cystectomy　RARC　ロボット支援根治的膀胱全摘除術

roentgen　R　レントゲン　＝Röntgen

roentgen equivalent man　rem　レム(線量当量)　［現在ではSv単位に変更］

roentgen per hour at one meter　rhm　ラム値　［ガンマ線の量を表わす単位］

Rokitansky-Aschoff sinus　RAS　ロキタンスキー・アショフ洞　［胆嚢腺筋症に特徴的な胆嚢壁内の小腔］

roof line　(左房)天蓋部ライン　［アブレーション時，左右の上肺静脈をつなぐ線をいう］

root　根

root canal filling　RCF　根管充填

root canal of tooth　歯根管　［歯根部にある歯髄腔］

root canal treatment　RCT　根管治療　［歯科治療］

root cause analysis　RCA　根本原因分析

root fracture　歯根破折

root mean square　RMS　二乗平均平方根　［粒状の評価法の一つ］

root of tooth　歯根

rotational acetabular osteotomy　RAO　寛骨臼回転骨切り術

rotator cuff　回旋筋腱板

rotator cuff injury　回旋筋腱板損傷

rotator cuff tear　RCT　(肩)腱板断裂

round ligament of the liver　肝円索

rounded atelectasis　円形無気肺

routine examination on admission　入院時通常検査

Roux-en-Y anastomosis　R-Y　ルーワイ型吻合術　［胃全摘術の再建法の
　一つ．十二指腸断端を閉鎖して食道空腸吻合と空腸空腸吻合を行う］

rule out　R/O　除外

rupture　破裂

rupture free balloon　RFB　非破裂型穿刺用バルーン　［経皮経食道胃管挿
　入術(PTEG)に使用するバルーン］

ruptured aneurysm　動脈瘤破裂

S

saccular 嚢状の
sacculation 嚢形成
sacral 仙骨の，仙椎の
sacrococcygeal teratoma 仙尾部奇形腫
sacrum 仙骨
sagittal splitting ramus osteotomy SSRO 下顎枝矢状分割法，サジタル スプリットレイムスオステオトミー ［下顎の外科矯正の手術の一つ］
salazosulfapyridine SASP サラゾスルファピリジン ［抗リウマチ薬．関節リウマチにおいて消炎鎮痛剤などで十分な効果が得られない場合に使用する］
salivary gland carcinoma 唾液腺癌
salivary gland scintigraphy 唾液腺シンチグラフィ
salivary gland tumor 唾液腺腫瘍
salivary stone 唾石 ＝sialolith
salpingitis 卵管炎
saphenofemoral junction SFJ 伏在大腿静脈接合部
saphenopopliteal junction SPJ 伏在膝窩静脈接合部
saphenous compartment SC ［大伏在静脈周囲の区画，浅在筋膜と深在筋膜の間］
saphenous vein graft SVG 伏在静脈グラフト
sarcoidosis サルコイドーシス，類肉腫症
sarcoma 肉腫
sarcomatous change 肉腫(様)変性
sarcopenia サルコペニア，加齢性筋肉減弱症
saturation of arterial oxygen SaO2 動脈血酸素飽和度 ［採血した血液サンプルをガス分析して得た動脈血酸素飽和度］
saturation of peripheral oxygen SpO2 末梢(動脈)血酸素飽和度
scaling and root plaining SRP 根面滑択化
scaphocephalic 舟状頭 ［舟状頭蓋奇形］
scaphoid bone 舟状骨
scapholunate ligament SLL 舟状月状骨靭帯
scapula 肩甲骨
scar 瘢痕 ＝Narbe 独
scatter correction SC 散乱補正
Schirmbildphotographie SP 独 X線間接撮影
schistosome 住血吸虫
schistosomiasis japonica 日本住血吸虫症 ［片山病，山梨病，佐賀流行病など］
schizophrenia Sc 統合失調症 ［旧名；精神分裂病］
Schnitzler metastasis シュニッツラー転移
Schönlein-Henoch purpura S-H (purpura) シェーンライン・ヘノッホ紫斑病 ［関節症状と胃腸症状を合併］

140

schwannoma　シュワン腫　[神経鞘腫]
sciatica　坐骨神経痛
scirrhous cancer　硬性癌
scirrhus　スキルス胃癌
scleral laceration　強膜裂傷
sclerodermia　強皮症, 硬皮症
sclerosing angiomatoid nodular transformation　SANT　[脾に単発で認められる腫瘤性病変]
sclerosing mediastinitis　硬化性縦隔炎
sclerosing stromal tumor　SST　硬化性間質性腫瘍
sclerosis　硬化症, 硬変症
sclerotherapy　硬化療法
scoliosis　側弯症
scout film　単純撮影写真　[造影前の単純像]
screening　ふるい分け, 選別
sea sickness symptom　船酔い症状
second opinion　セカンドオピニオン　[現在診療を受けている医師とは違う医師にアドバイスを受けること]
secondary anorexia　二次性食欲欠乏
secondary hyperparathyroidism　SHP　二次性進行型多発性硬化症
secondary progressive multiple sclerosis　SPMS　二次性副甲状腺機能亢進症
section sensitivity profile　SSP　断面感度分布
section sensitivity profile at the Z-axis　SSPz　Z軸(体軸)方向の感度プロファイル
sedation　鎮静
segment　体節, 分節
segmental arterial mediolysis　SAM　分節性動脈中膜融解症　[難治性血管炎の一つで, 内臓の動脈に多い]
seizure　急発作
selective alveolobronchography　SAB　選択的肺胞気管支造影
selective arterial calcium injection test　SACI test　選択的動脈内カルシウム注入試験
selective arterial secretin injection test　SASI test　選択的動脈内セクレチン注入法
selective visceral angiography　SVA　選択的臓器血管造影撮影法
self-monitoring of blood glucose　SMBG　血糖自己測定
Self-rating Questionnaire for Depression　SRQD　[うつの自己記入式質問票]
semantic dementia　意味認知症
semicoma　半昏睡
seminal vesicles　精嚢腺
seminoma　精上皮腫
Sengstaken-Blakemore tube　SB tube　SBチューブ　[食道胃静脈瘤の一時止血に用いられる. ゼングスターケン・ブレークモア管]

senile dementia 老年認知症

senile dementia of Alzheimer's type SDAT アルツハイマー型老年認知症

sensitivity time control STC ＝time gain compensation（TGC） ［エコーにおいて，深さ方向に対し信号強度を調整する仕組み］

sensor-augmented pump SAP ［持続血糖測定機能をもつインスリンポンプ］

sentinel lymph node SLN センチネルリンパ節 ［最初に転移したリンパ節］

sentinel (lymph) node biopsy S(L)NB センチネルリンパ節生検

sepsis 敗血（症）

septic 腐敗性の，敗血症の

serological test for syphilis STS 血清梅毒反応

seroma 血清腫，漿液腫

seronegative spondyloarthritis SpA 血清反応陰性脊椎関節炎

serosa 漿膜

serous 漿液性の

serous cystadenoma 漿液性囊胞腺腫

serous cystic neoplasm SCN 漿液性囊胞腫瘍

serous cystic tumor SCT 漿液性囊胞腫瘍

serous pericardium 漿膜性心膜

serous retinal detachment SRD 漿液性網膜剥離

serous tubal intraepithelial carcinoma STIC 漿液性卵管上皮内癌

serum hepatitis SH 血清肝炎

sessile serrated polyp SSP 無茎性鋸歯状ポリープ

severe 重度（の）

severe acute respiratory syndrome SARS 重症急性呼吸器症候群

severe acute respiratory syndrome coronavirus 2 SARS-CoV-2 重症急性呼吸器症候群コロナウイルス2 ［ICTVによりSARSを引き起こすウイルス（SARS-CoV）の姉妹種であるとして命名されたCOVID-19の原因ウイルス］

severe combined immune deficiency SCID 重症複合免疫不全症

severe fever with thrombocytopenia syndrome SFTS 重症熱性血小板減少症候群

sexually transmitted disease STD 性感染症

Sézary's syndrome セザリー症候群 ＝Sézary's erythroderma ［末梢血液中にもみられる異型単核細胞の皮膚への浸潤により起こる．強いかゆみを伴う］

shaded surface display SSD 三次元表面表示

shaken baby syndrome SBS 揺さぶられっ子症候群

shear wave dispersion map for SWE SWD ［弾性率と粘性率のグラフの傾きをカラーマップ化したもの］

shear wave elastography SWE シアウェーブエラストグラフィ ［剪断波弾性画像法．組織の硬さを画像化する方法］

Sheehan's syndrome シーハン症候群

short bowel syndrome SBS 短腸症候群

Short-form McGill Pain Questionnaire SF-MPQ 簡易版マギル疼痛質問票

short-tau inversion recovery STIR ［MR用語．非選択的脂肪抑制法の一つ］

shoulder joint capsule 肩関節包 ＝glenohumeral joint capsule

shower bath SB シャワー浴

sialo computed tomography 唾液腺CT

sialocele 唾液腺腫瘤 ＝ranula ②

sialography 唾液腺造影法

sialolith 唾石 ＝salivary stone

sialolithiasis 唾石症

sick sinus syndrome SSS 洞機能不全症候群

Sievert Sv シーベルト ［線量当量のSI単位］

sigmoid colon SC S状結腸

sigmoid colon carcinoma S状結腸癌

sigmoid colostomy S状結腸造瘻術 ＝sigmoidostomy

sigmoid descending junction SDJ S状結腸・下行結腸移行部

sigmoid sinus SS S状静脈洞

sigmoidostomy S状結腸造瘻術 ＝sigmoid colostomy

signal difference-to-noise ratio SDNR 信号差対雑音比

signal-to-noise ratio SNR, S/N 信号雑音比

silent myocardial ischemia SMI 無症候性心筋虚血

silicosis 珪肺

Simmonds' disease シモンズ病 ＝panhypopituitarism

simple bone cyst 単純性骨囊胞

simple obesity 単純性(一次性)肥満 ［基礎疾患のない肥満］

simultaneous integrated boost SIB 標的体積内同時ブースト ［IMRT放射線治療での照射法の一つ］

singer's nodule 謡人結節

single atrium SA 単心房

single energy metal artifact reduction SEMAR 単一エネルギー金属アーチファクト低減 ［CT用語］

single photon counting SPC 単一光子計数方式

single photon emission computed tomography SPECT 単一光子放射型コンピュータ断層撮影

single scatter simulation SSS 単一散乱シミュレーション，一回散乱推定法 ［RI用語］

single-shot fast spin echo SSFSE シングルショット高速スピンエコー ［MR用語］

single ventricle SV 単心室

single-vessel disease SVD 一枝病変(疾患)

singular value decomposition SVD 特異値分解

sinistrad 〔 左方へ

sinistral 左側の，左利きの

sinoatrial block SA block 洞房ブロック

sinoatrial node SA node 洞結節

sinus bradycardia 洞徐脈

sinus node SN 洞結節

sinusitis 静脈洞炎，副鼻腔炎

sinusoidal obstruction syndrome SOS 類洞閉鎖症候群

situs inversus viscerum 内臓逆位症

size-specific dose estimate SSDE ［CT用語. CTDIvolの値を体格で補正した値, 被ばくの推定値］

Sjögren's syndrome SS, SjS シェーグレン症候群 ［涙腺, 唾液腺, 上気道分泌腺の乾性角膜結膜炎を主徴とする］

skin eruption 皮膚発疹

skin erythema dose SED 皮膚紅斑（線）量 ＝Hauterythemdose（HED）圖

skin graft 皮膚移植

skin perfusion pressure SPP 皮膚灌流圧

skin reperfusion pressure SRPP 皮膚再灌流圧

skull 頭蓋

skullcap 頭蓋冠

sleep apnea hypopnea syndrome SAHS 睡眠時無呼吸低呼吸症候群

sleep apnea syndrome SAS 睡眠時無呼吸症候群

slight fever 微熱

slowly progressive type 1 diabetes mellitus SPIDDM 緩徐進行1型糖尿病

sludge スラッジ, 汚泥

small bowel obstruction SBO 小腸閉塞

small cell carcinoma SCC 小細胞癌

small cell carcinoma of the lung 肺小細胞癌

small cell lung cancer SCLC 小細胞肺癌

small for dates (infant) SFD ＝small for gestational age (infant)（SGA） ［妊娠期間に比して小さすぎる児］

small for gestational age (infant) SGA ＝small for dates (infant)（SFD） ［妊娠期間に比して小さすぎる児, 胎内発育遅延児］

small saphenous vein SSV 小伏在静脈

smallpox 痘瘡, 天然痘, 疱瘡 ［WHOは1980年5月8日に根絶宣言を行った］

smoking-related interstitial fibrosis SRIF 喫煙関連間質性線維症

smooth muscle tumor of uncertain malignant potential STUMP 悪性度不明な平滑筋腫瘍

snapping finger ばね指

social skills training SST 社会生活技能訓練, 生活技能訓練

Society of Thoracic Radiology STR 米国胸部放射線学会

Society of Thoracic Surgeons score STS score STSスコア ［アメリカ胸部外科学会で作成された胸部手術の適応の検討と予後を予想するためのスコア. 0～100％で表し, 高値ほど手術リスクが高い］

soft palate 軟口蓋

soft stool 軟便

soft tissue density 軟部組織様濃度

soft X-ray radiography 軟X線撮影

software-defined networking SDN ソフトウェア デファインド ネットワーキング ［コンピュータネットワークの構成・設定変更などを制御専用のソフトウェアによって一元的に行う技術］

soleal vein　SV　ひらめ静脈
solid and cystic tumor　SCT　充実性嚢胞性腫瘍
solid mass　充実性腫瘤
solid nodule　SN　充実性結節
solid pseudopapillary neoplasm　SPN　充実性偽乳頭状腫瘍
solid pseudopapillary tumor　SPT　(膵)充実性偽乳頭腫瘍　[若い女性に多い膵腫瘍．かつてはsolid cystic tumor(SCT)と呼ばれていた]
solid state detector　SSD　半導体検出器
solid tumor　ST　固形腫瘍
solitary fibrous tumor　SFT　孤立性線維性腫瘍　[血管外皮細胞腫 hemangiopericytoma も本腫瘍と同種に分類される(2016年 WHO分類)]
solitary pulmonary nodule　SPN　孤立性結節影　[孤立性結節影の定義は ①最大径30mm以下，②肺実質に完全に囲まれている，③リンパ節腫大・胸水・無気肺などを有しないことである]
somatosensory evoked field　SEF　体性感覚誘発磁界
somatosensory evoked potential　S(S)EP　体性感覚誘発電位
somatostatin receptor　SSTR　ソマトスタチン受容体　[シンチグラフィでは，神経内分泌腫瘍(NET)の全身分布の把握に利用される]
somatostatin receptor scintigraphy　SRS　ソマトスタチン受容体シンチグラフィ　[神経内分泌腫瘍(NET)の局在診断に用いられる]
Sonazoid　ソナゾイド　[第2世代超音波造影剤]
sore throat　咽頭痛
source-axis distance　SAD　線源回転軸間距離
source-chamber distance　SCD　線源検出器間距離
source-diaphragm distance　SDD　線源絞り間距離
source-film distance　SFD　線源フィルム間距離
source-image receptor distance　SID　撮影(照射)距離
source-isocenter distance　SID　線源アイソセンター間距離
source-surface (skin) distance　SSD　線源表面(皮膚)間距離
source-tumor distance　STD　線源腫瘍間距離
space occupying lesion　SOL　占拠性病変
SpaceOAR　[ハイドロゲルスペーサーの製品名．直腸線量低減のため前立腺と直腸の間に留置する]
spasm　痙縮，強直
spasmodic torticollis　痙攣性斜頸
spastic spinal paralysis　SSP　痙性脊髄麻痺
spatial resolution　空間分解能
specific absorption rate　SAR　[MR用語．RF信号の人体への吸収エネルギー(W/kg)の大きさを示す数値]
specimen　標本
spectral presaturation with inversion recovery　SPIR　SPIR法[MR用語．IR法を用いた脂肪抑制画像撮像法]
speculum examination　腟鏡診
speech therapist　ST　言語療法士
spermatocystography　精嚢造影撮影(法)

145

sphenoid sinus	蝶形骨洞
sphenoid sinusitis	蝶形骨洞炎
sphenopalatine artery	SPA 蝶口蓋動脈
sphenoparietal sinus	蝶形骨頭頂静脈洞
spherocytosis	球状赤血球症
spheroid	類球体 ［軸索腫大 axonal swelling］
spicule	骨片，針状骨
spin labeling	SL スピンラベリング ［MR用語］
spina bifida	⑦ 二分脊椎
spinal and bulbar muscular atrophy	SBMA 球脊髄性筋萎縮症
spinal arteriovenous malformation	脊髄動静脈奇形
spinal canal	脊柱管
spinal canal stenosis	脊柱管狭窄症
spinal cord	脊髄
spinal cord injury without radiographic abnormality	SCIWORA X線異常所見のない脊髄損傷 ［骨折や脱臼を認めない］
spinal cord injury without radiographic evidence of trauma	SCIWORET 外傷所見のない脊髄損傷
spinal cord stimulation	SCS 脊髄刺激療法
spinal muscular atrophy	SMA 脊髄筋萎縮症
spinal progressive muscular atrophy	SPMA 脊髄性進行性筋萎縮
spinal shock	脊髄性ショック
spine	棘，脊柱
spinocerebellar degeneration	SCD 脊髄小脳変性症
spinomalleolus distance	SMD 上前腸骨棘内果間距離(棘果長)
spiral	螺旋(らせん)，うず巻(線)
spleen	Sp 脾臓
splenectomy	脾摘出
splenic artery	SA 脾動脈
splenic hilar renal shunt	SHRS 遠位脾腎静脈シャント術
splenic tumor	脾腫
splenic vein	SV 脾静脈
splenomegaly	脾腫，巨脾症 ＝splenomegalia
splenorenal shunt	脾腎短絡 ［門脈圧亢進によって生じる］
splenosis	脾症 ［胸腔・腹腔内における後天的な脾組織の異所性発育で，脾臓摘出術や脾破裂などによる］
split-thickness skin graft	STSG 分層植皮術
spondylitis	脊椎炎，椎骨炎
spondyloarthritis	SpA 脊椎関節炎
spondyloepiphyseal dysplasia	SED 骨端骨異形成症
spondylolisthesis	脊椎すべり症
spondylolysis	脊椎分離(症)
spondylopathy	脊椎障害
spondyloporosis	脊椎多孔症
spondyloptosis	脊椎下垂症

spondylopyosis　脊椎化膿症

spondylosis　脊椎症

spondylosis deformans　変形性脊椎症

spontaneous　自発の, 特発の

spontaneous abortion　Sp Ab　自然流産

spontaneous anterior interosseous nerve palsy　sAINP　特発性前骨間神経麻痺

spontaneous bacterial peritonitis　SBP　特発性細菌性腹膜炎

spontaneous echo contrast　もやもやエコー　[血栓の形成傾向を示すエコー所見]

spontaneous intramural small bowel hematoma　SISBH　特発性小腸壁内血腫

spontaneous isolated superior mesenteric artery dissection　SISMAD　特発性孤立性上腸間膜動脈解離

spontaneous osteonecrosis of the knee　SPONK　膝特発性骨壊死

spontaneous pneumothorax　自然気胸

spontaneous posterior interosseous nerve palsy　sPINP　特発性後骨間神経麻痺

sprain　捻挫

Spülung　SP　独　洗浄

sputa　喀痰　[sputumの複数]

sputum　喀痰

sputum cruentum　ラ　血痰　＝bloody sputum, hemosputum

squamous cell carcinoma　SCC, Sq.C.C.　扁平上皮癌

ST(-segment) elevation myocardial infarction　STEMI　ST上昇型心筋梗塞

stable　変化のない

stable angina pectoris　SAP　安定狭心症

stable disease　SD　安定　[病勢に変化がみられないこと]

staging care unit　SCU　広域搬送拠点臨時医療施設　[災害時に, 傷病者の被災地外への搬送拠点に設置され, トリアージや初期対応を行う]

stain　染色, 濃染　[主に腫瘍濃染を指す]

stained-glass appearance　ステンドグラスパターン　[嚢胞病変の信号所見. 腫瘍のタンパクや血液成分の混入具合, 粘稠度具合の差によって生じる]

stalk　茎, 柄　[脳下垂体の]

standard deviation　SD　標準偏差

standard precautions　標準予防策

Standardized Structured Medical Record Information Exchange　SS-MIX　[厚生労働省電子的診療情報交換推進事業]

standardized uptake value　SUV　[投与したfluorodeoxyglucose(FDG)が体内に均等に分布する放射能濃度を1としたときの病巣部のFDG集積濃度の比率を意味する指標]

standing position　立位

staphylococcal scalded skin syndrome　SSSS　ブドウ球菌性剥脱性皮膚症候群

Staphylococcus aureus 黄色ブドウ球菌

status postoperation S/P 手術後, 術後 ＝postoperative state (P/O), postoperative day (POD), postsurgery (P/S)

steady-state free precession SSFP 定常状態自由歳差運動 ［MR用語］

stellate ganglion block SGB 星状神経節ブロック

stenosis 狭窄

Stensen's duct ステンセン管 ［耳下腺管］

stent-graft placement SGP ステントグラフト内挿術 (治療)

stepwise initiation of peritoneal dialysis using Moncrief and Popovich technique SMAP 段階的腹膜透析導入法

stereotactic ablative radiotherapy SABR 定位的アブレーション放射線治療

stereotactic body radiotherapy SBRT 体幹部定位放射線治療

stereotactic irradiation STI 定位放射線照射

stereotactic radiosurgery SRS 定位手術的照射

stereotactic radiotherapy SRT 定位放射線治療

sterility 不妊症

sternocleidomastoid SCM 胸鎖乳突筋

Stevens-Johnson syndrome SJS スチーブンス・ジョンソン症候群 ［薬剤アレルギーなどにより, 皮膚の多形紅斑, 眼・口などに重症の粘膜疹をきたす. 皮膚粘膜眼症候群］

Still's disease スティル病 ［若年性特発性関節炎 (JIA) の一型］

stoma 小口 ［特に腹膜面に見るような開口］

stomach St 胃

stomach tube ST 胃管チューブ

stone 結石

stool 便, 便通

straight leg raising test SLR test 下肢伸展挙上試験

strain elastography ストレインエラストグラフィ ［組織圧迫による方法］

strangulation of the intestine 絞扼性腸閉塞 ［機械的腸閉塞の一つ］

stress fracture 疲労骨折

stress incontinence 応力性失禁

stress urinary incontinence SUI 腹圧性尿失禁

stricture 狭窄 ［管状器官の拘縮による］

stroke 発作, 脳卒中 ＝brain attack

stroke care unit SCU 脳卒中集中治療室

stroke volume SV 1回 (心) 拍出量

stromal 間質の

stromal hyperplasia 間質過形成

strong echo SE 高エコー ［high echoと同義語で, 反射が強い部をいう］

structural heart disease SHD ［心弁疾患・シャント疾患を包括した概念］

structural intervention 構造的インターベンション ［心疾患に対して, マルチモダリティーを用いて治療を行う. 経皮的心房中隔欠損閉鎖術や大動脈弁植え込み術などの治療］

struma ⑦ 甲状腺腫 ＝goiter

struma lymphomatosa ☑ リンパ腫性甲状腺腫 ＝Hashimoto's disease

struma nodosa ☑ 結節性甲状腺腫

stump 断端

Sturge-Weber syndrome スタージ・ウェーバー症候群 ［半身不随，緑内障，失視等の症候群］

subacute bacterial endocarditis SBE 亜急性細菌性心内膜炎

subacute myelo-optico-neuropathy SMON スモン，亜急性脊髄視神経障害

subacute sclerosing panencephalitis SSPE 亜急性硬化性全脳炎（汎脳炎）

subacute thrombosis SAT 亜急性血栓症 ［ステント留置後1ヵ月以内に発症するステント血栓症］

subacute thyroiditis 亜急性甲状腺炎

subarachnoid cyst くも膜下嚢胞

subarachnoid hemorrhage SAH くも膜下出血

subarachnoid space SAS くも膜下腔

subchondral necrosis 軟骨下壊死

subclavian artery SCA 鎖骨下動脈

subclavian steal syndrome 鎖骨下盗血症候群 ［主として鎖骨下動脈起始部の閉塞により，必要な血液が反対側椎骨動脈から脳底動脈を介して逆流し，供給されること．hypodermicと同義］

subclavian vein SCV 鎖骨下静脈

subcortical 皮質下部 ［大脳の．subcortexの形容詞］

subcortical arteriosclerotic encephalopathy SAE 皮質下動脈硬化性脳症 ＝Binswanger's disease（BD） ［認知症の一種］

subcostal 肋骨弓下の

subcutaneous 皮下の

subcutaneous injection sc 皮下注射

subdural effusion 硬膜下浸潤

subdural hematoma SDH 硬膜下血腫

subendometrial enhancement SEE ［MRダイナミック造影のT2WIにおいて認められる子宮内膜と筋層間の薄い線状の造影効果．筋層浸潤がないことを示す所見］

subfrontal schwannoma 前頭蓋底神経鞘腫

sublabral recess 関節唇下陥凹

sublethal damage SLD 亜致死障害

sublethal damage repair SLDR 亜致死障害からの回復

sublingual gland 舌下腺

subluxation 不全脱臼，亜脱臼

submandible 下顎下の

submandibular 下顎骨下の

submandibular gland SMG 顎下腺

submandibular mass 下顎骨下腫瘍

submentum オトガイ（頤）下の

submucosal SM 粘膜下（層）の

submucosal tumor SMT 粘膜下腫瘍

suboccipital craniectomy 後頭骨下頭蓋骨切除術

suboccipital puncture SP 後頭下穿刺

suboptimal 最適以下の [suboptimal study (＝poor study)]

subphrenic abscess 横隔膜下膿瘍

subpleural consolidation 胸膜下の硬変，固定化

subscapularis (tendon) SSC 肩甲下筋(腱)

subsegmentectomy 亜分節切除術 [分節切除に近い方法]

subtotal 不全の，部分的の

subtotal stomach-preserving pancreaticoduodenectomy SSPPD 亜全胃温存膵頭十二指腸切除術

subtraction CT angiography SCTA [単純CT画像と造影CT画像をサブトラクションする]

subtraction ictal SPECT coregistered to MRI SISCOM [てんかん患者の発作時SPECT画像から非発作時SPECT画像を減算処理し，MR画像に重ね合わせた画像]

sudden deafness 突発性難聴

sudden infant death syndrome SIDS 乳幼児突然死症候群

Sudeck's syndrome ズーデック症候群 [発汗，皮膚の青色，生毛過剰，骨萎縮などをみる]

sulcus 溝

superb microvascular imaging SMI スーパーブマイクロバスキュラーイメージング [超音波検査における低速血流表示法]

superconducting quantum interference device SQUID 超伝導量子干渉素子 [脳機能を計測する脳磁図検査装置に用いられる超高感度素子]

superficial femoral artery SFA 浅大腿動脈

superficial femoral vein SFV 浅大腿静脈

superficial punctate keratopathy SPK 点状表層角膜症

superficial sylvian vein SSV 表在性シルビウス静脈

superficial temporal artery STA 浅側頭動脈

superficial vein SV 表在静脈

superior cerebellar artery SCA 上小脳動脈

superior glenohumeral ligament SGHL 上関節上腕靱帯

superior longitudinal fasciculus SLF 上縦束 [大脳線維]

superior mesenteric artery SMA 上腸間膜動脈

superior mesenteric vein SMV 上腸間膜静脈

superior petrosal sinus SPS 上錐体静脈洞

superior rectal artery SRA 上直腸動脈

superior sagittal sinus 上矢状静脈洞

superior sinus 心膜上洞

superior thyroidal artery SThyA 上甲状腺動脈

superior vena cava SVC 上大静脈

superior vestibular nerve SVN 上前庭神経

supernumerary tooth SNT 過剰歯

superparamagnetic iron oxide particle SPIO　超常磁性酸化鉄粒子 ［造影剤として用いられる］

supine　背臥の，仰臥の　図 prone　腹臥の

supply, processing, and distribution SPD　［医療製品の物流管理を指す］

Support Team Assessment Schedule Japanese version STAS-J　［ホスピス・緩和ケアの評価尺度］

support vector regression SVR　サポートベクター回帰　［機械学習を利用した非線形回帰の一つ］

supraclavicular　鎖骨上の

supraclavicular region　鎖骨上の領域

supracondylar fracture　上腕骨顆上骨折

supraglottic　声門上の

suprasellar mass (tumor)　（トルコ）鞍上の腫瘤

supraspinatus (tendon) SSP　棘上筋(腱)

supravalvular aortic stenosis syndrome SASS　大動脈弁上狭窄症候群

supraventricular premature contraction SVPC　上室性期外収縮

supraventricular tachycardia SVT　上室頻拍

surface (image)-guided radiotherapy S(I)GRT　体表面(画像)誘導放射線治療　［患者皮膚表面をスキャンし，位置合わせを行う］

surface rendering SR　サーフェスレンダリング　［CT三次元画像作成の一手法．対象物の表面データを抽出して画像を構築する］

surgery　外科(医術)，手術，手術室

surgical aortic valve replacement SAVR　外科的大動脈弁置換術

surgical clip　外科用挟子　［外科手術後切開部を縫合するために用いる金属性挟子］

surgical defect　外科的欠損

surgical lung biopsy SLB　外科的肺生検

surgical site infection SSI　手術部位感染

surgical staple　外科用糸，繊維，糸

susceptibility　磁化率　［MR用語］

susceptibility artifact　サセプタビリティーアーチファクト　［局所磁場の不均一によるアーチファクト］

susceptibility-weighted imaging SWI　磁化率強調画像

suspect(ed) susp.　疑い　＝Verdacht auf 独

Sustainable Development Goals SDGs　持続可能な開発目標

swallowing　嚥下　＝deglutition

swallowing disturbance　嚥下障害

swelling　腫脹

sylvian fissure　シルヴィウス裂

sympathetic　交感神経性の，交感神経系

symptom　症候，症状

symptoms associated with gadolinium exposure SAGE　［SAGE(セージ)．米国放射線医学会(ACR)は，ガドリニウム造影剤投与後の臨床症状を正しく解釈するために，症状の記録・報告手法の標準化を提言している］

synchondrosis　軟骨(性)結合

synchronized intermittent mandatory ventilation SIMV 同期型間欠
　的強制換気

syncope 失神 〖形〗syncopal

syndrome 症候群

syndrome of inappropriate secretion of antidiuretic hormone
　SIADH 抗利尿ホルモン（ADH）不適切分泌症候群

syndrome of inappropriate secretion of thyroid-stimulating hormone
　SITSH 甲状腺刺激ホルモン（TSH）不適切分泌症候群

synovial chondromatosis 滑膜軟骨腫症 ＝synovial osteochondromatosis

synovial osteochondromatosis 滑膜軟骨腫症 ＝synovial chondromatosis

synovial sarcoma 滑膜肉腫

synthesized 2D mammography SM ［デジタルブレストトモシンセシスに
　おいて3Dデータから2D画像を生成する］

synthetic MRI ［1回の撮像からT$_1$値，T$_2$値，プロトン密度を計測し，それらの
　定量値に基づき任意のコントラストの強調像を得る技術］

syphilis 梅毒

syphilis latens SL 潜在梅毒

syringomyelia 脊髄空洞症

systematic inflammatory response syndrome SIRS 全身炎症反応症
　候群

Systematized Nomenclature of Pathology SNOP ［SNOP（スノップ），国際
　病理学用語コード］

systemic edema 全身浮腫

systemic lupus erythematosus SLE 全身性紅斑性狼瘡，全身性エリテマ
　トーデス

systemic lymphadenopathy 全身性リンパ腫症

systemic scleroderma 全身性強皮症

systemic vascular resistance SVR 全身血管抵抗，全末梢血管抵抗，体
　血管抵抗 ［SVR＝［（平均肺動脈圧−右心房圧）／（心拍出量）］× 80］

systolic blood pressure SBP 収縮期血圧

T

T-cell acute lymphocytic leukemia T-ALL T細胞急性リンパ（球）性白血病

T-cell lymphoblastic lymphoma T-LBL Tリンパ芽球性リンパ腫

T₁(T₂)-weighted image $T_1(T_2)$強調画像 ［MR用語］

tablet T 錠剤

tachycardia 頻脈 ［脈拍100以上のときをいう］

tachypnea 頻呼吸

Takayasu's arteritis TA(K) 高安動脈炎

tangential 接線の

tardy ulnar palsy 遅発性尺骨神経麻痺

target registration error TRE 目標レジストレーション誤差

target-skin distance TSD 焦点皮膚間距離

targeted radionuclide therapy TRT ［標的アイソトープ治療，内用療法，内照射療法．放射性医薬品を利用した治療法］

targeted temperature management TTM 体温管理療法 ［低体温療法などで脳障害の進行を防ぎ，中枢神経の保護作用を期待する治療法］

tarry stool タール状便

tear (film) break-up time BUT, T(F)BUT 涙膜層破壊時間

technology enabled care services TECS ［科学技術が可能にした保健医療サービス］

tele- 遠隔の ［接頭語．telemedicine 遠隔医療，teleradiology 遠隔放射線診療］

temperature T 体温

temporal glioma 側頭部の神経膠腫

temporal lobe 側頭葉

temporal lobe epilepsy TLE 側頭葉てんかん

temporal region 側頭部

temporal sensitivity profile TSP 時間分解能

temporal subtraction TS 経時差分

temporary crown TeK 仮歯

temporary splinting TFix 暫間固定 ［歯科用語］

temporo-occipital lobe 側-後頭葉

temporomandibular joint TMJ 側頭下顎骨関節，顎関節

temporomandibular joint disorder TMD 顎関節異常，顎関節障害

tenderness 敏感 ［圧迫，触覚に対して異常に痛覚を感じること］

tenesmus 裏急後重，しぶり

tentorial （小脳）テントの

teratoma 奇形腫

terminal ductal lobular unit TDLU 終末乳管小葉単位

tesla T テスラ ［国際単位系による磁束密度の単位．1T=10,000 Gauss］

testicular tumor 精巣（睾丸）腫瘍

testis 精巣，睾丸

testis-determining factor TDF 精巣決定因子

tethered cord 繋(係)留脊髄

tethered cord syndrome TCS 繋(係)留脊髄症候群 ［二分脊椎などで発現する］

tetraiodothyronine T₄ テトラヨードチロニン ＝thyroxine ［甲状腺ホルモンの一つ］

tetralogy of Fallot TOF, T/F ファロー四徴症

thalamic pain 視床痛

thalamic tumor 視床腫瘍

thalamus 視床

thalassemia 地中海貧血 ［地中海に面する諸国に多く発現する遺伝性家族性貧血］

thecoma 莢(きょう)膜細胞腫 ［卵巣間葉組織の良性腫瘍］

theranostics ［診断 diagnosisと治療 therapeuticsが融合した概念］

therapeutic ethanol injection of hepatic cyst エタノール注入による肝嚢胞の治療

therapeutic ethanol injection of hepatocellular carcinoma エタノール注入による肝細胞癌の治療

therapeutic gain factor TGF 治療利得

therapeutic radiology TR 放射線治療学

therapeutic ratio TR 治療比，治療可能比

therapy Tx 治療

thermoluminescence dosimeter TLD 熱蛍光線量計

thin-film transistor TFT 薄膜トランジスタ

thoracic 胸の，胸郭の

thoracic aortic aneurysm TAA 胸部大動脈瘤

thoracic endovascular aortic aneurysm repair TEVAR 胸部大動脈瘤ステントグラフト内挿術

thoracic splenosis 胸腔内脾症

thoracic vertebra Th(x) 胸椎 ［(x)＝1〜12］

thoraco-abdominal aortic aneurysm 胸腹部大動脈瘤

thoracoplasty 胸郭形成術

thorax 胸郭

three-dimensional comformal radiation therapy 3D-CRT 三次元原体照射

three-dimensional computed tomographic angiography 3D-CTA 三次元CT血管撮影

three-dimensional stereotactic surface projection 3D-SSP 三次元定位脳表面投射法

three-dimensional surface anatomical scanning 3D-SAS ［MRIによる脳表および脳表在静脈の3次元画像］

thrombectomy 血栓除去術

thromboangiitis obliterans TAO 閉塞性血栓性血管炎 ＝Buerger's disease

thrombocytopenia 血小板減少症

thrombophlebitis 血栓性静脈炎

thrombosis 血栓症

thrombosis of the posterior inferior cerebellar artery 後下小脳動脈血栓 ＝posterior inferior cerebellar artery thrombosis, Wallenberg's syndrome

thrombotest TT トロンボテスト

thrombotic thrombocytopenic purpura TTP 血栓性血小板減少性紫斑病

thrombus 血栓, 栓

thumb printing 拇指圧痕像

thymic cancer 胸腺癌

thymol turbidity test TTT チモール混濁試験

thymoma 胸腺腫

thyrocervical artery TA 甲状頚動脈

thyroid adenoma 甲状腺腫

thyroid cancer 甲状腺癌

thyroid iodine uptake TIU 甲状腺ヨウ素摂取率

thyroid nodule 甲状腺結節

thyroid-stimulating hormone TSH 甲状腺刺激ホルモン

thyroidectomy 甲状腺切除術

thyroiditis 甲状腺炎

thyrotoxicosis 甲状腺中毒症

thyrotropin-releasing hormone TRH TSH放出ホルモン

thyroxine チロキシン, サイロキシン ＝tetraiodothyronine (T₄) [甲状腺ホルモンの一つ]

thyroxine-binding globulin TBG サイロキシン結合グロブリン

thyroxine-binding protein TBP サイロキシン結合タンパク

tibialis posterior tendon 後脛骨筋腱

tidal volume VT 一回換気量

tilted optimized non-saturated excitation TONE トーン法 [MR用語. 末梢血管の描出能を向上させる一撮影法. ramped RFともいわれる]

time activity curve TAC 時間放射能曲線

time dose fractionation TDF 時間的線量配分

time-enhancement curve TEC 時間信号曲線

time gain compensation TGC ＝sensitivity time control (STC)

time of flight TOF タイム オブ フライト [MR angiographyの一撮影法]

time to arrival TTA (造影剤)到達時間

time to progression TTP 無増悪期間

time-velocity integral TVI 時間流速積分値

tinnitus 耳鳴

tiny とても小さい, ちっぽけな

tissue air ratio TAR 組織空中線量比

tissue elastography 組織弾性イメージング, エラストグラフィ

tissue equivalent TE 組織等価

tissue expander TE 組織拡張器

tissue harmonic imaging THI ティシューハーモニックイメージング

tissue-maximum dose ratio TMDR 組織最大線量比 ＝tissue-maximum ratio（TMR）

tissue-maximum ratio TMR 組織最大線量比 ＝tissue-maximum dose ratio（TMDR）

tissue peak ratio TPR 組織ピーク線量比

tissue phantom ratio 20,10 TPR 20,10 ［線質指標］

tissue-plasminogen activator t-PA 組織（型）プラスミノーゲンアクチベータ（活性化因子）

tissue tolerance dose TTD （組織）耐容線量

toe brachial pressure index TBPI 足趾上腕血圧比

tolbutamide tolerance test TTT トルブタミド負荷試験

tomography tomo. 断層撮影法

tongue 舌 ＝lingua

tongue cancer 舌癌

tonsil 扁桃（腺）

tonsillar tumor 扁桃腺腫瘍

tonsillectomy 扁桃摘除術

Tonsillentumor 独 扁桃腺腫瘍

tonsillitis 扁桃腺炎

tooth luxation 歯の脱臼

torsion of testis 精巣（睾丸）捻転

total abdominal hysterectomy TAH 腹式全子宮切除術

total ankle arthroplasty TAA 人工足関節全置換術

total anomalous pulmonary venous connections TAPVC 総肺静脈灌流異常

total anomalous pulmonary venous drainage TAPVD 総肺静脈灌流異常

total anomalous pulmonary venous return TAPVR 総肺静脈環流異常

total arch replacement TAR 全弓部置換術

total bilirubin T-Bil 総ビリルビン

total blood volume TBV 全血液量

total body irradiation TBI 全身照射

total cavopulmonary connection TCPC 大静脈肺動脈連結法
［下大静脈からの血流を人工血管などを介して右肺動脈に導く手術法．フォンタン型手術］

total colon scopy TCS 全大腸内視鏡検査

total colonofiberscopic examination TCF 全大腸内視鏡検査

total gastrectomy TG 胃全摘術

total hip (joint) arthroplasty THA 人工股関節置換術 ＝total hip (joint) replacement（THR）

total hip (joint) replacement THR 人工股関節置換術 ＝total hip (joint) arthroplasty（THA）

total intravenous anesthesia TIVA 全静脈麻酔 ［吸入麻酔を使用しない方法］

total iron binding capacity TIBC 全（総）鉄結合能

total knee (joint) arthroplasty TKA 人工膝関節置換術 ＝total knee (joint) replacement (TKR)

total knee (joint) replacement TKR 人工膝関節置換術 ＝total knee (joint) arthroplasty (TKA)

total laparoscopic hysterectomy TLH 腹腔鏡下子宮全摘術

total lesion glycolysis TLG ［投与したfluorodeoxyglucose (FDG) の総腫瘍代謝量を示す値,FDG集積の指標の一つ］

total mastectomy Bt 乳房全切除術

total mesorectal excision TME 直腸全間膜切除

total nodal irradiation TNI 全リンパ節照射

total parenteral nutrition TPN 完全静脈栄養

total pelvic exenteration TPE 骨盤内臓全摘術

total protein TP 総タンパク ［血清に含まれるタンパク質の総量.肝機能の診断や栄養状態の指標として用いられる］

total shoulder arthroplasty TSA 人工肩関節全置換術

totally extraperitoneal approach TEP 腹膜外腔アプローチ ［腹腔鏡下鼠径部ヘルニア修復術の術式,TEP法］

Tourette's syndrome TS トゥレット症候群 ［複数の運動チックと,音声チックを呈する疾患.多くは学童期初期から発症がみられる］

Towne projection (view) タウン (法)

toxemia of pregnancy 妊娠中毒症 ［現在では妊娠高血圧症候群 (PIH) という名称が用いられる］

toxic epidermal necrolysis TEN 中毒性表皮壊死症 ［ライエル症候群］

toxic shock-like syndrome TSLS トキシック(毒素性)ショック様症候群

toxic shock syndrome TSS トキシック(毒素性)ショック症候群

trabecular bone score TBS 海綿骨スコア ［腰椎のDXA画像から計算される構造指標］

trachea ② 気管

tracheoesophageal fistula TEF 気管食道瘻

tracheostomy positive pressure ventilation TPPV 気管切開下陽圧換気療法

traction 牽(けん)引

tractography ［MR用語.神経線維束を描出する方法］

trail making test TMT トレイルメイキングテスト ［注意障害の検査方法］

Trans-Atlantic Inter-Society Consensus TASC ［TASC(タスク),末梢動脈疾患の診療ガイドライン］

transabdominal preperitoneal approach TAPP 経腹的腹膜前アプローチ ［腹腔鏡下鼠径部ヘルニア修復術の術式,TAPP法］

transabdominal ultrasonography T(A)US 経腹超音波検査

transaminase アミノ基転移酵素

transarterial chemoembolization TACE 経動脈(肝)化学塞栓療法 ［chemolipiodolization＋TAEのこと］

transbronchial aspiration biopsy TBAB 経気管支針吸引生検

transbronchial lung biopsy TBLB 経気管支肺生検

transbronchial lung cryobiopsy TBLC 経気管支肺凍結生検

transcatheter aortic valve implantation TAVI 経皮的大動脈弁植え込み術 ＝transcatheter aortic valve replacement（TAVR）

transcatheter aortic valve replacement TAVR 経皮的大動脈弁植え込み術 ＝transcatheter aortic valve implantation（TAVI）

transcatheter arterial chemoembolization TACE 経カテーテル動脈化学塞栓療法

transcatheter arterial embolization TAE 経カテーテル動脈塞栓術

transcatheter arterial infusion TAI 経カテーテル動注療法

transcatheter hepatic arterial chemoembolization THCE 経肝動脈性化学塞栓

transcatheter mitral valve repair TMVR 経カテーテル僧帽弁修復（置換）術

transcatheter pulmonary valve replacement TPVR 経カテーテル肺動脈弁置換

transcranial Doppler ultrasonography TCD 経頭蓋的ドプラ法

transcutaneous pacing TCP 経皮ペーシング

transcutaneous partial pressure of oxygen tcPo$_2$ 経皮酸素分圧

transesophageal echocardiography TEE 経食道心エコー（検査）

transfemoral approach TFA （経）大腿動脈アプローチ

transferrin saturation TSAT トランスフェリン飽和度

transforaminal lumbar interbody fusion TLIF 経椎間孔腰椎椎体間固定術 ［片側の椎間関節を切除して椎間板を切除・ケージを挿入し，スクリューとロッドで椎体を固定する手術］

transhepatic portal venous sampling TPVS 経肝的門脈採血

transient (cerebral) ischemic attack TIA 一過性脳虚血発作

transient global amnesia TGA 一過性健忘

transient loss of consciousness TLOC 一過性意識消失

transient severe motion artifact TSM ［呼吸性アーチファクト］

transient tachypnea 一過性頻呼吸

transient tachypnea of the newborn TTN 新生児一過性多呼吸

transitional cell cancer 移行型細胞癌

transitional leukocyte 移行型白血球

transjugular intrahepatic portosystemic shunt TIPS 経皮的肝内門脈静脈短絡術

transjugular obliteration for gastric varices TJO 経頸静脈的胃静脈瘤塞栓術

transmural infarction 貫壁性梗塞

transoral carotid ultrasonography TOCU 経口腔頸部血管超音波検査 ［頭蓋外内頸動脈遠位部を観察するために口腔内に体腔用探触子を挿入する検査法］

transposition of the great arteries TGA 大血管転位症 ＝transposition of the great vessels（TGV）

transposition of the great vessels TGV 大血管転位症 ＝transposition of the great arteries（TGA）

transpositional acetabular osteotomy TAO 寛骨臼移動術

transradial approach　TRA　（経）橈骨動脈アプローチ

transradial coronary intervention　TRI　経橈骨動脈冠動脈インターベンション

transrectal ultrasonography　TRUS　経直腸的超音波検査

transsphenoidal surgery　TSS　経蝶形骨洞手術

transthoracic echocardiography　TTE　経胸壁心エコー検査

transthyretin　TTR　トランスサイレチン　[肝で生成されるタンパク質で，名称はサイロキシンやレチノールの血中輸送を担うことに由来する．プレアルブミンとも呼ばれる]

transthyretin amyloid cardiomyopathy　ATTR-CM　トランスサイレチン型心アミロイドーシス　[高齢者心不全の潜在的原因の一つ]

transtracheal aspiration　TTA　経気管吸引法

transurethral electrocoagulation　TUC　経尿道の電気凝固術

transurethral microwave thermotherapy　TUMT　経尿道的マイクロ波高温度療法

transurethral resection　TUR　経尿道的切除術

transurethral resection of the bladder neck　TUR-Bn　経尿道的膀胱頸部切除術

transurethral resection of the bladder tumor　TUR-Bt　経尿道的膀胱腫瘍切除術

transurethral resection of the prostata　TUR-P　経尿道的前立腺切除術

transurethral ultrasound-guided laser-induced prostatectomy　TULIP　経尿道的超音波ガイド下レーザー前立腺切除術

transurethral ureterolithotripsy　TUL　経尿道的尿管砕石術

transurethral vaporization of the prostate　TVP　経尿道的前立腺電気蒸散術

transvaginal delivery　TVD　経腟分娩

transvaginal ultrasonography　TVUS　経腟超音波検査

transvenous embolization　TVE　経静脈的塞栓術

transverse　横方向の，横断(面)の　=axial

transverse colon　横行結腸

transverse humeral ligament　横靱帯

transverse sinus　横静脈洞

traumatic aortic injury　TAI　外傷性大動脈損傷

traumatic dislocation of the shoulder　外傷性肩関節脱臼

traumatic gastric rupture　外傷性胃破裂

traumatic rupture of eye ball　外傷性眼球破裂

traumatic scar　外傷瘢痕

treadmill　トレッドミル　[運動負荷装置]

treadmill test　TMT　トレッドミル負荷試験　[心臓運動負荷試験]

treat-to-target　T2T　治療ターゲット　[治療方針の決定と治療の目的についての指針．疾患活動性評価や臨床的寛解達成を目的とする]

treatment planning system　TPS　治療計画装置

tremor　振戦

triacylglycerol　TAG　トリアシルグリセロール　=triglyceride(TG)[中性脂肪]

triage　トリアージ

trial fitting　TF　試適

triangular bone　三角骨

triangular fibrocartilage　TFC　三角線維軟骨

triangular fibrocartilage complex　TFCC　三角線維軟骨複合体

tricuspid annulus plane systolic excursion　TAPSE　三尖弁輪収縮期移動距離

tricuspid insufficiency　TI　三尖弁閉鎖不全症　＝tricuspid valve regurgitation (TR)

tricuspid regurgitation pressure gradient　TRPG　三尖弁逆流圧較差

tricuspid valve　三尖弁

tricuspid valve annuloplasty　TAP　三尖弁輪形成術

tricuspid valve atresia　TA　三尖弁閉鎖症

tricuspid valve regurgitation　TR　三尖弁閉鎖不全症　＝tricuspid insufficiency (TI)

tricuspid valve replacement　TVR　三尖弁置換術

tricuspid valve stenosis　TS　三尖弁狭窄症

trigeminal nerve　三叉神経

trigeminal neuralgia　三叉神経痛

triglyceride　TG　トリグリセリド　＝triacylglycerol (TAG)　[中性脂肪]

triglyceride deposit cardiomyovasculopathy　TGCV　中性脂肪蓄積心筋血管症　[心臓移植待機症例から発見された難病]

trigon(e)　三角

triiodothyronine　T₃　トリヨードチロニン　[甲状腺ホルモンの一つ]

triple energy window　TEW　トリプルエネルギーウィンドウ　[RIにおける散乱線補正法]

triple-negative breast cancer　TNBC　トリプルネガティブ乳癌　[腫瘍の細胞に3種類のタンパク質の表現がないものをいう]

trismus　開口障害

trochlea　滑車

Trousseau's syndrome　トルソー症候群　[悪性腫瘍に合併する凝固能亢進状態とそれに伴う遊走性血栓性静脈炎.　脳梗塞を発症する]

true lumen　真腔

tubal cancer　卵管癌

tuber　結節, 隆起, 塊茎

tuberculosis　Tbc, Tb, TB　結核

tuberculous arthritis　結核性関節炎

tuberculous spondylitis　結核性脊椎炎

tuberculum sella meningioma　鞍結節髄膜腫

Tuberkulose 圖　結核(症)

tuberous lesion　結節性病変

tuberous sclerosis　TS　結節性硬化症

tubo-ovarian abscess　TOA　卵管卵巣膿瘍

tumor affinity radionuclide　腫瘍親和性核種

tumor-associated macrophage　TAM　腫瘍関連マクロファージ

tumor blood flow TBF 腫瘍血流量

tumor control dose 50% TCD 50％腫瘍治癒線量

tumor extension 腫瘍進展

tumor forming pancreatitis TFP 腫瘤形成膵炎

tumor growth factor TGF 腫瘍成長因子

tumor-induced osteomalacia TIO 腫瘍性骨軟化症

tumor infiltrating lymphocyte TIL 腫瘍浸潤リンパ球

tumor lysis syndrome TLS 腫瘍崩壊症候群

tumor marker 腫瘍マーカー ［特定の癌で著明に上昇するタンパク質などをいう］

tumor-node-metastasis (classification) TNM TNM分類 ［腫瘍進展度の分類法で，原発腫瘍の大きさ，リンパ節への浸潤，遠隔転移の有無を表す．TxNyMz (x, y, zは数字が入る)と表記］

tumor-specific mesorectal excision TSME 腫瘍特異的直腸間膜切除

tumor stain 腫瘍濃染 ［血管造影時に静脈相まで残在する染まりのこと］

tumor thrombus of portal vein 門脈腫瘍塞栓

tumor-to-background ratio TBR 腫瘍・バックグラウンド比

tunica adventitia 外膜

tunica intima 内膜 ［血管］

tunica media 中膜 ［血管］

turbo spin echo TSE ターボスピンエコー法 ［MR用語］

twin beam dual energy TBDE ツインビームデュアルエナジー ［CT用語］

twin-twin transfusion syndrome TTTS 双胎間輸血症候群

two chambered right ventricle TCRV 右室二腔症

tyrosine kinase inhibitor TKI チロシンキナーゼ阻害薬 ［分子標的薬で，がん細胞の増殖を抑制する］

U

ulcer 潰瘍
ulcer-like projection ULP 潰瘍状突出
ulcerated plaque 潰瘍性プラーク
ulcerative colitis UC 潰瘍性大腸炎
ulcus dueodeni UD ⑬ 十二指腸潰瘍
ulcus pyloris ⑬ 幽門部潰瘍
ulcus ventriculi UV ⑬ 胃潰瘍
ulnar artery UA 尺骨動脈
ulnar collateral ligament UCL (肘)内側側副靱帯
ulnar vein UV 尺骨静脈
ultrafast computed tomography UFCT 超高速CT
ultrashort echo time UTE 超短エコー時間 [MR用語]
ultrasonic 超音波(の) ＝ultrasound(US)
ultrasonic cardiogram UCG 心エコー図
ultrasonography USG 超音波検査法
ultrasound US 超音波 ＝ultrasonic
ultrasound tomography UST 超音波断層検査法
ultraviolet curing material UVCM 紫外線硬化樹脂
umbilical cyst 臍帯嚢胞
umbilical vein UV 臍静脈, 臍帯静脈
uncinate fasciculus UF 鉤状束
undescended testis 停留精巣(睾丸)
undifferentiated carcinoma UDC 未分化型癌
undifferentiated embryonal sarcoma UES 未分化胎児性肉腫
undifferentiated sarcoma US 未分化肉腫
unicompartmental knee arthroplasty UKA 単顆型人工膝関節置換術
uniformity 均一性
unilateral hilar lymphadenopathy UHL 片側性肺門リンパ腺症
uninterruptible power supply UPS 無停電電源装置
Unio Internationalis Contra Cancrum UICC 国際対癌連合
unit U 単位
United Nation UN 国際連合
unrelated UR 非血縁
unruptured cerebral aneurysm UCA 未破裂脳動脈瘤
unsaturated iron binding capacity UIBC 不飽和鉄結合能
unstable 不安定な
unstable angina pectoris UAP 不安定狭心症
upper esophageal sphincter UES 上部食道括約筋
upper extremity 上肢
upper GI series 上部消化管検査
upper motor neuron UMN 上位運動ニューロン

upper respiratory infection　URI　上気道感染症
upper thoracic esophagus　Iu　胸部上部食道
uremia　尿毒症
ureter　尿管
ureteral orifice　尿管口
ureteral stent placement　USP　尿管ステント挿入術
ureterocele　尿管瘤
ureterolithiasis　尿管結石症
ureteropelvic junction　UPJ, U-P junction　腎盂尿管移行部
ureteropelvic junction stenosis　UPJS　腎盂尿管移行部狭窄
ureterovesical junction　UVJ　尿管膀胱移行部
ureterovesical junction stenosis　UVJS　膀胱尿管移行部狭窄
ureterovesicostomy　尿管膀胱吻合術
urethra　尿道
urethral caruncle　尿道丘
urethral stricture　尿道狭窄
urethrocystography　UCG　尿道膀胱造影撮影法
urethrography　UG　尿道造影撮影法
urge urinary incontinence　UUI　切迫性尿失禁
uric acid　UA　尿酸
urinary bladder　膀胱
urinary organ　泌尿器
urinary retention　尿閉
urinary tract　尿路
urinary tract infection　UTI　尿路感染症
urination pain　放尿痛
urine occult blood　尿染血
urine protein　UP　尿タンパク
urine sugar　US　尿糖
urinoma　尿嚢腫
uro-　尿, 尾　[接頭語]
urodynamic study　UDS　尿流動態検査　[下部尿路機能を評価する検査]
uroflowmetry　UFM　尿流測定
urokinase　UK　ウロキナーゼ
urolithiasis　UTS　尿路結石
urothelial carcinoma　UC　尿路上皮癌
urticaria　蕁麻疹
user interface　UI　ユーザーインターフェイス
usual interstitial pneumonia　UIP　通常型間質性肺炎
uterine artery embolization　UAE　子宮動脈塞栓術
uterine cervical cancer　子宮頸部癌
uterine cervix　子宮頸管
uterine dehiscence　子宮離開
uterine hypoplasty　子宮形成不全
uterine myoma　子宮筋腫　＝myoma of the uterus, myoma uteri 図

uterine prolapse 子宮脱		
uterine rupture 子宮破裂		
uteroplacental insufficiency	UPI	子宮胎盤機能不全症
uterus 子宮		
uvulopalatopharyngoplasty	UPPP	口蓋垂軟口蓋咽頭形成術

V

vacuum-assisted (breast) biopsy VA(B)B （ステレオガイド下）マンモトーム吸引式組織生検 ［乳腺生検法の一種］

vacuum-assisted closure therapy VAC 持続陰圧療法

vacuum extraction VE 吸引分娩

vacuum packing closure VPC ［一時的閉腹法］

vagina 腟 ＝colpos

vaginal aplasia 腟形成不全症

vaginal relaxation 腟弛緩

vagus 迷走神経

vagus nerve stimulation VNS 迷走神経刺激療法

vancomycin VCM バンコマイシン

vancomycin-resistant enterococci VRE バンコマイシン耐性腸球菌

vanillylmandelic acid VMA バニリルマンデル酸

variance inflation factor VIF 多重共線性 ［統計用語］

variant angina pectoris VAP 異型狭心症

varicella 水痘

varicella-zoster virus VZV 水痘帯状疱疹ウイルス

varicocele 精索静脈瘤

varix 静脈瘤

vascular access VA バスキュラーアクセス ［血液透析を行う際に脱血したり返血したりするための人体側の出入り口のこと］

vascular access intervention therapy VAIVT バスキュラーアクセスインターベンション治療

vascular convergence 血管の集中

vascular dementia VD 血管性認知症

vascular endothelial growth factor VEGF 血管内皮増殖因子

vascular malformation 血管奇形 ［〜 of the brain 脳血管奇形］

vascular pedicle width VPW ［正中から大動脈弓部左鎖骨下動脈分岐部までの距離と, 正中から奇静脈の高さで上大静脈外縁までの距離の和で表される］

vascularized lymph node transfer VLNT 血管柄付きリンパ節移植術

vasculitis 脈管炎

vasoactive intestinal peptide VIP 血管作動性腸管ペプチド

vasogenic edema 血管原性浮腫

vasospastic angina VSA 血管攣縮性狭心症 ＝coronary spastic angina (CSA)［夜間から早朝にかけて発症することが多く, 安静時にも認められる］

vector flow mapping VFM ［心エコー図法の一種. 血流の速度ベクトル表示］

vectorcardiogram VCG ベクトル心電図

vegetation 増殖物

vegetative stigmata 自律神経失調症

vein 静脈

vein, artery, ureter VAU （腎）動脈,（腎）静脈, 尿管
vein (venous) thrombosis 静脈血栓症 ＝phlebothrombosis
velocity 速度
vena cava superior syndrome VCS 上大静脈症候群
venereal disease VD 性病
veno-occlusive disease VOD 静脈閉塞性(肝)疾患 ＝hepatic veno-occlusive disease(HVOD)
venography 静脈造影(法)
venous malformation VM 静脈奇形
venous sinus thrombosis 静脈洞血栓症
venous thromboembolism VTE 静脈血栓塞栓症
venous thrombosis 静脈血栓症
ventilation 換気
ventilation scintigraphy 換気シンチグラフィ
ventilator-associated pneumonia VAP 人工呼吸器関連肺炎
ventilator-associated tracheobronchitis VAT 人工呼吸器関連気管気管支炎
ventral mesentery 腹側腸間膜
ventricle 室 ［胃, 心室などをいう］
ventricular aneurysm VA 心室瘤
ventricular assist device VAD 補助人工心臓 ＝ventricular assist system (VAS) ［左補助の場合はleft ventricular assist device(LVAD), 右補助の場合はright ventricular assist device(RVAD), 両心補助の場合はbiventricular assist device(BVAD)と呼ばれる］
ventricular assist system VAS 補助人工心臓 ＝ventricular assist device (VAD) ［左補助の場合はleft ventricular assist system(LVAS), 右補助の場合はright ventricular assist system(RVAS), 両心補助の場合はbiventricular assist system(BVAS)と呼ばれる］
ventricular fibrillation Vf 心室細動
ventricular premature contraction VPC 心室性期外収縮 ＝premature ventricular contraction(PVC)
ventricular septal defect VSD 心室中隔欠損症
ventricular tachycardia VT 心室性頻拍
ventriculo-atrial shunt V-A shunt 脳室-心房短絡術
ventriculo-peritoneal shunt V-P shunt 脳室-腹腔短絡術
Verdacht auf 圖 疑い ＝suspected
vertebral angiography VAG 椎骨動脈造影撮影法
vertebral artery VA 椎骨動脈
vertebral degenerative disease 脊椎変性疾患
vertebral striation 骨梁
vertigo めまい
very low birth weight infant VLBWI 極小未熟児
vesical calculus 膀胱結石
vesical diverticulum 膀胱憩室
vesicography 精嚢腺造影(法)

vesicoureteral reflux VUR 膀胱尿管逆流

vessel wall imaging VWI 血管壁イメージング

vessels encapsulating tumor clusters VETC ［腫瘍血管が腫瘍を包囲する構造］

viability 生存性

vibration-controlled transient elastography VCTE ［超音波エラストグラフィの一つで、肝硬度測定に用いられる］

video-assisted thoracoscopic surgery VATS ビデオ下胸腔鏡手術

video disc recorder VDR ビデオディスクレコーダ

video tape recorder VTR ビデオテープレコーダ

videoendoscopic examination of swallowing VE 嚥下内視鏡検査

videofluoroscopic examination (study) of swallowing (deglutition) VF 嚥下造影検査

videothoracoscopic lung biopsy VTLB 胸腔鏡下肺生検

vinblastine, endoxan, mercaptopurine, predonine VEMP ビンブラスチン，エンドキサン，メルカプトプリン，プレドニン ［悪性リンパ腫の化学療法の一つ］

vinblastine, endoxan, natulan, predonine VENP ビンブラスチン，エンドキサン，ナチュラン，プレドニン ［悪性リンパ腫の化学療法の一つ］

vincristine VCR ビンクリスチン ［抗癌剤］

vincristine, actinomycin-D, cyclophosphamide VAC ビンクリスチン，アクチノマイシンD，シクロホスファミド(併用療法) ［骨肉腫や軟部肉腫などに対する化学療法］

vinorelbine VNR ビノレルビン ［抗癌剤］

viral pneumonia ウイルス性肺炎

Virchow lymph node ウイルヒョウリンパ節(腺)

Virchow's metastasis (meta.) ウイルヒョウ転移 ［左鎖骨上窩リンパ節への遠隔転移］

virtual basal ring VBR バーチャルベーサルリング ［大動脈の3つの弁尖の最低位を結ぶ面］

virtual desktop infrastructure VDI デスクトップ仮想化 ［PCのデスクトップ環境をサーバ上に置き，そこにアクセスすれば場所や端末を問わず自身のPCを利用できるシステム］

virtual endoscopy VE 仮想内視鏡(像)

virtual gross pathology VGP 仮想切除標本展開像 ［CT colonographyを用いた仮想内視鏡での画像表示法］

virtual monochromatic image VMI 仮想単色(X線)画像

virtual monochromatic X-ray image VMI 仮想単色X線画像 ［仮想的に任意のエネルギーの単色X線で撮影したような画像が得られる］

virtual noncontrast CT VNC(-CT) 仮想単純CT ［造影CT画像から造影剤相当分を差分して作成される仮想的な単純CT画像］

virtual reality VR 仮想現実

virtualized endoscope system VES 仮想化内視鏡システム

virtualized human body VHB 仮想化人体

visceral layer 臓側板

visual　視覚の

visual acuity　視力

Visual Analogue Scale　VAS　視覚アナログ尺度　［疼痛スケール］

visual display terminal　VDT　画像表示端末

visual evoked potential　VEP　視覚誘発電位　［光などの視覚刺激による電位を大脳皮質視覚野のある後頭部に電極をおいて記録する視機能検査］

visual laser-assisted ablation of the prostate　VLAP　直視下レーザー前立腺切除術

vital capacity　VC　肺活量

vital sign　生命徴候　［生体が生きている状態を示す脈拍，呼吸，体温，血圧，意識レベルなどをいう］

vitamin D deficiency　ビタミンD欠乏症

vitamin D toxicosis　ビタミンD過剰症

vocal cords　声帯

Vogt-Koyanagi-Harada disease　VKH　フォークト・小柳・原田病　［両眼性のぶどう膜炎などを起こす疾患で，メラノサイトに対する自己免疫疾患と考えられている］

voiding cystography　VCG　排泄性膀胱造影法

voiding cystourethrography　VCUG　排泄性膀胱尿道造影法

volar radioulnar ligament　掌側橈尺靭帯

volume computed tomography dose index　CTDIvol　［CT被ばく線量の指標の一つ］

volume doubling time　VDT　腫瘍体積倍加時間

volume of interest　VOI　関心領域

volume rendering　VR　ボリュームレンダリング　［CT三次元画像作成の一手法］

volumetric-modulated arc therapy　VMAT　強度変調回転照射

volumetry　体積測定

volvulus　腸捻転

vomiting　嘔吐

von Hippel-Lindau disease　VHL　フォン・ヒッペル・リンダウ病　［全身の血管豊富な臓器で，血管の異常な増殖を起こす遺伝性疾患］

von Recklinghausen's disease　フォン レックリングハウゼン病　［神経線維腫症Ⅰ型．皮膚の末梢神経部に一致して系統的に多発する特殊な腫瘍性疾患であって，母斑症の一つとされている］

voxel-based specific regional analysis system for Alzheimer's disease　VSRAD　［早期アルツハイマー型認知症診断支援システム］

vulvar cancer　外陰癌

W

Waldeyer's tonsillar ring ワルダイエル扁桃輪

wall motion abnormality WMA 壁運動異常

walled-off necrosis WON 被包化壊死 ［感染性急性膵炎から発生する walled-off pancreatic necrosis（WOPN）がWONに統一された］

Wallenberg's syndrome ワレンベルグ症候群 ＝posterior inferior cerebellar artery thrombosis, thrombosis of the posterior inferior cerebellar artery

warm ischemic time WIT 温阻血時間 ［体温に近い温度で臓器への血流が停止している時間］

Warthin's tumor ワルチン腫瘍 ＝adenolymphoma

washout 洗い出し，洗い流し

washout rate WOR 洗い出し率 ［心筋シンチグラフィにおける指標］

Wassermann's reaction WaR ワッセルマン反応 ［梅毒血清反応］

water intoxication 水中毒

Waters ウォーターズ（撮影法）［副鼻腔を観察する顔面撮影法のこと］

watershed infarction 分水界（分水嶺）梗塞

watery diarrhea, hypokalemia and achlorhydria syndrome WDHAS 水溶性下痢・低カリウム血症・無酸症候群，膵性コレラ

Weber-Christian disease ウェーバー・クリスチャン病 ［結節性非化膿性非皮下脂肪組織炎］

wedge-shaped defect WSD くさび状欠損 ［歯科用語］

Wegener's granulomatosis WG ウェゲナー肉芽腫症 ＝granulomatosis with polyangiitis（GPA）［旧称．現在は多発血管炎性肉芽腫症（GPA）と呼ばれる］

(body) weight Wt 体重

Weil's disease ワイル病 ［黄疸出血性レプトスピラ症］

Werner's syndrome ウェルナー症候群 ［単純劣性遺伝疾患］

Westermark's sign ウェスターマークサイン ［末梢の血管影の減弱］

Wharton's duct ワルトン管 ［顎下腺管］

whiplash shaken infant syndrome WSIS 乳児揺さぶり症候群

white blood cell WBC 白血球

white matter 白質

white matter attenuated inversion recovery WAIR ［脳脊髄液と白質の信号を抑制するDIR（duble inversion recovery）］

whole-brain radiotherapy WBRT 全脳照射

whole neck 全頸部（照射法）［放射線治療］

whole pelvis 全骨盤（照射法）［放射線治療］

wide area network WAN ［広い地域内でコンピュータをネットワーク化させること］

Wilms' tumor ウィルムス腫瘍 ［小児の腎悪性腫瘍］

Wilson-Brocq erythroderma ウィルソン・ブロック紅皮症 ［急性および慢性落屑性皮膚炎］

Wilson's disease　ウィルソン病　［進行性レンズ核変性症］

window width and level　W/L　ウィンドウ幅およびウィンドウレベル

Winkelman disease　ウィンケルマン病　［進行性淡蒼球変性］

wire-guided cannulation　WGC　［ERCPの挿管手技として，造影剤を用いず，ガイドワイヤーを挿入して胆管挿管を行う方法］

Wiskott-Aldrich syndrome　WAS　ウィスコット・アルドリッチ症候群　［男児に起こる免疫不全症候群］

within normal limit　WNL　正常範囲内

without　W/O　〜なしで

Wolff-Parkinson-White syndrome　WPW syndrome　ウォルフ・パーキンソン・ホワイト症候群　［心疾患の一つで，副伝導路症候群］

World Federation of Neurological Surgeons　WFNS　世界脳神経外科連合

World Health Organization　WHO　世界保健機関

worsening　悪化

wound bed preparation　WBP　創面環境調整　［創傷の治癒を促進するため，傷口表面の環境を整えること］

Wurzel Zyste　WZ　圏　歯根嚢胞

X

X-ray computed tomography　XCT　X線CT
X-ray photograph　Xp　X線写真
xanthogranulomatosis　黄色肉芽腫症
xanthogranulomatous inflammation　黄色肉芽腫性炎症
xanthogranulomatous pyelonephritis　黄色肉芽腫性腎盂腎炎
xanthoma　黄色腫
xanthomatosis　黄色腫症
xeroderma pigmentosum　色素性乾皮症

Y

yellow ligament　黄色靱帯　［椎弓間をつなぐ靱帯］
yolk sac　卵黄嚢
young adult mean　YAM　若年成人平均値

Z

Zenker's diverticulum　ツェンケル憩室　［咽頭と食道の移行部に発生する圧出性憩室］
Zollinger-Ellison syndrome　ZES　ゾリンジャー・エリソン症候群　［消化管疾患］
zoster-associated pain　ZAP　帯状疱疹関連痛
Zungenkrebs　ZK　独　舌癌　＝cancer of the tongue
zygomycosis　接合菌症　［免疫不全症例に合併した場合，極めて予後不良］
Zyste　独　嚢胞

略語編

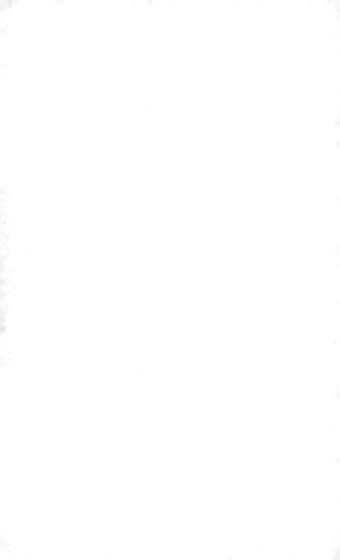

A

α₁-AT	α₁-antitrypsin α₁-アンチトリプシン [血液の形態, 止血機能の一検査法]	
AA	abdominal aorta 腹部大動脈	
AA	alveolar abscess 歯槽膿瘍	
AA	aplastic anemia 再生不良性貧血	
AA	artificial abortion 人工流産	
AA	axillary artery 腋窩動脈	
AAA	abdominal aortic aneurysm 腹部大動脈瘤	
AAA	analytical anisotropic algorithm 分析的異方性アルゴリズム [理論データに基づいた計算アルゴリズム, 放射線治療における線量計算方法の一つ]	
AABR	automated auditory brainstem response 自動聴性脳幹反応	
AACG	acute angle-closure glaucoma 急性閉塞隅角緑内障	
AAD	acute aortic dissection 急性大動脈解離	
AAD	atlanto-axial dislocation 環椎軸椎脱臼	
A-aDo₂	alveolar-arterial oxygen difference 肺胞気動脈血酸素分圧較差	
AAE	annuloaortic ectasia 大動脈弁下部拡張症	
AAG	amyloid angiopathy アミロイドアンギオパチー [アミロイドが脳の血管に沈着して発症する病気]	
AAH	atypical adenomatous hyperplasia 異型腺腫様過形成	
AAHC	antibiotics-associated hemorrhagic colitis 抗生物質起因性出血性大腸炎	
AAI	atrial atrium-inhibited pacing 心房抑制型心房ペーシング	
AAP	aortic annuloplasty 大動脈弁輪形成術	
AAPM	American Association of Physicists in Medicine 米国医学物理学会	
AASLD	American Association for the Study of Liver Diseases 米国肝臓学会	
AAU	acute anterior uveitis 急性前部ブドウ膜炎	
AAV	antineutrophil cytoplasmic antibody(ANCA)-associated vasculitis 抗好中球細胞質抗体(ANCA)関連血管炎	
Ab	antibody 抗体	
AB	asthmatic bronchitis 喘息性気管支炎	
ABC	aspiration biopsy cytology 吸引生検細胞診	
ABC	automatic brightness control 自動輝度調節	
abd., ABD	abdomen 腹部 ＝Bauch(Ba) 独	
Abd.	abduction 外転	
ABE	acute bacterial endocarditis 急性細菌性心内膜炎	
ABG	arterial blood gas 動脈血ガス	

ABI	ankle brachial index　足関節上腕血圧比　＝ankle brachial pressure index（ABPI）
ABMT	autologous bone marrow transplantation　自家骨髄移植
ABPA	allergic bronchopulmonary aspergillosis　アレルギー性気管支肺アスペルギルス症
ABPI	ankle brachial pressure index　足関節上腕血圧比　＝ankle brachial index（ABI）
ABR	arthroscopic Bankart repair　関節鏡視下バンカート修復術［関節鏡視下関節唇修復術］
ABR	auditory brainstem response　聴性脳幹反応
ABUS	automated breast ultrasonography　自動乳房超音波検査
ABVD	adriamycin, bleomycin, vincristine, DTIC　アドリアマイシン，ブレオマイシン，ビンクリスチン，DTIC［悪性リンパ腫の化学療法］
AC	abdominal circumference　腹囲
AC	anterior chamber　前房，前眼房
AC	attenuation correction　減弱補正，減衰補正［吸収補正］
AC	atypical carcinoid　非定型カルチノイド
ACA	anterior cerebral artery　前大脳動脈
ACA, Acom	anterior communicating artery　前交通動脈
ACBG	aorta-coronary bypass graft　冠動脈再建術（移植術）
ACC	acinar cell carcinoma　腺房細胞癌
ACC	adenoid cystic carcinoma　腺様囊胞癌［涙腺，唾液腺，乳腺などに生じる悪性腫瘍］
ACC	agenesis of the corpus callosum　脳梁欠損症
ACC	American College of Cardiology　米国心臓病学会
ACD	annihilation coincidence detection　消滅放射線同時計数方式
ACDK	acquired cystic disease of the kidney　後天性囊胞性腎疾患
ACE	angiotensin-converting enzyme　アンジオテンシン変換酵素
ACh	acetylcholine　アセチルコリン
AChA	anterior choroidal artery　前脈絡叢動脈
ACHD	adult congenital heart disease　成人先天性心疾患
ACL	anterior cruciate ligament　前十字靱帯
ACLS	advanced cardiovascular life support　二次救命処置［アメリカ心臓学会が提唱する救命処置法］
ACM	active contour models　動的輪郭モデル［コンピュータにより輪郭線を抽出するための手法］
ACP	advance care planning　アドバンス・ケア・プランニング［人生最終段階における治療・療養について本人を主体に家族，医療従事者と事前に話し合うプロセス］
AC-PC line	anterior commissure-posterior commissure line　前交連・後交連線［左右の大脳半球を結ぶ線維束で，前交連は第三脳室の前壁をつくる終板の後ろ，後交連は第三脳室後方の中脳水道に連なる部位のすぐ上方］
ACR	American College of Radiology　米国放射線医学会

ACR-NEMA	American College of Radiology National Electrical Manufacturers Association ［アメリカにおける放射線機器の規格］	
ACS	abdominal compartment syndrome 腹部コンパートメント症候群	
ACS	acute coronary syndrome 急性冠症候群	
A(C)SF	anterior cervical spine fixation 頸椎前方固定術	
ACT	activated coagulation time 活性化凝固時間	
ACTH	adrenocorticotropic hormone 副腎皮質刺激ホルモン	
Ad.	admission 入院 🔁 discharge 退院	
AD	Aleutian disease アリューシャン病 ［ミンクの遅発性ウイルス感染症］	
AD	Alzheimer's disease アルツハイマー病 ［脳全体の高度萎縮］	
AD	anesthesiologist dependent 麻酔科依頼	
AD	atopic dermatitis アトピー性皮膚炎	
ADC	analog-digital converter アナログ・デジタル変換器	
ADC	apparent diffusion coefficient 見かけ上の拡散係数	
ADCC	antibody-dependent cellular cytotoxicity 抗体依存性細胞傷害	
ADCT	area detector computed tomography 面検出器型CT	
Add.	adduction 内転	
ADD	atlanto-dental distance 環椎歯突起間距離	
ADEM	acute disseminated encephalomyelitis 急性散在性脳脊髄炎	
ADH	atypical ductal hyperplasia 異型乳管過形成 ［乳癌の基準は満たさないが，上皮に異型を伴う病変］	
ADHD	attention deficit/hyperactivity disorder 注意欠陥・多動性障害	
ADL	activities of daily livings 基本的日常生活動作	
ADM	adenomyomatosis (of the gallbladder) （胆嚢）腺筋腫症	
ADM	adriamycin アドリアマイシン ［抗癌剤］	
ADM	amyopathic dermatomyositis 無筋病性皮膚筋炎	
ADO	Amplatzer duct occluder アンプラッツァーダクトオクルーダー（動脈管閉鎖栓）	
ADPKD	autosomal dominant polycystic kidney disease 常染色体優性多発性嚢胞腎	
ADR	adverse drug reaction 薬物有害反応	
ADT	androgen deprivation therapy アンドロゲン遮断療法 ［前立腺癌の治療法の一つ］	
ADTA	anterior deep temporal artery 前深側頭動脈	
AEC	automatic exposure control 自動露出機構	
AED	automated external defibrillator 自動体外式除細動器	
AEDH	acute epidural hematoma 急性硬膜外血腫	
AEF	airspace enlargement with fibrosis 線維化を伴う気腔拡大	
AEF	auditory evoked field 聴覚誘発磁界	
AEP	acute eosinophilic pneumonia 急性好酸球性肺炎	
AF	arcuate fasciculus 弓状束 ［頭部神経経路］	

Af	atrial fibrillation　心房細動
AF	atrial flutter　心房粗動
AFB(F)	acetate-free biofiltration　無酢酸透析
AFBN	acute focal bacterial nephritis　急性巣状細菌性腎炎
18-AFC	18 alternative forced choice　18-強制選択法　[画像工学用語．画質評価法の一つ]
AFC	automatic frequency controller　自動周波数制御
AFD	appropriate for date　[在胎週数に比して適当な大きさの児]
AFF	atypical femoral fracture　非定型大腿骨骨折
AFI	amniotic fluid index　羊水指数　[超音波検査による羊水量測定の指数]
AFLD	alcoholic fatty liver disease　アルコール性脂肪性肝疾患
AFM	acute flaccid myelitis　急性弛緩性脊髄炎
AFP	alpha-fetoprotein　アルファフェトタンパク　[α-fet]
AFP	anterior fat pad　前方脂肪層　[上腕骨の]
AFRS	allergic fungal rhinosinusitis　アレルギー性真菌性副鼻腔炎
AFTN	autonomously functioning thyroid nodule　自律性機能性(甲状腺)結節
AG	anion gap　アニオンギャップ　[代謝性アシドーシスの原因を鑑別する指標]
Ag	antigen　抗原
AG	arachnoid granulation　くも膜顆粒
AGA	allergic granulomatous angiitis　アレルギー性肉芽腫性血管炎＝eosinophilic granulomatosis with polyangiitis(EGPA), Churg-Strauss syndrome(CSS)　[旧称．現在は好酸球性多発血管炎性肉芽腫症(EGPA)と呼ばれる]
AGA	androgenetic alopecia　男性型脱毛症
AGD	average glandular dose　平均乳腺線量
AGEP	acute generalized exanthematous pustulosis　急性汎発性発疹性膿疱症
AGML	acute gastric mucosal lesion　急性胃粘膜病変
AGN	acute glomerulonephritis　急性糸球体腎炎
AGPB	acute generalized pustular bacterid　急性汎発性膿疱性細菌疹
AGS	adrenogenital syndrome　副腎性器症候群
AH	acute hepatitis　急性肝炎
AH	adenomatous hyperplasia　腺腫様過形成
AHA	American Heart Association　米国心臓協会
AHC	acute hemorrhagic conjunctivitis　急性出血性結膜炎
AHF	accelerated hyperfractionation　加速過分割照射(法)，加速多分割照射(法)　[放射線治療中の腫瘍の加速再増殖の影響を抑えるために，照射期間を短縮し，1日に複数回の照射を行う照射法]
AHF	acute heart failure　急性心不全
AHI	acromiohumeral interval　肩峰骨頭間距離

AHI	apnea-hypopnea index 無呼吸低呼吸指数
AHLE	acute hemorrhagic leukoencephalitis 急性出血性白質脳炎
AI	aortic insufficiency 大動脈弁閉鎖不全症 ＝aortic regurgitation (AR)
AI	artificial intelligence 人工知能
Ai	autopsy imaging オートプシーイメージング，死亡時画像(病理)診断 [死体に対する画像診断]
AIA	anterior interosseous artery 前骨間動脈
AICA	anterior inferior cerebellar artery 前下小脳動脈
AIDR 3D	adaptive iterative dose reduction 3D 逐次近似応用画像再構成法
AIDS	acquired immunodeficiency syndrome 後天性免疫不全症候群，エイズ
AIGHL	anterior band of inferior glenohumeral ligament 前下関節上腕靱帯
AIH	artificial insemination with husband's semen 配偶者間人工授精
AIH	autoimmune hepatitis 自己免疫性肝炎
AIHA	autoimmune hemolytic anemia 自己免疫性溶血性貧血
AIL	angiocentric immunoproliferative lesion 血管中心性リンパ球増殖性病変
AILD	angioimmunoblastic lymphadenopathy with dysproteinemia 異常タンパク血症を伴った血管免疫芽細胞のリンパ腺腫 [網膜症の一種]
AIMAH	adrenocorticotropic hormone-independent bilateral macronodular adrenocortical hyperplasia ACTH非依存性両側副腎皮質大結節性過形成
AIN	acute interstitial nephritis 急性間質性腎炎
AION	anterior ischemic optic neuropathy 前部虚血性視神経症
AIP	acute intermittent porphyria 急性間欠性ポルフィリン症
AIP	acute interstitial pneumonia 急性間質性肺炎
AIP	autoimmune pancreatitis 自己免疫性膵炎
AIS	adenocarcinoma in situ 上皮内腺癌
AITFL	anterior inferior tibiofibular ligament 前下脛腓靱帯 [posterior ～ 後下脛腓靱帯]
AIV	anterior interosseous vein 前骨間静脈
AIVR	accelerated idioventricular rhythm 促進型心室固有調律
AK	actinic keratosis 光線角化症
AKI	acute kidney injury 急性腎障害
ALAP	as low as practicable 実行可能な限り低く
ALARA	as low as reasonably achievable 合理的に達成可能な限り低く [ALARA(アララ)，放射線安全の原則]
Alb	albumin アルブミン
ALD	adrenoleukodystrophy 副腎白質ジストロフィー

ALFF	amplitude of low-frequency fluctuation　低周波振動振幅　[MR用語]
ALH	atypical lobular hyperplasia　異型小葉過形成　[乳癌の基準は満たさないが，上皮に異型を伴う病変]
ALI	acute lung injury　急性肺損傷
ALI	annual limit of intake　年摂取限度
ALK	anaplastic lymphoma kinase　未分化リンパ腫キナーゼ
ALL	acute lymphoblastic leukemia　急性リンパ(芽球)性白血病
ALL	acute lymphocytic leukemia　急性リンパ(球)性白血病
ALND	axillary lymph node dissection　腋窩リンパ節郭清
ALP	alkaline phosphatase　アルカリ(性)リン酸分解酵素
ALPE	acute renal failure with severe loin pain and patchy renal ischemia after anaerobic exercise　運動後急性腎不全
ALS	advanced life support　二次救命処置
ALS	amyotrophic lateral sclerosis　筋萎縮性側索硬化症
ALT	alanine aminotransferase (transaminase)　アラニンアミノトランスフェラーゼ(アラニントランスアミナーゼ)　＝glutamate pyruvate transaminase (GPT)　[肝障害の指標として使用]
AM	arterial malformation　動脈奇形
AM	atypical mycosis　非定型真菌症
AMA	accessory meningeal artery　副硬膜動脈
AMD	age-related macular degeneration　加齢黄斑変性
AMED	Japan Agency for Medical Reseach and Development　日本医療研究開発機構　[医療の分野における基礎から実用化までの研究支援を行う]
AMI	acute myocardial infarction　急性心筋梗塞
AMIA	American Medical Information Association　米国医療情報学会
AML	acute myeloblastic leukemia　急性骨髄芽球性白血病
AML	acute myelocytic leukemia　急性骨髄性白血病
AML	angiomyolipoma　血管筋脂肪腫
AML	anterior mitral leaflet　僧帽弁前尖
AML	renal angiomyolipoma　腎血管筋脂肪腫
AMML, AMMoL	acute myelomonocytic leukemia　急性骨髄単球性白血病
AMoL	acute monocytic leukemia　急性単球性白血病
Amp	ampule　アンプル
AMPK	adenosine monophosphate-activated protein kinase　アデノシン一リン酸(AMP)活性化プロテインキナーゼ　[細胞内のエネルギーバランスの変化を感じるセンサーで，低血糖，運動などで活性化する]
AMR	antimicrobial resistance　抗微生物薬耐性，薬剤耐性
a.m.u.	atomic mass unit　原子質量単位
Amy	amylase　アミラーゼ
AN	acoustic neurinoma　聴神経鞘腫
AN	anorexia nervosa　神経性食欲不振症

ANA	anti-nuclear antibody	抗核抗体
ANCA	antineutrophil cytoplasmic antibody	抗好中球細胞質抗体
ANE	acute necrotizing encephalopathy	急性壊死性脳症
ANF	avascular necrosis of the femoral head	大腿骨頭壊死 =osteo necrosis of the femoral head (ONFH)
Angio.	angiography	血管造影撮影法
ANI	asymptomatic neurocognitive impairment	無症候性神経認知障害 [HIV関連神経認知障害(HAND)の重症度分類]
ANLL	acute non-lymphocytic leukemia	急性非リンパ（球）性白血病
ANN	artificial neural network	人工ニューラルネットワーク
ANS	anterior nasal spine	前鼻棘の尖端点 [セファロの計測点]
Ant.	anterior	前方の
AO, Ao.	aorta	大動脈
AOD	aortic dimension	大動脈径
AOSC	acute obstructive suppurative cholangitis	急性閉塞性化膿性胆管炎
AOSD	adult-onset Still's disease	成人発症スティル病 [自己免疫性炎症性疾患]
AoV	aortic valve	大動脈弁
AP	accelerated phase	移行期 [慢性骨髄性白血病などにおける病期分類]
AP	angina pectoris	狭心症
AP, A→P	anterior-posterior (projection)	前→後(方向)
A-P shunt	arterioportal shunt	肝動脈門脈短絡
A-P window	aortopulmonary window	大動脈肺動脈窓
APA	aldosterone-producing adenoma	アルドステロン産生腺腫
APA	ascending pharyngeal artery	上行咽頭動脈
APC	argon plasma coagulation	アルゴンプラズマ凝固法 [アルゴンプラズマガスと高周波電流により組織を焼灼凝固させる]
APC	atriopulmonary connection	心房肺動脈吻合 [単心室症におけるフォンタン型手術]
APC(B)	atrial premature contraction (beat)	心房性期外収縮
APL	acute promyelocytic leukemia	急性前骨髄（球）性白血病
APMPPE	acute posterior multifocal placoid pigment epitheliopathy	急性後部多発性斑状色素上皮症 [若年者に多くみられる炎症性眼疾患]
appe.	appendectomy	虫垂切除(術) =appendicectomy
appe.	appendicectomy	虫垂切除(術) =appendectomy
APR	abdominoperineal resection	腹会陰式直腸切断術
APRV	airway pressure release ventilation	気道圧開放換気
APS	anterior pararenal space	前腎傍腔
APS	antiphospholipid syndrome	抗リン脂質抗体症候群
APS	autoimmune polyglandular syndrome	自己免疫性多内分泌腺症候群

APT	amide proton transfer　[3T MRIで可能な内因性CESTイメージング]
APTT	activated partial thromboplastin time　活性化部分トロンボプラスチン時間　[血液が凝固するまでの時間を計るもの]
AR	aortic regurgitation　大動脈弁逆流症　＝aortic insufficiency(AI)
Ar	articulare　[頭蓋底下縁の陰影像が下顎枝後縁と交わる点, セファロの計測点]
AR	augmented reality　拡張現実
ARAS	atherosclerotic renal artery stenosis　動脈硬化性腎動脈狭窄症
ARC	area ratio correction　面積比補正
ARCR	arthroscopic rotator cuff repair　関節鏡視下腱板修復術
ARDMD	autosomal recessive type distal muscular dystrophy　常染色体劣性遺伝遠位型ジストロフィー
ARDS	acute respiratory distress syndrome　急性呼吸障害(窮迫)症候群
ARF	acute renal failure　急性腎不全
ARF	acute rheumatic fever　急性リウマチ熱
ARL	AIDS-related lymphoma　[エイズに関係したリンパ腫]
ARMS	antireflux mucosectomy　逆流防止粘膜切除術
ARN	acute retinal necrosis　急性網膜壊死(症)　[桐沢型ぶどう膜炎]
ARONJ	antiresorptive agents-related osteonecrosis of the jaw　骨吸収抑制薬関連顎骨壊死
ARPKD	autosomal recessive polycystic kidney disease　常染色体劣性多発性囊胞腎
ART	adaptive radiation therapy　適応放射線治療　[患者の変化に合わせて, 治療計画を修正する放射線治療]
ART	antiretroviral therapy　抗レトロウイルス療法　[HIVなどの治療に使用]
ART	assisted reproductive technology　生殖補助医療
ARVC	arrhythmogenic right ventricular cardiomyopathy　不整脈原性右室心筋症　[右室心筋の変性が進行し, 右室の拡大や機能不全, 不整脈を呈する疾患]
AS	acoustic shadow　音響陰影　[超音波用語]
AS	ankylosing spondylitis　強直性脊椎炎
AS	aortic stenosis　大動脈弁狭窄症
AS	arteriosclerosis　動脈硬化症
AS	arthroscopy　関節鏡検査
AS	atherosclerosis　粥(じゅく)状硬化症
ASAS	Assessment of Spondyloarthritis International Society　国際脊椎関節炎評価学会
ASC	anterior semicircular canal　前半規管
ASC	anterior subcapsular cataract　前囊下白内障
ASD	atrial septal defect　心房中隔欠損症
ASD	autism spectrum disorder　自閉スペクトラム症
ASDH	acute subdural hematoma　急性硬膜下血腫

ASH	ankylosing spinal hyperostosis　強直性脊椎骨増殖症
ASL	arterial spin labeling　[MR用語．血流の磁化を変化させ，造影剤を用いずにperfusionを測定する方法]
ASLO	antistreptolysin-O　抗ストレプトリジン-O
ASO	Amplatzer septal occluder　アンプラッツァーセプタルオクルーダー（中隔閉鎖栓）　[心房中隔欠損のIVR治療に使用されるデバイス]
ASO	arteriosclerotic obliterans　閉塞性動脈硬化症
ASOC	acute suppurant obstruction cholangitis　急性化膿性閉塞性胆管炎
ASPDA	anterior superior pancreaticoduodenal artery　前上膵十二指腸動脈
ASPECTS	Alberta Stroke Program Early CT Score　[ASPECTS(アスペクツ)．頭部CTでの早期虚血変化（EIC）の評価に用いられる]
ASPS	alveolar soft part sarcoma　胞巣状軟部肉腫　[成人では通常下肢に発生することが多く，女性生殖器官，縦隔，乳腺組織，膀胱，消化管，骨など，さまざまな場所に発生する]
ASR	aortic stenosis + regurgitation　[ASとAR（＝AI）の合併症，軽症のほうを小文字で書く．例）AsR]
AST	antimicrobial stewardship team　抗菌薬適正使用支援チーム
AST	aspartate aminotransferase　アスパラギン酸アミノトランスフェラーゼ　＝glutamic oxaloacetic transaminase（GOT）
Ast	astigmatism　乱視
ASTRO	American Society for Therapeutic Radiology and Oncology米国放射線腫瘍学会
ASV	accessory saphenous vein　副伏在静脈
ASVS	arterial stimulation and venous sampling　[膵インスリノーマの位置を特定するための検査法]
AT	antithrombin　アンチトロンビン
AT	appearance time　アピアランスタイム，出現時間
ATA	anterior tibial artery　前脛骨動脈
ATA	anterior tympanic artery　前鼓室動脈
ATFL	anterior talofibular ligament　前距腓靱帯
ATI	attenuation imaging　[純粋に超音波の減衰を反映した画像]
ATIS	atherothrombosis　アテローム血栓症
ATL	adult T-cell leukemia　成人T細胞白血病
ATLA	adult T-cell leukemia antibody　成人T細胞白血病抗体
ATLL	adult T-cell lymphocytic leukemia　成人T細胞リンパ（球）性白血病
ATM	acute transverse myelitis　急性横断性脊髄炎
ATM	asynchronous transfer mode　非同期転送モード　[音声や画像などのデータ転送方式]
ATN	acute tubular necrosis　急性尿細管壊死
ATS	American Thoracic Society　米国胸部疾患学会
ATS	auriculotemporal syndrome　耳側頭症候群

ATTR-CM	transthyretin amyloid cardiomyopathy　トランスサイレチン型心アミロイドーシス　[高齢者心不全の潜在的原因の一つ]
ATV	anterior tibial vein　前脛骨静脈
AUC	area under the (concentration-time) curve　（薬物血中濃度-時間）曲線下面積
AUL	acute undifferentiated cell leukemia　急性非分類型白血病
Aus	Auskratzung 独 掻爬　[Aus(アウス)，人工妊娠中絶を意味する]
Auto	autologous　自己（由来）の，自家（移植）の
AV	angular vision　角視力
AV	axillary vein　腋窩静脈
A-V block	atrioventricular block　房室ブロック
A-V shunt	arteriovenous shunt　動静脈短絡
AVA	aortic valve area　大動脈弁口面積
AVF	arteriovenous fistula　動静脈瘻
AVG	arteriovenous graft　動静脈グラフト
AVH	acute viral hepatitis　急性ウイルス性肝炎
AVIM	asymptomatic ventriculomegaly with features of iNPH on MRI　MRIでiNPHの特徴を有する無症候性脳室拡大　[脳MRIでiNPH(特発性正常圧水頭症)の所見を認めるが，症候のみられない状態]
AVM	arteriovenous malformation　動静脈奇形
AVNRT	atrioventricular nodal reentrant tachycardia　房室結節リエントリー性頻拍
AVR	aortic valve replacement　大動脈弁置換術
AVRT	atrioventricular reentrant tachycardia　房室リエントリー性頻拍
AVSD	atrioventricular septal defect　房室中隔欠損
AYA	adolescent and young adult　AYA(アヤ)世代　[思春期，若年成人．15〜39歳までを指す]
AZOOR	acute zonal occult outer retinopathy　急性帯状潜在性網膜外層症

B

BI(II)	Billroth I(II) ビルロート I(II)法 [胃切除の方法]
BA	balloon angioplasty バルーン血管形成術 [血管拡張用バルーンカテーテルによるPTA]
BA	basilar artery 脳底動脈
Ba	basion [大後頭孔の前縁上の最下点, セファロの計測点]
Ba	Bauch 圏 腹部 =abdomen(abd., ABD)
BA	biliary atresia 胆道閉鎖症
BA	brachial artery 上腕動脈
BA	brachiocephalic artery 腕頭動脈
BA	bronchial asthma 気管支喘息
BA	buccal artery 頰動脈
BAA	bronchioalveolar adenoma 細気管支肺胞腺腫
BAC	bronchioloalveolar carcinoma 細気管支肺胞上皮癌
BAD	branch atheromatous disease 分枝粥腫病 [分枝粥腫型梗塞]
BAE	bronchial artery embolization 気管支動脈塞栓術
BAI	bronchial arterial infusion (therapy) 経気管支動脈(抗腫瘍剤)注入(療)法
BAL	broncho-alveolar lavage 気管支肺胞洗浄
BAS	balloon atrial septostomy バルーン心房中隔欠損形成術
BAV	percutaneous balloon aortic valvuloplasty 経皮的バルーン大動脈弁形成術
B-b	B-bile 胆囊胆汁 [胆汁にはA, B, Cがあり胆囊の中のものをB-bileという]
BB	bed bath 全身清拭
BB	black blood [MR用語. 血流を低輝度に描出するプレパレーションパルス]
BBB	blood-brain barrier 血液脳関門
BBB	bundle branch block 脚ブロック
BBI	bone bruise image 骨挫傷画像 [dual-energy CTで撮影された, 髄内新鮮出血を画像化したもの]
BBO	broncho-bronchiolitis obliterans 閉塞性気管支・細管支炎
BBT	basal body temperature 基礎体温
BCAA	branched-chain amino acid 分枝鎖アミノ酸
BCE	basal cell epithelioma 基底細胞上皮腫
BCG	Bacillus Calmette-Guérin [弱毒結核生菌免疫にもちいるワクチン]
BCR	bulbocavernosus reflex 球海綿体反射
BCS	battered child syndrome 被虐待児症候群

BCS	Budd-Chiari syndrome　バッド・キアリ症候群　[肝静脈・肝部下大静脈など肝からの静脈流出路の閉塞によって起こる病態の総称]
BCT	breast-conserving therapy　乳房温存療法
BCVA	best-corrected visual acuity　最良矯正視力
BD	Behçet's disease　ベーチェット病　[口腔粘膜のアフタ性潰瘍，外陰部潰瘍，皮膚症状，眼症状を主症状とする全身の炎症性疾患で，寛解と増悪の繰り返しを特徴とする]
BD	Binswanger's disease　ビンスワンガー病　＝subcortical arteriosclerotic encephalopathy(SAE)　[進行性皮質下血管性脳症，脳動脈硬化症の特殊型]
BE	bacterial endocarditis　細菌性心内膜炎
BE	barium enema　バリウム注腸造影法
BE	base excess　塩基過剰
BEMP	bleomycin, endoxan, 6MP, and predonine　ブレオマイシン，エンドキサン，6MP，プレドニン　[悪性リンパ腫の化学療法]
BEP	bleomycin/etoposide/cisplatin(cis-platinum)　ブレオマイシン・エトポシド・シスプラチン(併用療法)　[精巣腫瘍に対する化学療法]
BER	brain stem evoked response　(聴性)脳幹反応
BF	bronchofiberscopy　気管支ファイバースコープ検査
bFGF	basic fibroblast growth factor　塩基性線維芽細胞増殖因子
BFHR	basal fetal heart rate　基礎胎児心拍数
BFT	biceps femoris tendon　大腿二頭筋腱
BG	background　バックグラウンド
BG	biguanide　ビグアナイド薬　[造影剤と同時使用不可]
BG, BCG	bronchocentric granulomatosis　気管支中心性肉芽腫症
BH	body height　身長　＝height(Ht)
BH	breath hold　呼吸停止下
BHC	beam hardening correction　ビームハードニング補正
BHDS	Birt-Hogg-Dubé syndrome　バート・ホッグ・デュベ症候群　[肺囊胞を認め気胸を繰り返し，腎腫瘍，顔面などの皮疹を呈する常染色体優性遺伝性疾患]
BHL	bilateral hilar lymphadenopathy　両側性肺門リンパ腺症
BHP	benign hypertrophy of prostate　(良性)前立腺肥大症　＝benign prostatic hypertrophy(BPH)
BI	biischial diameter　(骨盤出口)横径
BIA-ALCL	breast implant-associated anaplastic large cell lymphoma　乳房インプラント関連未分化大細胞型リンパ腫　[乳房インプラントを用いた乳房再建術や乳房増大術に伴うまれな合併症.T細胞性非ホジキンリンパ腫の一型]
bil.	bilateral　両側の
Bil	bilirubin　ビリルビン
BilIN	biliary intraepithelial neoplasm　胆管内上皮内腫瘍

BiPAP	biphasic(bilevel) positive airway pressure　二相性陽圧呼吸	
BI-RADS	Breast Imaging Reporting and Data System　[ACRが作成したマンモグラフィ, 超音波, MRIについての読影所見と報告書の記載方法を標準化したガイドライン]	
BK	below-the-knee (level)　膝下(領域)　[下肢動脈で使用]	
BK	bullous keratopathy　水疱性角膜症	
BKA	below-knee amputation　下腿切断(術)	
BKP	balloon kyphoplasty　バルーン椎体形成術	
BLI	blue laser imaging　[内視鏡における狭帯域光観察モード]	
BLM	bleomycin　ブレオマイシン　[制癌剤の一つ]	
BLS	basic life support　一次救命処置	
BLUE	bedside lung ultrasound in emergency　[急性呼吸不全などに対する超音波検査プロトコル]	
BM	bowel movement　便通	
BMD	bone mineral density　骨密度(骨塩量)	
BMHP	1-bromomercuri 2-hydroxypropane　ブロムメリソプロール	
BMI	body mass index　ボディマス指数　[肥満度指数, 体容積指数, BMI=体重kg／(身長m)^2]	
BMP	bone morphogenetic protein　骨形成タンパク質	
BMR	basal metabolic rate　基礎代謝率	
BMS	bare metal stent　(薬剤を塗布していない)冠動脈ステント[DES(薬剤溶出性ステント)に対して, 従来使用されてきた金属が裸(bare)の状態のステント]	
BMT	bone marrow transplantation　骨髄移植　[BMT donor　骨髄提供者]	
BNB	blood-nerve barrier　血液神経関門	
BNCT	boron neutron capture therapy　ホウ素中性子捕捉療法[腫瘍細胞に集積させたホウ素と照射される中性子との核反応により, 腫瘍細胞を選択的に破壊する治療法]	
BNP	B-type natriuretic peptide　B型ナトリウム利尿ペプチド　=brain natriuretic peptide(BNP)　[心臓への負荷により, 主に心室から分泌される利尿ホルモン. 当initial, ブタ脳から単離・同定されたため, 脳性ナトリウム利尿ペプチドと呼ばれた]	
BO	bronchiolitis obliterans　閉塞性細気管支炎	
Bo	constant magnetic field　静磁場, 静磁場強度　[MR用語]	
BOLD	blood oxygenation level dependent　[血液中の酸素結合型ヘモグロビン濃度変化によってMRI信号強度が変化する現象. fMRIの原理となっている]	
BOO	bladder outlet obstruction　膀胱出口(部)閉塞　[下部尿路閉塞とほぼ同義]	
BOOP	bronchiolitis obliterans organizing pneumonia　閉塞性細気管支炎器質化肺炎	
BOT	balloon occlusion test　バルーン閉塞試験	
BOT	basal-supported oral therapy　[基礎インスリン経口薬併用療法]	

BP	bisphosphonate ビスホスホネート(製剤) [ビスホスホネートは強力な骨吸収抑制剤で，骨に強い親和性を有し，大部分は骨に沈着するか尿中に排泄される．主に骨粗鬆症治療の第一選択薬であり，悪性腫瘍の骨転移に対する骨合併症の抑制にも用いられる]
BP	blood pressure 血圧
Bp	breast partial resection 乳房部分切除 ＝partial mastectomy
BP	bullous pemphigoid 水疱性類天疱瘡 [皮膚の自己免疫性疾患]
BPA	balloon pulmonary angioplasty バルーン肺動脈形成術 ＝percutaneous transluminal pulmonary angioplasty (PTPA)
BPA	(*p*-)boronophenylalanine [ホウ素中性子捕捉療法(BNCT)に使用される，腫瘍組織に選択的に集積するホウ素(^{10}B)薬剤]
BPD	biparietal diameter 大横径，両頭頂骨間距離
BPD	bronchopulmonary dysplasia 気管支肺形成不全
BPE	background parenchymal enhancement [乳房MRIでみられる背景乳腺の増強効果]
BPH	benign prostatic hyperplasia(hypertrophy) (良性)前立腺肥大症 ＝benign hypertrophy of prostate (BHP)
BPI	brief pain inventory 簡易疼痛質問票
BPL	batho power law 不均質物質補正 [放射線治療計画やRISPECT検査における吸収補正]
bpm	beats per minute [1分間あたりの心拍数]
BPPV	benign paroxysmal positional vertigo 良性発作性頭位めまい症
BPSD	behavioral and psychological symptom of dementia 認知症の行動・心理症状
BPT	bronchial provocation test 気管支誘発試験
Bq	becquerel ベクレル [放射能のSI単位．1 Ci＝3.7×10^{10}Bq，1 Bq＝1 dps]
Br	bridge 橋義歯，ブリッジ
Br	Brust 飂 胸部 ＝breast, chest
BRAO	branch retinal artery occlusion 網膜動脈分枝閉塞(症)
BRB	blood-retinal barrier 血液網膜関門
BRONJ	bisphosphonate-related osteonecrosis of the jaw ビスホスホネート(BP)系薬剤関連顎骨壊死 [骨粗鬆症予防薬であるビスホスホネート系薬剤により，抜歯等によって顎骨壊死が起こるもので，病態生理は明らかでないが，骨代謝回転抑制作用と血管新生抑制作用が考えられている]
B-RTO	balloon-occluded retrograde transvenous obliteration バルーン下逆行性経静脈的塞栓術 [胃静脈瘤の治療法の一つ]
B-RTV	balloon-occluded retrograde transvenous venography バルーン下逆行性静脈造影撮影法
BRVO	branch retinal vein occlusion 網膜静脈分枝閉塞(症)
BS	blood sugar 血糖
BSA	body surface area 体表面積

BSC	best supportive care　ベストサポーティブケア　[がんに対する抗がん剤などの積極的な治療は行わず，症状などを和らげる治療に徹すること]
BSE	bovine spongiform encephalopathy　牛海綿状脳症
BSF	back scatter factor　後方散乱係数
BS(G)	Blutkörperchensenkungsgeschwindigkeit　圏　赤血球沈降反応(赤沈，血沈)　＝erythrocyte sedimentation reaction(ESR)
BSO	bilateral salpingo-oophorectomy　両側卵管卵巣摘除術
BSP	bromosulphalein　ブロムサルファレイン　[肝機能検査試薬]
BT	bite taking　咬合採得
BT	bladder tumor　膀胱腫瘍
BT	bleeding time　出血時間
BT	blood transfusion　輸血
BT	body temperature　体温
BT	brain tumor　脳腫瘍
Bt	total mastectomy　乳房全切除術
BT shunt	Blalock-Taussig shunt　ブラロック・タウシッヒ短絡術　[鎖骨下動脈と肺動脈をつなぐ手術法]
BTK	Bruton's tyrosine kinase　ブルトン型チロシンキナーゼ　[関節リウマチや自己免疫性疾患などの治療にBTK阻害薬が用いられる]
BTS	bradycardia-tachycardia syndrome　徐脈頻脈症候群
BTV	biological target volume　生物学的標的体積
BUdR	5-bromouridin-2-deoxyribose　5-ブロモウリジン-2-デオキシリボース　[放射線の感受性を高める抗腫瘍剤]
BUN	blood urea nitrogen　血中尿素窒素
BUS	breast ultrasonography　乳房超音波検査
BUT, T(F)BUT	tear (film) break-up time　涙膜層破壊時間
BV	bacterial vaginosis　細菌性腟症
BV	basilic vein　尺側皮静脈
BV	brachial vein　上腕静脈
BV	brachiocephalic vein　腕頭静脈
BVAD	biventricular assist device　両心室補助人工心臓　＝biventricular assist system(BVAS)
BVAS	biventricular assist system　両心室補助人工心臓　＝biventricular assist device(BVAD)
BVP	balloon pulmonary valvuloplasty　バルーン肺動脈弁形成術
BVP	percutaneous balloon pulmonary valvuloplasty　経皮的バルーン肺動脈弁形成術
BVS	bioreabsorbable vascular scaffold　生体吸収性スキャフォールド　[以前は生体吸収性ステントと呼ばれていた]
BW	body weight　体重
BWS	Beckwith-Wiedemann syndrome　ベックウィズ・ウィーデマン症候群

C

C	caries　骨瘍，う蝕，う歯
C	clearance　クリアランス
C-CAT	Center for Cancer Genomics and Advanced Therapeutics　がんゲノム情報管理センター
C(x)	cervical vertebra　頸椎　[(x)＝1〜7]
Ca.	cancer　癌，悪性腫瘍
Ca.	carcinoma　癌，悪性腫瘍
CA	catecholamine　カテコールアミン，カテコラミン
CA, Ce	celiac artery　腹腔動脈
Ca. colli, C.C.	carcinoma colli　子宮頸癌　＝cervical carcinoma　[例]C.C. Ib]
Ca. Vent.	carcinoma ventriculi 囵 胃癌　＝gastric cancer(GC), Magenkrebs (MK) 独
CAA	cerebral amyloid angiopathy　アミロイドアンギオパチー[脳血管老化の一種]
CABG	coronary artery bypass graft　冠動脈再建術(移植術)
CABSI	catheter-associated blood stream infection　カテーテル関連血流感染
CACG	chronic angle-closure glaucoma　慢性閉塞隅角緑内障
CACS	celiac artery(axis) compression syndrome　腹腔動脈(起始部)圧迫症候群
CACS	coronary artery calcium score　冠動脈カルシウムスコア[石灰化指数]
CAD	computer-aided diagnosis　コンピュータ支援診断
CAD	coronary artery disease　冠動脈疾患
CADASIL	cerebral autosomal dominant arteriopathy with subcortical infarcts and leukoencephalopathy　皮質下梗塞と白質脳症を伴う常染色体優性脳動脈症　[若年期から大脳白質病変が進行し，中年期からラクナ梗塞を繰り返し，種々の神経症状を呈し，血管性認知症に至る疾患]
CADe	computer-aided detection　コンピュータ支援検出
CAEBV	chronic active Epstein-Barr virus infection　慢性活動性EBウイルス感染症
CAF	cancer-associated fibroblast　癌関連線維芽細胞　[癌間質に存在し，癌の進展に関与する]
CAG	carotid angiography　頸動脈造影撮影法
CAG	coronary angiography　冠動脈造影撮影法
CAH	chronic active hepatitis　慢性活動性肝炎
CAH	congenital adrenal hyperplasia　先天性副腎過形成
CAI	carbonic anhydrase inhibitor　炭酸脱水酵素阻害薬

CAI	chronic ankle instability　慢性足関節不安定症
CAKUT	congenital anomalies of the kidney and urinary tract　先天性腎尿路異常
CAL	coronary artery lesion　冠動脈病変
CALL	common acute lymphocytic leukemia　通常型急性リンパ（球）性白血病
CAM	chorioamnionitis　絨毛膜羊膜炎
CAO	chronic arterial occlusion　慢性動脈閉鎖（閉塞）
Cap	capsule　カプセル剤
CAP	community acquired pneumonia　市中肺炎　[健康人が罹患する肺炎]
CAP	controlled attenuation parameter　[肝脂肪量の測定に用いられる技術]
CAPD	continuous ambulatory peritoneal dialysis　持続的(外来)腹膜透析
Cap(e)OX	capecitabine/oxaliplatin　カペシタビン・オキサリプラチン（併用療法）　[大腸癌の化学療法]
CAPV	congenital absence of the portal vein　先天性門脈欠損症
CAR	cancer-associated retinopathy　癌関連網膜症
CARES	Cardiac Arrest Registry to Enhance Survival　[米国における院外心停止登録]
CART	cell-free and concentrated ascites reinfusion therapy　腹水濾過濃縮再静注法
cART	combination antiretroviral therapy　抗レトロウイルス薬併用療法　[HIV治療法]
CAS	carotid artery stenting　頸動脈ステント留置術
CAS	computer-assisted (aided) surgery　コンピュータ支援外科
CAT	calcified amorphous tumor　[無形性腫瘍性病変. 石灰化結節を伴う非腫瘍性の心臓病変]
cat.	cataract　白内障
CAVB	complete atrioventricular block　完全房室ブロック
CAVC	common atrioventricular canal　共通房室弁口
CAVI	cardio-ankle vascular index　心臓足首血管指数
CBA	congenital bile duct atresia　先天性胆道閉鎖症
CBC	complete blood count　全血球算定　[赤血球, 白血球, 血小板の数, ヘモグロビン濃度, ヘマトクリット数などの測定を行う]
CBCT	cone beam computed tomography　コーンビームCT
CBD	common bile duct　総胆管
CBD	corticobasal degeneration　大脳皮質基底核変性症
CBDCA	carboplatin　カルボプラチン　[頭頸部癌, 肺小細胞癌, 精巣腫瘍, 卵巣癌, 子宮頸癌, 悪性リンパ腫に用いられる抗癌剤. CBDCAは 1,1-cyclobutanedicarboxylateの略]
CBF	cerebral blood flow　脳血流(量)
CBF	coronary blood flow　冠血流(量)
CBS	coronary bypass surgery　冠動脈バイパス術

CBS	corticobasal syndrome	大脳皮質基底核症候群
CBT	compressed breast thickness	圧迫乳房厚
CBT	cord blood transplantation	臍帯血移植
CBT	cortical bone trajectory	皮質骨軌道
CBV	cerebral blood volume	脳血液量
CC	chief complaint	主訴
CC view	cranio caudal view	頭尾方向
CCA	common carotid artery	総頸動脈
CCAM	congenital cystic adenomatoid malformation	先天性囊胞性腺腫様奇形
CCC	cholangiocellular carcinoma	胆管細胞癌
CCC	continuous curvilinear capsulorrhexis	連続円形切囊（術）［白内障手術］
CCD	charge coupled device	電荷結合素子，電荷転送素子
CCD	crossed cerebellar diaschisis	交叉性遠隔性小脳機能障害［大脳半球の病変に起因する対側小脳半球の一過性血流低下］
CCF	carotid cavernous fistula	＝cavernous sinus dural arteriovenous fistula（CS-dAVF）
CCF	chest compression fraction	胸骨圧迫比率　［CPR時，胸骨を圧迫している時間と人工呼吸のためそれを中断する時間との比で，最低でも60％必要］
CCF	compression control function	圧迫制御機能　［マンモグラフィの圧迫時の痛み軽減を目的とした機能］
CCM	cerebral cavernous malformation	脳海綿状奇形 ＝cavernous hemangioma
CCMA	caseous calcification of the mitral annulus	乾酪性僧帽弁輪石灰化
CCPD	combined central and peripheral demyelination	中枢・末梢連合脱髄症　［末梢神経と中枢神経の両方に炎症性脱髄をきたす］
CCR	concurrent chemoradiation	放射線化学同時併用療法
CCRT	concurrent chemoradiotherapy	化学療法併用放射線治療（療法）
CCS	chronic coronary syndrome	慢性冠症候群
CCS	Cronkhite-Canada syndrome	クロンカイト・カナダ症候群　［原因不明の消化管ポリポーシス（多発性ポリープ）を呈する非遺伝性症候群．日本人男性に多く，中年以降に発症］
CCTA	coronary computed tomography angiography	冠動脈CT造影検査
CCU	coronary care unit	冠動脈疾患集中治療部
CD	contact dermatitis	接触皮膚炎　［かぶれ］
CD	Crohn's disease	クローン病　［限局性回腸炎］
CD	cystic duct	胆囊管
CDDP	*cis*-diamminedichloroplatinum	シスジアミンジクロロプラチナム ＝cisplatin

CDER	Center for Drug Evaluation and Research　医薬品評価研究センター　[米国食品医薬品局(FDA)下の組織]
CDH	congenital diaphragmatic hernia　先天性横隔膜ヘルニア
CDH	congenital dislocation of the hip joint　先天性股関節脱臼 ＝luxatio coxae congenita(LCC)
CDI	Clostridioides(Clostridium) difficile infection　クロストリディオイデス(クロストリジウム)・ディフィシル感染症　[下痢や腸炎をきたす]
CDR	collimator detector response　[RIにおける画像補正法の一つ]
C/D ratio	cup/disc ratio　陥凹乳頭比
CE	capsule endoscopy　カプセル内視鏡検査
Ce	cervical esophagus　頸部食道
CE	contrast enhancement　[造影剤によるコントラストの強調(増強)]
CE	rad conversion factor　ラド変換係数
CE, CLE	centrilobular emphysema　小葉中心性肺気腫
CEA	carcinoembryonic antigen　胎児性癌抗原
CEA	carotid endarterectomy　頭部内頸動脈内膜剥離術　[内頸動脈狭窄症における治療法の一つ]
CEA	congenital esophageal atresia　先天性食道閉鎖症
CEC	central echo complex　腎中心部エコー
CEP	chronic eosinophilic pneumonia　慢性好酸球肺炎
CEPS	congenital extrahepatic portosystemic shunt　先天性肝外門脈体循環短絡症
CESM	contrast-enhanced spectral mammography　造影マンモグラフィ
CEST	chemical exchange saturation transfer　[MRIでのプロトン交換が起こる現象]
CEUS	contrast-enhanced ultrasonography　造影超音波検査
CF	cardiac failure　心不全
CF	colonofiberscope　大腸ファイバースコープ
CF	concentration factor　濃縮係数
CFA	common femoral artery　総大腿動脈
CFAE	complex fractionated atrial electrogram　[心房細動時に発生する心内電位]
CFD	computational fluid dynamics　数値流体力学　[IVRなどに応用される解析法]
CFL	calcaneofibular ligament　踵腓靭帯
CFR	coronary flow reserve　冠動脈血流予備能　[CFRが2.0未満の場合，微小循環障害の疑い]
CFV	common femoral vein　総大腿静脈
CG	cystography　膀胱造影撮影法
CGA	comprehensive geriatric assessment　高齢者総合評価
CGD	chronic granulomatous disease　慢性肉芽腫症
CGI	coincidence gamma camera imaging　[同時計数回路を用いたガンマカメラによるポジトロン核種の撮像法]

CGL	chronic granulocytic leukemia 慢性顆粒球性白血病
CGM	continuous glucose monitoring 持続血糖測定
CGN	celiac ganglia neurolysis 腹腔神経節ブロック(融解術)
CGN	chronic glomerulonephritis 慢性糸球体腎炎
ch	channel チャンネル
CH	chronic hepatitis 慢性肝炎
CH	cisternal herniation 脳槽ヘルニア(嵌頓)
CHA	common hepatic artery 総肝動脈
CHA	congenital hypoplastic anemia 先天性低形成貧血
CHCC	Chapel Hill Consensus Conference Nomenclature of Vasculitides Chapel Hill Consensus Conference分類 ［2012年に改訂され(CHCC 2012), 血管炎を定義・分類する］
CHD	common hepatic duct 総肝管
CHD	congenital heart disease 先天性心疾患
CHD	coronary heart disease 冠動脈性心疾患
CHDF	continuous hemodiafiltration 持続的血液濾過透析
CHE	chronic hepatic encephalopathy 慢性肝性脳症
Chem sat.	chemical shift saturation ［Chem sat(ケミサット), MR用語. 脂肪または水分の信号強度を抑制する撮像法］
CHESS	chemical shift selective (imaging) 化学シフト選択(法) ［MR用語. 脂肪抑制画像を得る方法の一つ］
CHF	chronic heart failure 慢性心不全
CHF	congenital heart failure 先天性心不全
CHF	congenital hepatic fibrosis 先天性肝線維化症
CHF	congestive heart failure うっ血性心不全
CHF	continuous hemofiltration 持続血液濾過
cHL	classical Hodgkin lymphoma 古典的ホジキンリンパ腫
CHL	coracohumeral ligament 烏口上腕靱帯
CHOP	cyclophosphamide, hydroxydoxorubicin (adriamycin), oncovin (vincristine), prednisolone シクロホスファミド, ヒドロキシドキソルビシン(アドリアマイシン), オンコビン(ビンクリスチン), プレドニゾロン ［悪性腫瘍の混合化学療法で4種の薬品の頭文字の略］
CHR	chemotherapy, hyperthermia, radiation 化学, 温熱, 放射線療法
CHUSI	chronic hemorrhagic ulcers of the small intestine 小腸の慢性出血性潰瘍
CI	cardiac index 心係数, 心指数 ［CI＝心拍出量(CO)／体表面積］
CI	cerebral infarction 脳梗塞
CI	confidence interval 信頼区間
CIA	common iliac artery 総腸骨動脈
CIC	clean intermittent (self-)catheterization 清潔間欠(自己)導尿

CIDP	chronic inflammatory demyelinating polyradiculoneuropathy 慢性炎症性脱髄性多発神経根神経症
CIH	chronic inactive hepatitis　慢性非活動性肝炎
CIN	contrast (media)-induced nephropathy　造影剤腎症
CIO	chief information officer　最高情報責任者
CIS	carcinoma in situ　上皮内癌
CIV	common iliac vein　総腸骨静脈
CIX	circumflex　回旋
CJD	Creutzfeldt-Jakob disease　クロイツフェルト・ヤコブ病
CJS	Creutzfeldt-Jakob syndrome　クロイツフェルト・ヤコブ症候群
CK	creatine kinase　クレアチンキナーゼ　＝creatine phosphokinase(CPK)
CKD	chronic kidney disease　慢性腎臓病
CKD-MBD	chronic kidney disease-mineral and bone disorder　慢性腎臓 病に伴う骨ミネラル代謝異常症
CL	cleft lip　口唇裂
CL	contact lens　コンタクトレンズ
CLA	cleft lip and alveolus　口唇顎裂
CLA	cutaneous leukocytoclastic angiitis　皮膚白血球破砕性血管炎
CLBBB	complete left bundle branch block　完全左脚ブロック　[心電 図上でQRS幅延長が0.12秒以上あれば完全脚ブロックとなる]
CLD	chronic liver disease　慢性肝疾患
CLEAR	constant level appearance　[MR用語. コイルの感度マップを 作成することで感度補正を行う技術]
CLI	critical limb ischemia　重症下肢虚血
CLL	chronic lymphocytic leukemia　慢性リンパ球性白血病
CLP	cleft lip and palate　口唇口蓋裂
CM	cardiomyopathy　心筋症
CM joint	carpal-metacarpal joint　中手骨-手根骨関節
CMBs	cerebral microbleeds　脳微小出血
CMC	closed mitral commissurotomy　非直視下僧帽弁交連切開術
CMD	congenital muscular dystrophy　先天性筋発育異常症
CMD	coronary microvascular dysfunction　冠微小循環障害
CML	chronic myeloblastic leukemia　慢性骨髄(芽)球性白血病
CML	chronic myelocytic leukemia　慢性骨髄性白血病
CMMoL	chronic myelomonocytic leukemia　慢性骨髄単球性白血病
CMR	cardiovascular magnetic resonance imaging　心臓MRI
CMRGL	cerebral metabolic ratio of glucose　脳グルコース消費量
CMRO₂	cerebral metabolic ratio of O₂　脳酸素消費量
CMV	cytomegalovirus　サイトメガロウイルス　[伝染性単核球症の 発症原因となるウイルスの一つ. ヘルペスウイルス科に属する DNAウイルス]
CN	cardiac neurosis　心臓神経症
CN	caudate nucleus　尾状核

CN	cochlear nerve　蝸牛神経
CN	cranial nerve　脳神経
CNB	core needle biopsy　経皮的針生検法
CNN	convolutional neural network　畳み込みニューラルネットワーク ［深層学習（ディープラーニング）のモデルの一つ．画像認識において有効］
CNR	contrast to noise ratio　コントラスト・ノイズ比
CNS	central nervous system　中枢神経系
CNS	Certified Nurse Specialist　専門看護師
CNSDC	chronic nonsuppurative destructive cholangitis　慢性非化膿性破壊性胆管炎
CO	cardiac output　心拍出量
Co	caries observation　要観察歯
CoA, Co/Ao	coarctation of the aorta　大動脈縮窄症（狭窄症）
COI	conflict of interest　利益相反　［研究に影響を与えるバイアスが存在する状態をいい，金銭的および非金銭的な利害関係が含まれる］
COLD	chronic obstructive lung disease　慢性閉塞性肺疾患　＝ chronic obstructive pulmonary disease (COPD)
COP	cryptogenic organizing pneumonia　特発性器質化肺炎
COP	cyclophosphamide, oncovin (vincristine), prednisolone　シクロホスファミド，オンコビン（ビンクリスチン），プレドニゾロン　［悪性腫瘍の混合化学療法で3種の薬品の頭文字の略］
COPD	chronic obstructive pulmonary disease　慢性閉塞性肺疾患 ＝chronic obstructive lung disease (COLD)
COR	conditioned orientation response audiometry　条件詮索反応聴力検査
corrected TGA	corrected transposition of the great arteries　修正大血管転位症
COVID-19	coronavirus disease 2019　［WHOによる新型コロナウイルス感染症の正式名称］
CP	cardioplegia　心停止法
CP	cavity preparation　窩洞形成
CP	cerebral palsy　脳性麻痺
CP	constrictive pericarditis　収縮性心膜炎　［心膜の線維性肥厚や心臓と心外膜との癒着により心臓の拡張が障害される進行性の疾患］
CP	cor pulmonale　肺性心
CP angle	cerebellopontine angle　小脳橋角
CPA	costophrenic angle　肋横角
CPAAA	cardiopulmonary arrest immediately after arrival　来院直後心肺停止
CPAM	congenital pulmonary airway malformation　先天性肺気道奇形［肺嚢胞性疾患の概念の一つ］
CPA(OA)	cardiopulmonary arrest (on arrival)　（来院時）心肺停止

CPAP	continuous positive airway pressure　持続的気道陽圧（呼吸）
CPB	cardiopulmonary bypass　心肺バイパス　［人工心肺による体外循環］
CPBA	competitive protein binding analysis　競合タンパク結合分析法
CPCR	cardiopulmonary cerebral resuscitation　心肺脳蘇生法
CPD	cephalopelvic disproportion　児頭骨盤不均衡
CPE	carbapenemase-producing *Enterobacteriaceae*　カルバペネマーゼ産生腸内細菌科細菌
CPE	chronic pulmonary emphysema　慢性肺気腫
CPEO	chronic progressive external ophthalmoplegia　慢性進行性外眼筋麻痺
CPFE	combined pulmonary fibrosis and emphysema　気腫合併肺線維症
CPH	chronic persistent hepatitis　慢性持続性肝炎
CPK	creatine phosphokinase　クレアチンホスホキナーゼ　＝creatine kinase（CK）
CPM	central pontine myelinolysis　橋中心部脱髄疾患
CPM	continuous passive motion　持続的他動運動
cpm	count per minute　カウント／分
CPMP	Committee for Proprietary Medicinal Products　（欧州共同体）専売医薬品委員会
CPN	celiac plexus neulolysis　腹腔神経叢ブロック（融解術）
CPPA	chronic progressive pulmonary aspergillosis　慢性進行性肺アスペルギルス症
CPPD	calcium pyrophosphate dihydrate crystal deposition disease　ピロリン酸カルシウム沈着症
CPR	cardiopulmonary resuscitation　心肺蘇生
CPR	curved planar reconstruction　曲面多断面再構成　［curved multiplanar reconstruction（curved MPR）とも呼ばれる］
CPS	cholangiopancreatoscope　胆膵管鏡
CPS	complex partial seizure　複合部分的急発作
CPSS	Cincinnati Prehospital Stroke Scale　シンシナティ病院前脳卒中スケール　［病院前脳卒中スケールの一つ］
CPSS	congenital portosystemic shunt　先天性門脈体循環短絡症
CPU	central processing unit　中央演算処理装置
CQI	continuous quality improvement　継続的質改善
CR	complete remission　完全寛解
CR	complete response　完全奏効
CR	composite resin　コンポジットレジン　［歯科用材料］
CR	computed radiography　コンピュータX線撮影
Cr	creatinine　クレアチニン
CRBBB	complete right bundle branch block　完全右脚ブロック　［心電図上でQRS幅延長が0.12秒以上あれば完全脚ブロックとなる］

CRE	carbapenem-resistant *Enterobacteriaceae*　カルバペネム耐性腸内細菌科細菌
CRE	cumulative radiation effect　放射線蓄積効果
CRF	chronic renal failure　慢性腎不全
CRL	crown rump length　(胎児)頭殿長　[超音波検査で妊娠週数の確定に用いられる]
CRM	circumferential resection margin　環状側切除断端
CRMO	chronic recurrent multifocal osteomyelitis　慢性再発性多中心性骨髄炎
CRO	contract research organization　医薬品開発業務受託機関
CRP	C-reactive protein　C反応性タンパク
CRPC	castration-resistant prostate cancer　去勢抵抗性前立腺癌
CRPS	complex regional pain syndrome　複合性局所疼痛症候群
CRRT	continuous renal replacement therapy　持続的腎代替療法
CRT	cardiac resynchronization therapy　心臓再同期療法　[両心室ペーシングにより心機能を改善させる手法]
CRT	cathode ray tube　陰極線管(モニタ)
CRTD	cardiac resynchronization therapy defibrillator　心臓再同期療法除細動器　[両心室ペーシング機能をもつ埋め込み型除細動器]
CRVO	central retinal vein occlusion　網膜中心静脈閉塞症
Cs	center split　中央遮蔽
CS	cervical spondylosis　頸椎症
CS	cesarean section　帝王切開術　＝c-section
CS	clinical stage　臨床的病期
CS	colonoscopy　大腸内視鏡検査
CS	compressed sensing　圧縮センシング　[MR用語．高速撮像につながる画像再構成法]
CS	coronary sinus　冠静脈洞
CSA	coronary spastic angina　冠攣縮性狭心症　＝vasospastic angina(VSA)[夜間から早朝にかけて発症することが多く，安静時にも認められる]
cSAH	cortical/convexity subarachnoid hemorrhage　皮質または円蓋部のくも膜下出血
CSAHS	central sleep apnea hypopnea syndrome　中枢性睡眠時無呼吸低呼吸症候群
CSAS	central sleep apnea syndrome　中枢性睡眠時無呼吸症候群
CS-dAVF	cavernous sinus dural arteriovenous fistula　海綿静脈洞部硬膜動静脈瘻　＝carotid cavernous fistula(CCF)
CSDF	color standard display function　カラー標準表示関数　[DICOM規格のGSDFをカラーに拡張した提案の一つ]
CSDH	chronic subdural hematoma　慢性硬膜下血腫
CSF	cerebrospinal fluid　脳脊髄液
CSI	chemical shift imaging　[MR用語．共鳴周波数ごとの画像]

CSII	continuous subcutaneous insulin infusion　持続皮下インスリン注入療法	
CSM	cerebrospinal meningitis　脳脊髄膜炎	
CSM	cervical spondylotic myelopathy　頚椎症性脊髄症	
CSP	cold snare polypectomy　コールドスネアポリペクトミー　［大腸ポリープ切除手技］	
CSR	cervical spondylotic radiculopathy　頚椎症性神経根症	
CSR	clinical study report　治験総括報告書	
CSR	coronary sinus rhythm　冠静脈洞調律	
CSS	Churg-Strauss syndrome　チャーグ・ストラウス症候群＝eosinophilic granulomatosis with polyangiitis(EGPA), allergic granulomatous angiitis(AGA)　［現在は好酸球性多発血管炎性肉芽腫症(EGPA)と呼ばれる］	
CT	computed tomography　コンピュータ断層撮影	
CTA	computed tomography arteriography　CT動脈造影	
CTA	cor triatriatum　三心房心	
CT-AEC	computed tomography auto exposure control　CT自動露出機構	
CTAP	computed tomography during arterial portography　経動脈性門脈造影下CT	
CTC	computed tomography colonography　大腸CT検査	
CTCA	computed tomography coronary angiography　CT冠動脈造影	
CTCL	cutaneous T-cell lymphoma　皮膚T細胞リンパ腫	
CTDI	computed tomography dose index　CT線量指数　［CT被ばく線量の指標の一つ］	
CTDIvol	volume computed tomography dose index　［CT被ばく線量の指標の一つ］	
CTE	computed tomography enterography　CTエンテログラフィ［MDCTを用いた小腸を目的とした消化管の検査方法］	
CTEPH	chronic thromboembolic pulmonary hypertension　慢性血栓塞栓性肺高血圧症　［慢性肺血栓塞栓症に肺高血圧症が合併しているもの］	
CTG	cardiotocography(―gram)　胎児心拍数陣痛図	
CTG	computed tomography gastrography　胃CT検査	
CTHA	computed tomography during hepatic arteriography　肝動脈造影下CT	
CTI	cavotricuspid isthmus　下大静脈三尖弁輪間峡部　［心房粗動において，線状焼灼術を行う部位］	
CTM	computed tomography myelography　CT脊髄造影	
CTO	chronic total occlusion　慢性完全閉塞	
CTP	computed tomography perfusion　CT灌流画像	
CTPV	cavernous transformation of the portal vein　門脈海綿状変形	
CTR	cardiothoracic ratio　心胸郭比	
CTS	carpal tunnel syndrome　手根管症候群	

CTSI	computed tomography severity index　［CT所見に基づく急性膵炎の重症度判定］
CTU	computed tomography urography　CT尿路造影
CTV	clinical target volume　臨床的標的体積　［GTV（肉眼的腫瘍体積）に加えて潜在的な腫瘍の存在が考えられる領域］
CTX	cerebrotendinous xanthomatosis　脳腱黄色腫症
CUG	cystourethrography　膀胱尿道造影法
CV	cephalic vein　橈側皮静脈
CVA	cerebrovascular accident　脳血管障害
CVA	cerebrovascular attack　脳血管発作
CVA	costovertebral angle　肋骨脊柱角
CVC	central venous catheter　中心静脈カテーテル
CVD	cerebrovascular disease　脳血管障害
CVD	chronic venous disorder　慢性静脈疾患
CVD	combined valvular disease　連合弁膜症
CVD-IP	collagen vascular disease-associated interstitial pneumonia　膠原病関連間質性肺炎
CVH	combined ventricular hypertrophy　両室肥大
CVI	chronic venous insufficiency　（下肢）慢性静脈不全症
CVID	common variable immunodeficiency　分類不能型免疫不全症［後天性低 γグロブリン血症］
CVP	central venous pressure　中心静脈圧
CVR	cerebrovascular reactivity　脳血管反応性　［血管拡張因子の投与・負荷による「安静時脳血流量に対する脳血流量増加率（%）」と定義される］
cw	channel width　チャンネル幅
cw	continuous wave　連続波
Cx	cervix　子宮頸部
Cx	circumflex artery　回旋枝　［冠動脈］
CXP	chest X-ray photograph　胸部X線写真
CXPA	carcinoma ex pleomorphic adenoma　多形腺腫由来癌
CXR	chest X-ray　胸部X線
CyA	cyclosporine A　シクロスポリンA

D

3D-CRT	three-dimensional comformal radiation therapy 三次元原体照射	
3D-CTA	three-dimensional computed tomographic angiography 三次元CT血管撮影	
3D-QALAS	3D-quantification using an interleaved Look-Locker acquisition sequence with a T_2 preparation pulse [synthetic MRIの3Dシーケンス]	
3D-SAS	three-dimensional surface anatomical scanning [MRIによる脳表および脳表在静脈の3次元画像]	
3D-SSP	three-dimensional stereotactic surface projection 三次元定位脳表面投射法	
4D-PACK	4D MR angiography based on with pseudo-continuous arterial spin labelling combined with CENTRA-keyhole and view sharing [非造影MR血管DSA]	
DAB	diffuse aspiration brochiolitis びまん性誤嚥性細気管支炎	
DAD	diffuse alveolar damage びまん性肺胞損傷	
DAH	diffuse alveolar hemorrhage びまん性肺胞出血	
DAI	diffuse axonal injury びまん性軸索損傷	
DAP	dose area product 面積線量	
DAPT	dual antiplatelet therapy 抗血小板薬2剤併用療法 [狭心症, 心筋梗塞時に行う薬物療法]	
DAT	dopamine transporter ドパミン輸送体	
DAVF	dural arterio venous fistula 硬膜動静脈瘻	
DB	dark band ダークバンド [CTのアーチファクト, ダークバンドアーチファクト]	
dB	decibel デシベル [常用対数で表す減衰率の単位]	
DB	deep burn 皮下熱傷, Ⅲ度熱傷	
DBA	deep brachial artery 上腕深動脈	
dB/dt	[MR用語. 単位時間あたりの磁場変動率]	
DBE	double balloon endoscopy ダブルバルーン内視鏡	
DBI	diffuse brain injury びまん性脳損傷	
DBP	diastolic blood pressure 拡張期血圧	
DBS	deep brain stimulation 脳深部刺激療法	
DBT	digital breast tomosynthesis デジタルブレストモシンセシス [任意の高さ裁断面を再構成する撮影技術]	
DC	descending colon 下行結腸	
DC	detachable coil 離脱型コイル	
DC	differentiated carcinoma 分化型癌	
D&C	dilatation and curettage 拡張と掻爬 [子宮内容除去術]	
DC	dressing change 包帯交換(包交)	

DC cardioversion	direct-current cardioversion　直流カルディオバージョン
DCA	directional coronary atherectomy　冠動脈アテローム切除術 ［冠動脈の細くなった部分から，アテロームを選択的に切り出す方法］
DCB	drug-coated balloon　薬剤被覆バルーン　=drug-eluting balloon(DEB)　［バルーンに塗布された薬剤をバルーン拡張により血管壁に移行させ，再狭窄を抑制する］
DCF	digital compensation filter　デジタル補償フィルタ
DCIS	ductal carcinoma in situ　非浸潤性乳管癌
DCM	dilated cardiomyopathy　拡張型心筋症
DCNN	deep convolution neural network　畳み込みニューラルネットワーク　［画像認識における深層学習の一手法］
DCO	distal clavicular osteolysis　鎖骨遠位端骨溶解症
DCR	dacryocystorhinostomy　涙嚢鼻腔吻合術
DCR	dynamic chest radiography　胸部X線動態撮影法
DCRV	double chambered right ventricle　右室二腔心
DCS	damage control surgery　ダメージコントロール手術
DCT	decentralized clinical trial　分散型治験
DCXR	dynamic chest radiography　［動画対応FPDを用いた肺機能X線イメージング］
DD	D-dimer　Dダイマー　［フィブリン溶解現象の検査］
DDB	deep dermal burn　真皮深層熱傷，深達性Ⅱ度熱傷
DDE	double diffusion encoding　［1回の撮像中にMPGを2回印加する方法］
DDH	developmental dysplasia of the hip　発育性股関節形成不全
D&E	dilatation and evacuation　拡張と吸引　［子宮内容除去術］
DE	dose equivalent　線量当量
DEA	Drug Enforcement Administration　米国麻薬取締局
DEB	drug-eluting balloon　薬剤溶出性バルーン　=drug-coated balloon(DCB)
DECT	dual-energy computed tomography　［同一の対象を2つの異なるエネルギーをもつX線で撮影するCT撮影法］
DES	drug-eluting stent　薬剤溶出性ステント　［免疫抑制剤シロリムスあるいは抗癌剤パクリタキセルでステントを覆った製品］
DESH	disproportionately enlarged subarachnoid-space hydrocephalus クモ膜下腔の不均衡な拡大を伴う水頭症
DEXA, DXA	dual-energy X-ray absorptiometry　2種エネルギーX線吸収測定法　［骨塩定量の一手法］
DF	decontamination factor　除染係数
DF	defibrillation　除細動
DF	digital fluorography　デジタル透視撮影法
DF	distribution factor　分布係数
DFA	deep femoral artery　大腿深動脈
DFI	detective flow imaging　［超音波検査における血流の低流速高分解能表示法］

DFOV	display field of view　表示視野
DFPP	double filtration plasmapheresis　二重膜濾過血漿交換
DFS	disease-free survival　無病生存率
DFSP	dermatofibrosarcoma protuberans　隆起性皮膚線維肉腫
DFV	deep femoral vein　大腿深静脈
DG	distal gastrectomy　幽門側胃切除術
DGE	delayed gastric emptying　胃排出能遅延
DHP	direct hemoperfusion　直接血液灌流, 直接血液吸着　[血液浄化療法の一つ]
DI	diabetes insipidus　尿崩症
DIBH	deep inspiration breath hold　深吸気息止め(照射)
DIC	disseminated intravascular coagulation(coagulopathy)　播種性血管内凝固(症候群)
DIC	drip infusion cholecystocholangiography　点滴静注胆嚢胆管造影撮影法
DIC	drug-induced colitis　薬剤性大腸炎
DICOM	Digital Imaging and Communication in Medicine　ダイコム　[医療デジタル画像と通信の規格でACR-NEMA規格第3版]
DIDP	drip infusion diuretic pyelography　点滴注入利尿腎盂造影法
DIEP flap	deep inferior epigastric perforator flap　深下腹壁動脈穿通枝皮弁
DIHS	drug-induced hypersensitivity syndrome　薬剤性過敏症症候群
DIP	desquamative interstitial pneumonia　剥離型間質性肺炎
DIP	drip infusion pyelography　点滴静注腎盂造影法
DIPG	diffuse intrinsic pontine glioma　びまん性橋膠腫
DIP(J)	distal interphalangeal joint　遠位指節間関節
DIR	deformable image registration　[非剛体レジストレーション, 画像のズレの補正に使用]
DIR	double inversion recovery　ダブル インバージョン リカバリー　[MR用語. 2つのTIを用いることから, 2つの異なるT₁値を有する組織の信号を抑制することができる]
dis.	discharge　退院　⊠ admission　入院
DISH	diffuse idiopathic skeletal hyperostosis　汎発性特発性骨増殖症
DIV	drip infusion in vein　点滴静脈注射　＝intra venous drip (IVD)
DKA	diabetic ketoacidosis　糖尿病性ケトアシドーシス
DKD	diabetic kidney disease　糖尿病性腎臓病
DKI	diffusional kurtosis imaging　拡散尖度画像　[MRIの拡散強調画像(diffusion image)の一種で, 分布が均一でないと仮定した計算による画像]
DL	deep learning　深層学習, ディープラーニング　[機械学習の一つ]
DLB	dementia with Lewy bodies　レビー小体型認知症

DLBCL	diffuse large B-cell lymphoma	びまん性大細胞型B細胞性リンパ腫
DLco	diffusing capacity of the lung for carbon monoxide	肺一酸化炭素拡散能
DLD	demyelinating leukodystrophy	脱髄性白質ジストロフィー
DLE	discoid lupus erythematosus	円板状紅斑性狼瘡，円板状エリテマトーデス
DLP	dose-length product	線量長さ積　[CTの被ばく線量指標，$DLP = CTDIvol (mGy) \times L (cm)$]
DLPD	diffuse lymphocytic poorly differentiated non-Hodgikin	びまん性リンパ球性低分化ノンホジキン
DLR	deep learning reconstruction　[深層学習を用いた，SNRを向上させる画像再構成技術]	
DLST	drug-induced lymphocyte stimulation test	薬剤リンパ球刺激試験
DM	dermatomyositis	皮膚筋炎
DM	diabetes mellitus	糖尿病
DMA	direct memory access	ダイレクトメモリーアクセス　[コンピュータ用語．メモリの内容を直接転送する専用LSI]
DMAT	Disaster Medical Assistant Team	災害派遣医療チーム　[災害の急性期(48時間以内)に活動できる機動性を有する，トレーニングを受けた医療チーム]
DMP	dystrophia musculorum progressiva　⑦　進行性筋発育異常症	
DMSA	dimercaptosuccinic acid	ジメルカプトコハク酸
DN	diabetic neuropathy	糖尿病性ニューロパチー(神経障害)
DN	dysorexia nervosa	神経性食欲欠乏
DNA	deoxyribonucleic acid	デオキシリボ核酸　[生物の遺伝子を構成している高分子化合物]
DNAR	do not attempt resuscitation	蘇生拒否，蘇生不要　= do not resuscitate (DNR)　[終末期医療の患者において心肺停止状態になっても蘇生法を行わないという意思表示]
DNR	do not resuscitate	蘇生拒否，蘇生不要　= do not attempt resuscitation (DNAR)　[終末期医療の患者において心肺停止状態になっても蘇生法を行わないという意思表示]
DNT	dysembryoplastic neuroepithelial tumor	胚芽異形成性神経上皮腫瘍
do	同じ　[dittoの略，do処方=前回と同じ処方]	
DOA	dead on arrival	到着死
DOAC	direct oral anticoagulant	直接経口抗凝固薬　[≒非ビタミンK拮抗経口抗凝固薬　non-vitamin K antagonist oral anticoagulant (NOAC)]
DOMS	delayed onset muscle soreness	遅発性筋痛
DORV	double outlet right ventricle	両大血管右室起始(症)

DOTS	directly observed treatment, short-course　直接監視下短期化学療法	
DP	distal pancreatectomy　膵体尾部切除術	
DPA	dorsalis pedis artery　足背動脈　＝dosal artery of foot	
DPB	diffuse panbronchiolitis　びまん性汎(呼吸)細気管支炎	
DPC	Diagnosis Procedure Combination　診断群分類	
DPHCT	double-phase helical computed tomography　二時相らせん(ヘリカル)CT	
DPI	dry powder inhaler　ドライパウダー吸入器	
DPL	diagnostic peritoneal lavage　診断的腹腔洗浄	
DPM	diffusion-perfusion mismatch　[MRIの拡散強調画像(diffusion image)と灌流画像(perfusion image)を比較して，脳血流は低下しているが，まだ脳梗塞になっていない部分]	
DPOAE	distortion-product otoacoustic emission　歪成分耳音響放射	
DPPHR	duodenum preserving pancreatic head resection　十二指腸温存膵頭切除術	
DQE	detective quantum efficiency　量子検出効率	
DR	diabetic retinopathy　糖尿病網膜症	
DR	digital radiography　デジタルX線撮影法	
DRAM	dynamic random-access memory　[半導体記憶素子の一つ]	
DRE	digital rectal examination　直腸診による前立腺触診	
DRF	dose reduction factor　線量減少率	
DRG(s)	Diagnosis Related Group(s)　疾病分類	
DRL	diagnostic reference level　診断参考レベル	
DRPLA	dentatorubral-pallidoluysian atrophy　歯状核赤核淡蒼球ルイ体萎縮症	
DRR	digital reconstructed radiography　デジタル再構成(シミュレーション)画像	
DRS	discharge readiness score　[患者をICUから退床させた場合に，48時間以内に死亡する，あるいは再入床する確率]	
DRUJ	distal radioulnar joint　遠位橈尺関節	
DS	Down's syndrome　ダウン症候群	
DSA	digital subtraction angiography　デジタルサブトラクション血管造影撮影法	
DSC	Dice similarity coefficient　ダイス係数　[2つの集合の類似度を測る指標]	
DSC-MRI	dynamic susceptibility contrast MRI　[MRIでGd造影剤を用いた脳血流測定]	
DSD	detrusor sphincter dyssynergia　排尿筋括約筋協調不全	
DST	dexamethasone suppression test　デキサメタゾン抑制試験　[クッシング症候群に対する試験]	
DST	double-stapling technique　ダブルステープリングテクニック　[結腸手術における術式]	
DSWMH	deep and subcortical white matter hyperintensity　(大脳)深部皮質下白質病変	

205

D-TGA	dextro-transposition of the great arteries	右旋性大血管転位
DTI	diffusion tensor imaging	拡散テンソル画像 ［MR用語］
DTPA	diethylentriaminepentaacetic acid	ジエチレントリアミン五酢酸
DTT	dithiothreitol	ジチオスレイトール
DU	duodenal ulcer	十二指腸潰瘍
DuI	decubital ulcer	褥瘡性潰瘍
DV	domestic violence	ドメスティックバイオレンス ［パートナーなどの親密な関係にある(あった)カップルの間での暴力］
D-V (proj)	dorso-ventral (projection)	背腹(方向)
DVA	developmental venous anomaly	(発生学的)静脈性血管奇形
DVF	displacement vector field	変位ベクトル場
DVH	dose volume histogram	線量体積ヒストグラム
DVT	deep vein thrombosis	深部静脈血栓症
DW	dry weight	ドライウェイト
DWI	diffusion-weighted imaging	拡散強調画像 ［MR用語］
DWIBS	diffusion-weighted whole-body imaging with background suppression	背景抑制広範囲拡散強調画像 ［DWIBS(ドゥイブス)法. 拡散強調画像を全身に用い, 細胞内の水分子のブラウン運動をMRIで可視化するもの］
DWP	dose width product	線積分線量
Dx	diagnosis	診断
DX	digital transformation	デジタルトランスフォーメーション ［デジタル変革. デジタル技術を社会に浸透させて人々の生活をより良いものへと変革すること］

E

Ea	abdominal esophagus	腹部食道
EAP	effort angina pectoris	労作性狭心症
EAT	epicardial adipose tissue	心外膜（下）脂肪組織
EATL	enteropathy-associated T-cell lymphoma	腸管症型T細胞リンパ腫
EBD	endoscopic biliary drainage	内視鏡的胆道ドレナージ
EBD	evidence-based diagnosis	根拠に基づく診断
EBL	endoscopic band ligation	内視鏡的バンド結紮術
EBLM	evidence-based laboratory medicine	根拠に基づく臨床検査医学
EBM	evidence-based medicine	根拠に基づく医療
EBN	evidence-based nursing	根拠に基づく看護
EBP	epidural blood patch	硬膜外自家血注入
EBS	endoscopic biliary stenting	内視鏡的胆管ステント留置術
EBT	electron beam tomography	電子ビーム断層撮影法
EBUS-TBNA	endobronchial ultrasound-guided transbronchial needle aspiration	超音波気管支鏡ガイド下経気管支吸引針生検
EBV	Epstein-Barr virus　EBウイルス　［伝染性単核症（発熱，咽頭痛，リンパ節の腫大を3大主症状とする感染疾患）の発症原因となるウイルスの一つ．ヘルペスウイルス科に属するDNAウイルス］	
EC	electron capture	電子捕獲
ECA	external carotid artery	外頸動脈
eCCA	extrahepatic cholangiocarcinoma	肝外胆管癌
ECD	endocardial cushion defect	心内膜床欠損症
(99mTc-)ECD	(99mTc-)ethyl cysteinate dimer　［脳血流シンチグラフィに使用する放射性製剤］	
ECF	extracellular fluid fraction	細胞外液分画
ECG	electrocardiogram　心電図　＝Elektrokardiogramm (EKG) 獨	
EC-IC bypass operation	extracranial-intracranial bypass operation　頭蓋外・頭蓋内血管吻合術，EC-ICバイパス術	
ECJ	esophagocardiac junction	食道胃接合部
ECM	external cardiac massage	体外心臓マッサージ
ECMO	extracorporeal membrane oxygenation	膜型人工肺
ECPR	extracorporeal cardiopulmonary resuscitation　体外循環式心肺蘇生法　［人工心肺装置（PCPS）を用いた心肺蘇生法］	
ECR	European Congress of Radiology	欧州放射線学会議
ECRS	eosinophilic chronic rhinosinusitis	好酸球性慢性副鼻腔炎

ECST method	European Carotid Surgery Trial method ECST(イーシスト)法 [血管狭窄率の計算方法の一つ．ECSTは頸動脈狭窄症に関する大規模臨床試験]
ECT	emission computed tomography 放射型コンピュータ断層撮影法
ECUM	extracorporeal ultrafiltration method 体外限外濾過法
ECV	extracellular volume fraction 細胞外容積分画
ED	emergency department 救急診療部
ED	end diastole 拡張末期
ED	erectile dysfunction 勃起機能障害(不全)
ED tube	elementary-diet tube 成分栄養チューブ
EDAS	encephalo-duro-arterio-synangiosis 脳硬膜動脈縫着術
EDC	expected date of confinement 分娩予定日
EDP	end diastolic pressure 拡張末期圧
EDTA	ethylenediaminetetraacetic acid エチレンジアミン四酢酸
EDV	end diastolic volume 拡張末期容量
EEG	electroencephalogram 脳波(図)
EEM	erythema exsudativum multiforme 多形浸出性紅斑
EEPL	early enhancing pseudolesion 早期濃染偽病変
EF	ejection fraction 駆出率(分画)
EF	elongation factor 長短比
EF	endocardial fibroelastosis 心内膜線維弾性症
EFAST	extended focused assessment with sonography for trauma [腹部緊急超音波検査の拡張版]
EFS	empty follicle syndrome エンプティフォリクル症候群，卵胞空胞症候群 [採卵しても卵胞内に卵子がなく空の状態を呈する]
EGD	endogastroduodenoscopy 上部消化管内視鏡検査 ＝esophagogastroduodenoscopy [かつては胃腸管内視鏡検査gastrointestinal fiberscopy(GIF)と呼ばれた]
EGD	esophagogastroduodenoscopy 上部消化管内視鏡検査 ＝endogastroduodenoscopy [かつては胃腸管内視鏡検査gastrointestinal fiberscopy(GIF)と呼ばれた]
EGF	epidermal growth factor 上皮増殖因子
EGFR	epidermal growth factor receptor 上皮増殖因子受容体
EGJ	esophagogastric junction 食道胃移行部(接合部)
EGPA	eosinophilic granulomatosis with polyangiitis 好酸球性多発血管炎性肉芽腫症 ＝allergic granulomatous angiitis(AGA)，Churg-Strauss syndrome(CSS)
EH, EHT	essential hypertension 本態性高血圧症
e-HCC	early hepatocellular carcinoma of well differentiated type 初期高分化型肝細胞癌
EHE	epithelioid hemangioendothelioma 類上皮性血管内皮腫
EHF	Ebola hemorrhagic fever エボラ出血熱 ＝Ebola virus disease(EVD)

EHIT	endovenous heat-induced thrombus ［血管内焼灼術による静脈血栓症］
EHL	electrohydraulic lithotripsy 体内電気水圧衝撃波破砕術
EHO	extrahepatic portal venous obstruction 肝外門脈塞栓術
EHR	electronic health record 電子健康記録，生涯医療記録 ［個人の医療情報を地域・医療機関で共有・活用する仕組み］
EI	exposure index 線量指標
Ei	lower intrathoracic esophagus 胸部下部食道
EIA	external iliac artery 外腸骨動脈
EIC	early ischemic change 早期虚血性変化
EIC	extensive intraductal component ［乳管内成分の優位な乳癌］
EID	energy-integrating detector エネルギー積分形検出器 ［X線検出器］
EIS	endoscopic injection sclerotherapy 内視鏡的硬化療法 ［食道静脈瘤に対する治療の一方法］
EIV	external iliac vein 外腸骨静脈
EKC	epidemic keratoconjunctivitis 流行性角結膜炎
EKG	Elektrokardiogramm 独 心電図 ＝electrocardiogram (ECG)
ELMBT	endocervical-like mucinous borderline tumor 内頸部型粘液性境界悪性腫瘍 ＝Müllerian mucinous borderline tumor (MMBT)
ELPS	endoscopic laryngopharyngeal surgery 内視鏡的咽喉頭手術
ELS	European Laryngological Society 欧州喉頭科学会
EM	erythema multiforme 多形紅斑
EMA	epithelial membrane antigen 上皮性膜抗原
EMA	European Medicines Agency 欧州医薬品庁 ［旧称 European Agency for the Evaluation of Medicinal Products (European Medicines Evaluation Agency ; EMEA)］
EMAS	encephalo-myo-arterio-synangiosis 脳筋動血管縫着術
EMB	endomyocardial biopsy 心内膜下心筋生検
EMBE	expandable metallic biliary endoprosthesis ［拡張型金属ステントを用いた胆道内瘻術］
EMCA	endometrial cancer (carcinoma) 子宮内膜癌
EMG	electromyogram 筋電図
EMG syndrome	exomphalos-macroglossia-gigantism syndrome EMG症候群
EML	endoscopic mechanical lithotripsy 内視鏡的機械的結石破砕術
EMP	emphysematous opacities 肺気腫陰影
EMR	electronic medical record 電子カルテ
EMR	endoscopic mucosal resection 内視鏡的粘膜切除術 ［胃粘膜癌に対する治療法］
EMS	emergency medical service 救急医療サービス
EMS	encephalo-myo-synangiosis 脳筋縫着術
EMS	expandable metallic stent 拡張型金属ステント

EMT	emergency medical technician　救急救命士
EMT	epithelial-mesenchymal transition　上皮間葉転換　［癌の浸潤や創傷治癒のときに起こる現象］
EN	endoscopic necrosectomy　内視鏡的壊死巣除去術
EN	erythema nodosum　結節性紅斑
ENBD	endoscopic nasobiliary drainage　内視鏡的経鼻胆管ドレナージ［ドレナージチューブで胆汁を経鼻的に体外に排出する方法. 総胆管結石における胆管炎, 閉塞性黄疸に対して行われる］
ENGBD	endoscopic nasogallbladder drainage　内視鏡的経鼻胆嚢ドレナージ
ENI	elective nodal irradiation　予防的リンパ節照射
ENPD	endoscopic nasopancreatic drainage　内視鏡的経鼻膵管ドレナージ
ENT	ear, nose, throat　耳鼻咽喉（科）
EOB	ethoxybenzyl　⇒ gadolinium ethoxybenzyl diethylenetriamine pentaacetic acid (Gd-EOB-DTPA)
EOG	ethylene oxide gas　エチレンオキサイドガス
EP	epithelium　上皮
Ep., Epi.	epilepsy　てんかん
EPBD	endoscopic papillary balloon dilatation　内視鏡的乳頭バルーン拡張術　［十二指腸乳頭に挿入したバルーンカテーテルに生理的食塩水などを注入して膨張させ, 乳頭を拡張する方法］
EPCG	endoscopic pancreatocholangiography　内視鏡的膵胆管造影法　＝endoscopic retrograde cholangiopancreatography (ERCP)
EPD	embolic protection device　塞栓保護デバイス
EPH	essential pulmonary hypertension　本態性肺高血圧症
EPI	echo planar imaging　エコープラナー法　［1回の励起パルスで画像構成に必要な全データを収集する超高速MRIの一撮像法］
Epi	epidural (anesthesia)　硬膜外の, 硬膜外麻酔
EPICS	echo-planar imaging with compressed SENSE　［compressed SENSEをEPIに対応させることで, 繰り返しデノイズ工程により, 倍速を高めて磁化率アーチファクトを抑えつつ, DWI画像の歪み低減, 高分解能化, 高画質化が可能となる］
EPID	electronic portal imaging device　電子ポータル画像装置
EPM	extrapontine myelinolysis　橋外型髄鞘崩壊症
EPN	O-ethyl-O-p-nitrophenyl benzene phosphorothioate　O-エチル-O-p-ニトロフェニルベンゼンホスホロチオエート　［人体に毒性のある農薬の一つ］
EPO	erythropoietin　エリスロポエチン
EPR system	equipotential patient reference system　患者等電価システム
EPS	electrophysiological study　電気生理学的検査
EPS	encapsulating peritoneal sclerosis　被囊性腹膜硬化症

EPS	endoscopic pancreatic stenting 内視鏡的膵管ステント留置術	
EPT	endoscopic papillotomy 内視鏡的乳頭括約筋切開術	
ER	emergency room 救急救命室	
ERBD	endoscopic retrograde biliary drainage 内視鏡的逆行性胆管ドレナージ ［十二指腸乳頭から胆管へドレナージチューブを挿入し胆汁を排出させる方法．内視鏡的逆行性胆管膵管造影撮影法（ERCP）を治療に応用したもの］	
ERCP	endoscopic retrograde cholangiopancreatography 内視鏡的逆行性胆管膵管造影法 ＝endoscopic pancreatocholangiography（EPCG）	
ERP	endoscopic retrograde pancreatography 内視鏡的逆行性膵管造影撮影法	
ERPD	endoscopic retrograde pancreatic drainage 内視鏡的逆行性膵管ドレナージ	
ERPF	effective renal plasma flow 有効腎血漿流量	
ES	end systole 収縮末期	
ES	energy subtraction エネルギー差分	
ES	engraftment syndrome 生着症候群 ［造血幹細胞移植時の反応］	
ESA	erythropoiesis-stimulating agent 赤血球造血刺激因子製剤	
ESBD	endosonography-guided biliary drainage 超音波内視鏡ガイド下胆道ドレナージ術	
ESBL	extended spectrum β-lactamase 基質特異性拡張型βラクタマーゼ ［細菌が産生する酵素．ESBL産生菌は薬剤耐性を示し，院内感染の原因として問題となる］	
ESC	European Society of Cardiology ヨーロッパ心臓学会	
ESD	endoscopic submucosal dissection 内視鏡的粘膜下層剥離術 ［内視鏡的粘膜切除術（EMR）の一つ］	
ESD	entrance skin dose 入射皮膚線量	
ESFT	Ewing sarcoma family of tumors ユーイング肉腫ファミリー腫瘍	
ESKD	end-stage kidney disease 末期腎臓病	
ESM	ejection systolic murmur 駆出性収縮期雑音	
Eso., Esoph.	esophagus 食道	
ESR	electron spin resonance 電子スピン共鳴	
ESR	erythrocyte sedimentation rate 赤血球沈降速度（赤沈，血沈） ＝erythrocyte sedimentation reaction（ESR）	
ESR	erythrocyte sedimentation reaction 赤血球沈降反応 ＝Blutkörperchensenkungsgeschwindigkeit（BS（G））	
ESRD	end-stage renal disease 末期腎疾患，末期腎不全	
ESRF	early systolic reverse flow 収縮期逆行性波 ［心エコーにおける画像所見の一つ］	
ESRF	end-stage renal failure 末期腎不全	
ESS	endometrial stromal sarcoma 子宮内膜間質肉腫	

ESS	endoscopic (endonasal) sinus surgery 内視鏡下鼻副鼻腔手術	
ESSE	effective scatter source estimation ［SPECTで像の散乱線成分を推定する方法，散乱線補正法］	
EST	endoscopic sphincterotomy 内視鏡的乳頭括約筋切開術 ［内視鏡下に高周波電流で十二指腸乳頭を切開・開大する方法］	
ESTRO	European Society for Therapeutic Radiology and Oncology 欧州放射線腫瘍学会	
ESV	end systolic volume 収縮末期容量	
ESWL	extracorporeal shock wave lithotripsy 体外衝撃波結石破砕術	
ET	embryo transfer 胚移植	
ET	endotracheal 気管内の	
ET	enterostomal therapist ストーマ療法士	
ETL	echo train length ［MR用語．1つのTR内に180°パルスを繰り返し印加して得られるエコー数］	
ETS	endoscopic thoracic sympathectomy 胸腔鏡下胸部交感神経遮断術	
ETV	endoscopic third ventriculostomy 内視鏡下第三脳室底開窓術	
EUS	endoscopic ultrasonography 超音波内視鏡検査法	
EUS	endoscopic ultrasound 超音波内視鏡	
EUS-BD	endoscopic ultrasonography-guided biliary drainage 超音波内視鏡下胆道ドレナージ	
EUS-CD	endoscopic ultrasonography-guided cyst drainage 超音波内視鏡下嚢胞ドレナージ	
EUS-CDS	endoscopic ultrasonography-guided choledochoduodenostomy 超音波内視鏡下胆管十二指腸吻合術	
EUS-CGN	endoscopic ultrasonography-guided celiac ganglia neurolysis 超音波内視鏡下腹腔神経節ブロック(融解術)	
EUS-CPN	endoscopic ultrasonography-guided celiac plexus neurolysis 超音波内視鏡下腹腔神経叢ブロック(融解術)	
EUS-FNA	endoscopic ultrasonography-guided fine-needle aspiration 超音波内視鏡下穿刺吸引術	
EUS-FNB	endoscopic ultrasonography-guided fine-needle biopsy 超音波内視鏡下穿刺生検	
EUS-GBD	endoscopic ultrasonography-guided gallbladder drainage 超音波内視鏡下胆嚢ドレナージ	
EUS-HGS	endoscopic ultrasonography-guided hepaticogastrostomy 超音波内視鏡下肝胃吻合術	
EUS-PCD	endoscopic ultrasonography-guided pseudocyst drainage 超音波内視鏡下膵仮性嚢胞ドレナージ	
EUS-PD	endoscopic ultrasonography-guided pancreatic duct drainage 超音波内視鏡下膵管ドレナージ	
EUS-RV	endoscopic ultrasonography-guided rendezvous technique 超音波内視鏡下ランデブー法	
EUS-TD	endoscopic ultrasonography-guided transluminal drainage 超音波内視鏡下経消化管的ドレナージ	

EUSOBI	European Society of Breast Imaging　欧州乳房画像診断学会
EV	eustachian valve　ユースタキオ弁　＝valve of inferior vena cava　［下大静脈弁．胎生期の右房残留構造物で，卵円孔の自然閉鎖を阻害する］
EV	extravasation　血管外遊出，溢流　［活動性出血を示唆する造影剤の血管外漏出像］
EVA	electric vacuum aspiration　電動真空吸引法
EVA	endovenous ablation　血管内焼灼術
EVAL	ethylene vinyl alcohol copolymer　エバル　［血液との接触により固化する永久塞栓物質］
EVAR	endovascular (abdominal) aortic aneurysm repair　腹部大動脈瘤ステントグラフト内挿術
EVC	endoscopic variceal clipping　内視鏡下静脈瘤クリッピング（結紮(けっさつ))
EVD	Ebola virus disease　エボラウイルス病（感染症）　＝Ebola hemorrhagic fever
EVL	endoscopic variceal ligation　内視鏡的静脈瘤結紮(けっさつ)術　［食道静脈瘤に対する治療の一方法］
EVLA	endovenous laser ablation　血管内レーザー焼灼術
EVT	endovascular treatment (therapy)　血管内治療　［血管の狭窄・閉塞部位にカテーテルを挿入，バルーンやステントによる拡張を行う治療法］
exp.	expiration　呼気
Expl. lap	exploratory laparotomy　診査開腹術，試験（的）開腹術

F

F	female 女性(の), 雌(の)
FA	facial artery 顔面動脈
FA	femoral artery 大腿動脈
FA	fibroadenoma 線維腺腫
FA	fractional anisotropy [異方性の指標. 0〜1で示される変数で, 1が最も異方性が強い]
FAB classification	French-American-British classification FAB分類 [急性白血病に対する一分類法]
FAC	familial adenomatosis coli 家族性大腸腺腫症
FACT	focused assessment with CT for trauma [外傷において, 全身CTを特定部位に絞って読影し, 重要な損傷・病態を迅速に把握する]
FAD	familial Alzheimer's disease 家族性アルツハイマー病
FAD	focal asymmetric density 局所的非対称性陰影
FAI	femoroacetabular impingement 股関節インピンジメント [股関節の骨の形態異常により骨の衝突が起こり, 関節痛を呈する]
FALD	Fontan-associated liver disease フォンタン関連肝疾患 [単心室に対するフォンタン手術後の長期合併症]
FAP	familial adenomatous polyposis 家族性大腸腺腫症
FAP	familial amyloid polyneuropathy 家族性アミロイドポリニューロパチー [常染色体優性の全身性アミロイドーシス]
FAR	5-FU, vitamin A, radiation [抗癌剤 5-FUの静脈注射, ビタミンAの筋肉注射, 約30Gyで放射線治療を行うことを指す]
FAST	focused assessment with sonography for trauma 迅速簡易超音波検査法 [外傷の初期診療における心嚢, 腹腔および胸腔の液体貯留の検索を目的とした迅速簡易超音波検査法]
FAT	frontal aslant tract 前頭斜走路 [頭部神経線維]
FB	film badge フィルムバッジ
FB	follicular bronchiolitis 濾胞性細気管支炎
FBI	fresh blood imaging [非造影で血管を直接画像化する]
FBS	fasting blood sugar 空腹時血糖
FC	flow compensation 流速補正 [MR用語]
FCD	focal cortical dysplasia 限局性皮質異形成
FCHL	familial combined hyperlipidemia 家族性複合型高脂血症
FCN	fully convolutional neural network 全層畳み込みニューラルネットワーク
FCR	flexor carpi radialis 橈側手根屈筋
FCR	Fuji computed radiography 富士コンピューテッドラジオグラフィ [CRの商品名]

FD	fibrous dysplasia　線維性(骨)異形成症	
FD	functional dyspepsia　機能性ディスペプシア　[胃もたれ・心窩部痛など胃の病変を示唆する症状があるが, 検査で異常が認められないもの. 機能性胃腸症]	
FDA	Food and Drug Administration　(米国)食品医薬品局	
FDD	focus-detector distance　[X線管と検出器間の距離]	
FDEIA	food-dependent exercise-induced anaphylaxis　食物依存性運動誘発アナフィラキシー	
FDG	18F-2-fluoro-2-deoxy-D-glucose　F-18デオキシグルコース, フルオロデオキシグルコース　[PETで最も広く用いられている, 放射性同位元素を用いたトレーサ]	
FDP	fibrinogen degradation product　フィブリン分解産物	
FEA	flat epithelial atypia　平坦型上皮異型　[乳癌の基準は満たさないが, 上皮に異型を伴う病変]	
FEEA	functional end-to-end anastomosis　機能的端々吻合　[腸管吻合法の一つ]	
FEF	frontal eye field　前頭眼野　[眼の随意運動に関わる]	
FEL	familial erythrophagocytic lymphohistiocytosis　家族性赤色食細胞リンパ組織球増殖症	
FeNO	fractional exhaled nitric oxide　呼気一酸化窒素濃度	
FESS	functional endoscopic sinus surgery　機能的鼻内内視鏡手術	
FF	fatigue fracture　疲労骨折	
FFD	focus-film distance　焦点フィルム間距離	
FFDM	full-field digital mammography　全視野デジタルマンモグラフィ	
FFF	flattening filter free　フラットニングフィルタフリー　[放射線治療において照射ヘッドの平坦化フィルタなしを意味し, 高線量率・短時間の治療を可能にする]	
18F-FLT	18F-fluorothymidine　18F-フルオロチミジン　[PET用薬剤]	
FFP	fresh frozen plasma　新鮮凍結血漿	
FFR	fractional flow reserve　機能的血流予備能, 冠動脈血流予備能　[正常動脈の最大血流量に対する狭窄動脈の最大血流量の比で, 冠動脈では冠動脈狭窄の機能的診断を行う方法]	
FFS	focal fatty sparing　限局性低脂肪化域　[脂肪肝にみられる]	
FFT	fast Fourier transform　高速フーリエ変換	
FGF	fibroblast growth factor　線維芽細胞成長因子	
FGR	fetal growth restriction　胎児発育不全	
FH	familial hypercholesterolaemia　家族性高コレステロール血症	
FH	family history　家族歴	
FHH	familial hypocalciuric hypercalcemia　家族性低カルシウム尿性高カルシウム血症	
FHIR	Fast Healthcare Interoperability Resources　[FHIR(ファイア). 米国のHL7協会が開発した医療情報交換のための新しい標準規格]	
FHR	fetal heart rate　胎児心拍数	

FID	free induction decay 自由誘導減衰 [MR用語]	
FIGO	International Federation of Gynecology and Obstetrics 国際産科婦人科連合	
FIM	functional independence measure 機能的自立度評価法 [ADL評価法の一つ]	
Fio₂	fraction of inspired oxygen 吸入気酸素濃度	
FIRST	forward projected model-based iterative reconstruction solution [model-based iterative reconstruction(MBIR)の一法. 空間分解能の向上，ノイズ低減などにより画質が改善される]	
FLAIR	fluid-attenuated inversion recovery フレア法 [MR用語. 反転回復法における水信号を抑制しコントラストを得る方法]	
flex.	flexion 屈曲	
FLS	fracture liaison service 骨折リエゾンサービス [二次骨折の予防のため，多くの専門職がチームになりサポートを行う]	
FMD	fibromuscular dysplasia 線維筋性異形成	
FMEA	failure mode and effects analysis 故障モード影響解析	
fMRI	functional MRI 脳機能MR画像 [MR用語]	
FMTC	familial medullary thyroid carcinoma 家族性甲状腺髄様癌	
FN	facial nerve 顔面神経	
FNA(B)	fine needle aspiration (biopsy) 穿刺吸引生検，微細針吸引生検，穿刺吸引細胞診	
FNAC	fine-needle aspiration cytology 穿刺吸引細胞診	
FNH	focal nodular hyperplasia 限局性結節性過形成	
fNIRS	functional near-infrared spectroscopy 機能的近赤外分光法 [脳の機能を可視化する無侵襲な脳機能検査法]	
FOBT	feces occult blood test 便潜血反応検査	
FOCUS	focused cardiac ultrasound [ショック，低血圧，胸痛，または呼吸困難を有する患者の心エコー撮像法]	
FOLFOX	folinic acid, fluorouracil, oxaliplatin [フォリン酸・フルオロウラシル・オキサリプラチンの3剤による癌化学療法]	
FOP	fibrodysplasia ossificans progressiva 進行性骨化性線維異形成症	
FOPE	focal periphyseal edema 傍骨端線部限局性骨髄浮腫 [成長板内の石灰化架橋を基点とする骨髄浮腫]	
FOV	field of view 撮像視野	
FP	facial (nerve) palsy 顔面神経麻痺	
FP	false positive 偽陽性	
FPD	flat panel detector フラットパネルディテクター [X線情報を直接受け取りデジタル化する検出器]	
Fr	fraction ①分割. ②分画 [①放射線治療における分割回数]	
Fr.	French size フレンチサイズ [カテーテルなどのサイズを示す単位. 1Fr.＝1/3mm]	
FRE	fiducial registration error 基準位置合わせ誤差 [ナビゲーション精度計測に使う]	

FS	fatigue scale　疲労スケール
FSD	focus-skin distance　焦点皮膚間距離
FSD	focus-surface distance　焦点表面間距離
FSE	fast spin echo　高速スピンエコー法　[MR用語]
FSGS	focal segmental glomerulosclerosis　巣状分節性糸球体硬化症
FSH	follicle stimulating hormone　卵胞刺激ホルモン
FTA	femoro-tibial angle　大腿-脛骨角　[大腿骨長軸と脛骨長軸のなす角度]
FTD	frontotemporal dementia　前頭側頭型認知症
FTLD	frontotemporal lobar degeneration　前頭側頭葉変性症
5-FU	5-fluorouracil　5-フルオロウラシル　[抗癌剤]
FU, F/U	follow up　経過観察
FUO	fever of unknown (undetermined) origin　不明熱
FUS	focused ultrasound surgery　集束超音波治療（手術）
FV	femoral vein　大腿静脈
FVC	forced vital capacity　努力性肺活量
FWHM	full width at half maximum　半値幅
FWTM	full width at tenth maximum　1/10値幅

G

G.	Gage ゲージ [注射針のサイズを示す単位]	
G	Gauss ガウス [磁場の単位. 10,000 G = 1 Tesla]	
G	gingivitis 歯肉炎	
GA	gingival abscess 歯肉膿瘍	
GAD	generalized anxiety disorder 全般性不安障害	
GAIR	gray matter-attenuated inversion recovery [脳脊髄液と灰白質の信号を抑制するDIR (double inversion recovery)]	
GAN	generative adversarial network 敵対的生成ネットワーク [生成器と識別器の二つのネットワークを同時に学習させ, この二つを互いに競い合わせることで学習を深める]	
GB	gallbladder 胆嚢	
GB stone	gallbladder stone 胆嚢結石	
GBEF	gallbladder ejection fraction 胆嚢駆出率	
GBM	glioblastoma multiforme 多形性 (神経) 膠芽腫	
GBS	group B hemolytic streptococcus B群溶血性レンサ球菌	
GBS	Guillain-Barré-(Strohl) syndrome ギラン・バレー症候群	
GC	gastric cancer 胃癌 =Magenkrebs (MK) 独, carcinoma ventriculi (Ca. Vent.) ラ	
GC	gonococcus 淋菌	
GCA	giant cell arteritis 巨細胞性動脈炎	
GCS	Glasgow Coma Scale グラスゴー・コーマ・スケール [意識レベルを応答の具合で表現する分類法の一つ]	
GCS	global circumferential strain 円周方向グローバルストレイン [心エコーで算出される心機能定量化の指標]	
G-CSF	granulocyte colony-stimulating factor 顆粒球コロニー刺激因子	
GCT	gastrocolic trunk 胃結腸静脈幹 [右胃大網静脈・前上膵十二指腸静脈・上右結腸静脈・中結腸静脈の合流部で, 上腸間膜静脈へ流入していく. ヘンレの静脈幹]	
GCU	growing care unit 継続保育室, 回復治療室, 発達支援室 [NICU (新生児集中治療室) で治療を受け, 状態が安定してきた新生児がケアを受ける]	
GDA	gastroduodenal artery 胃十二指腸動脈	
Gd-EOB-DTPA	gadolinium ethoxybenzyl diethylenetriamine pentaacetic acid ガドリニウムエトキシベンジルジエチレントリアミン五酢酸 = gadoxetate sodium [肝特異性MRI用造影剤]	
GDM	gestational diabetes mellitus 妊娠糖尿病	

GE	generic drug　ジェネリック医薬品，後発医薬品　[医療機関で処方される薬のうち，先発医薬品(先発品)の特許が切れた後，臨床試験などを省略して認可され，他の製薬メーカーから発売される，有効成分・品質・効き目が同じで，より安価な薬]
GE	glycerin enema　グリセリン浣腸
GEA	gastroepiploic artery　胃大網動脈
GEL	granulocytic epithelial lesion　好中球上皮病変　[自己免疫性膵炎2型でみられる膵管の病変]
GEM	generalized encoding matrix　[GEのパラレルイメージ技術]
GERD	gastroesophageal reflux disease　胃食道逆流症
GEST.	gestation　妊娠　=pregnancy, fetation
GF	growth fraction　増殖分画
GFR	glomerular filtration rate　(腎)糸球体濾過率
GFS	gastrofiberscope　胃ファイバースコープ
GGA	ground-glass attenuation　すりガラス状陰影
GGB	gasserian ganglion block　ガッセル神経節ブロック
GGN	ground-glass nodule　すりガラス状結節
GGO	ground-glass opacity　すりガラス状陰影，すりガラス濃度
GH	growth hormone　成長ホルモン
GHCU	general high care unit　一般高度治療室
GHD	growth hormone deficiency　成長ホルモン分泌不全症
GI	gastrointestinal　胃腸(管)の
GI tract	gastrointestinal tract　胃腸管
GIB	gastrointestinal bleeding　消化管出血
GIF	gastrointestinal fiberscopy　胃腸管内視鏡検査　⇒ endo-gastroduodenoscopy(EGD), esophagogastroduodenoscopy(EGD)
GIP	giant cell interstitial pneumonia　巨細胞性間質性肺炎
GIST	gastrointestinal stromal tumor　消化管間質腫瘍
gl.	glaucoma　緑内障
GLS	global longitudinal strain　長軸方向グローバルストレイン　[心エコーで算出される心機能定量化の指標]
GLU	glucose　グルコース
G-M counter	Geiger-Müller counter　ガイガーミュラー計数管
G-MIS	Gathering Medical Information System　[厚生労働省の医療機関等情報支援システム]
Gn	gnathion　[顔面平面と下顎下縁平面とのなす角の2等分線が下顎骨オトガイ部の正中断面像と交わる点，セファロの計測点]
Go	gonion　[下顎下縁平面と下顎枝後縁平面とのなす角の2等分線が下顎角概形線と交わる点，セファロの計測点]
GOT	glutamic oxaloacetic transaminase　グルタミン酸オキサロ酢酸転移酵素　=aspartate aminotransferase(AST)
GPA	granulomatosis with polyangiitis　多発血管炎性肉芽腫症　=Wegener's granulomatosis(WG)

GPT	glutamate pyruvate transaminase　グルタミン酸ピルビン酸転移酵素　＝alanine aminotransferase (transaminase) (ALT)
GPWL, GPWM	general purpose worklist management　汎用ワークリスト管理　[汎用機器へのワークリスト問い合わせと送付を行うサービス (DICOM規格)]
GRADE	Grading of Recommendations Assessment, Development and Evaluation　[グレード(アプローチ). 医療分野で確実性の評価(5段階)と推奨の強度(4段階)を評価する方法]
GRBAS	grade/rough/breathy/asthenic/strained　尺度・粗造性・気息性・無力性・努力性　[音声評価法]
GRE	gradient echo　グラディエント(勾配)エコー　[MR用語]
GS	gastroscopy　胃内視鏡検査
GS	gestational sac　胎嚢
GS	gonad shielding　生殖腺防護(具)
GSD	genetically significant dose　遺伝有意線量
GSDF	grayscale standard display function　グレースケール標準表示関数　[DICOM]
GSV	great saphenous vein　大伏在静脈
GT	greater tubercle　大結節
GTT	glucose tolerance test　糖負荷試験
GTV	gross tumor volume　肉眼的腫瘍体積　[触診, 視診, 画像診断等により明らかに腫瘍が存在すると判断される領域の体積]
GU	gastric ulcer　胃潰瘍
GV	gastrocnemius vein　腓腹静脈
GVHD	graft-versus-host disease　移植片対宿主病　[移植片対宿主反応(GVHR)により発熱, 皮疹, 肝障害などを呈した状態]
GVHR	graft-versus-host reaction　移植片対宿主反応　[移植片中のT細胞が宿主を非自己と認識して免疫反応を起こすこと. 主に骨髄移植においてみられる]
GVL effect	graft-versus-leukemia effect　移植片対白血病効果
GWAS	genome-wide association study　ゲノムワイド関連解析　[多数の患者のゲノムデータを統合的に調べて統計学的に評価するもの]
Gy	Gray　グレイ　[吸収線量のSI単位. 1 Gy ＝ 100 rad]
GYN	gyn(a)ecology　婦人科学

H

HA	headache	頭痛
HA	hearing aid	補聴器
HA	hepatic adenoma	肝腺腫
HA	hepatic artery	肝動脈
HAART	highly active antiretroviral therapy	［抗HIV薬の多剤併用療法］
HAD	HIV-associated dementia HIV関連認知症 ［HIV関連神経認知障害(HAND)の重症度分類］
HADS	Hospital Anxiety and Depression Scale ［抑うつ不安尺度］
HAI	histological activity index 組織活動性指標 ［Knodellらが肝生検組織における数量的評価のため，壊死，炎症，線維化の程度を統合スコア化したもの］
HAIC	hepatic arterial infusion chemotherapy 肝動注化学療法
HAM	HTLV-1-associated myelopathy ハム ［ヒトTリンパ球向性ウイルス1型が関与している脊髄病］
HAND	HIV-associated neurocognitive disorder HIV関連神経認知障害
HAR	high anterior resection 高位前方切除術 ［直腸癌における術式の一つ］
HASTE	half-Fourier single-shot turbo-spin echo ［HASTE(ヘイスト), MR用語。1スライス1秒以下で血流が無信号の画像を得る一手法］
HAV	hepatitis A virus A型肝炎ウイルス
Hb	hemoglobin ヘモグロビン
HB	hepatoblastoma 肝芽細胞腫
HB antigen	hepatitis B antigen B型肝炎抗原 ［通常はHBが使用される］
HbA1c	hemoglobin A1c ヘモグロビンA1c(エーワンシー) ［過去1～2ヵ月の平均的な血糖値をみる指標］
HBO	hyperbaric oxygen 高気圧酸素治療
HBOC	hereditary breast and ovarian cancer syndrome 遺伝性乳癌・卵巣癌症候群
HBP	high blood pressure 高血圧
HBs-Ag	hepatitis B surface antigen B型肝炎表面抗原
HBV	hepatitis B virus B型肝炎ウイルス
HC phase	hepatocyte phase 肝細胞相 ［MRI検査］
HCC	hepatocellular carcinoma 肝細胞癌
HCM	honeycombing 蜂巣状陰影
HCM	hypertrophic cardiomyopathy 肥大型心筋症
HCU	high care unit 高度治療部
HCV	hepatitis C virus C型肝炎ウイルス
HD	hemodialysis 血液透析

HD	Hodgkin's disease ホジキン病 ［全身リンパ系を侵す無痛進行性疾患］
HDF	hemodiafiltration 血液濾過透析
HDG	hypotonic duodenography 低緊張性十二指腸造影撮影法
HDL	hepatoduodenal ligament 肝十二指腸間膜
HDLS	hereditary diffuse leukoencephalopathy with spheroids 神経軸索スフェロイド形成を伴う遺伝性びまん性白質脳症
HDP	hypertensive disorders of pregnancy 妊娠高血圧症候群
HDR	high dose rate 高線量率
HDV	hepatitis D virus D型肝炎ウイルス
HED	Hauterythemdose 圖 皮膚紅斑(線)量 ＝skin erythema dose(SED)
HELLP syndrome	hemolysis, elevated liver enzymes, and low platelet count syndrome ヘルプ症候群 ［妊娠時に，溶血，肝逸脱酵素の上昇，血小板減少を呈する症候群．妊娠高血圧症候群に合併することが多い］
HERS	hybrid emergency room system ハイブリッドERシステム［HERS(ハース). IVR-CT装置を設置した高機能初療室で，重症外傷患者を移動することなく初期診療，CT検査，動脈塞栓術などや，手術を行うことができる］
HER-SYS	Health Center Real-time Information-sharing System on COVID-19 ［厚生労働省の新型コロナウイルス感染者等情報把握・管理支援システム］
h.e.s.	hen egg size 鶏卵大
HES	hypereosinophilic syndrome 好酸球増加症候群
HEV	hepatitis E virus E型肝炎ウイルス
HF	hemofiltration 血液濾過
h-FABP	heart-type fatty acid-binding protein 心筋脂肪酸結合タンパク
HFNC	high-flow nasal cannula 高流量鼻カニューラ
HFO	high-frequency oscillation 高頻度振動
HFpEF	heart failure with preserved ejection fraction 左室駆出率の保たれた心不全
HFrEF	heart failure with reduced ejection fraction 左室駆出率が低下した心不全
HGG	high-grade glioma 悪性神経膠腫
HGH	human growth hormone ヒト成長ホルモン
HGSC	high-grade serous carcinoma 高悪性(高異型)度漿液性腺癌 ［卵巣腫瘍］
HHD	hypertensive heart disease 高血圧性心疾患
HHS	hyperglycemic hyperosmolar state 高血糖高浸透圧状態
HHT	hereditary hemorrhagic telangiectasia 遺伝性出血性毛細血管拡張症 ＝Osler-Weber-Rendu disease ［常染色体優性遺伝性疾患，10万人に1〜2人発生］

HIE	health information exchange	医療情報連携システム
HIE	hypoxic-ischemic encephalopathy	低酸素性虚血性脳症　［低血圧・心停止などによる酸素供給障害によって生じる脳症］
HIFU	high-intensity focused ultrasound	強力集束超音波
HIMSS	Healthcare Information and Management Systems Society	病院情報管理システム学会
HIR	hybrid iterative reconstruction	ハイブリッド型逐次近似応用再構成
HIS	hospital information system	病院情報システム
HIT	heparin-induced thrombocytopenia	ヘパリン起因性血小板減少症　［ヘパリンの副作用として，予期せぬ血栓塞栓症疾患が発症する病態］
HITS	high-intensity transient signal(s)	微小栓子シグナル
HIV	human immunodeficiency virus	ヒト免疫不全ウイルス
HL	Hodgkin's lymphoma	ホジキンリンパ腫
HLA	human leukocyte antigen	ヒト白血球型抗原
HLD	half lethal dose	半致死（線）量
HLD	hypomyelinating leukodystrophy	髄鞘形成不全性白質ジストロフィー
HLH	human luteinizing hormone	ヒト黄体化ホルモン
HLHS	hypoplastic left heart syndrome	左心低形成症候群
(99mTc-)HMPAO	(99mTc-)hexamethyl-propylene amine oxime	［脳血流シンチグラフィに使用］
HMR	histiocytic myeloid reticulosis	組織性骨髄性細胞上皮症
HMV	home mechanical ventilation	在宅人工呼吸療法
HNCM	hypertrophic non-obstructive cardiomyopathy	肥大性非閉塞性心筋症
HOA	hypertrophic osteoarthropathy	肥厚性骨関節症
HOCM	hypertrophic obstructive cardiomyopathy	肥大性閉塞性心筋症
HoLEP	holmium laser enucleation of the prostate	ホルミウムレーザー前立腺核出術　［経尿道的に挿入した内視鏡下に，レーザーファイバーを前立腺の内腺域と辺縁域の境界の出血が少ない外科的被膜に挿入，ホルミウムレーザーを照射し，肥大した内腺（腺腫）を外腺から止血しながら剝離・核出する］
HOT	home oxygen therapy	在宅酸素療法
HP	helical pitch	ヘリカルピッチ　［CT用語．寝台移動距離／コリメーション幅］
HP	hypersensitivity pneumonitis	過敏性肺炎
HPE	holoprosencephaly	全前脳胞症
HPI	hepatic perfusion index	肝動脈門脈血流比
HPLL	hypertrophic posterior longitudinal ligament	後縦靱帯肥厚症
HPN	home parenteral nutrition	在宅中心静脈栄養法
HPT	hyperparathyroidism	副甲状腺（上皮小体）機能亢進症

HPV	human papillomavirus ヒトパピローマウイルス
HPV	hypoxic pulmonary vasoconstriction 低酸素性肺血管収縮機構
HR	heart rate 心拍数
HRCT	high-resolution computed tomography 高分解能CT
HRHS	hypoplastic right heart syndrome 右心低形成症候群
HRT	horizontal retinal teeth 水平埋伏歯
HRT	hormone replacement therapy ホルモン補充療法
HS	hereditary spherocytosis 遺伝性球状赤血球症
HSA	human serum albumin ヒト血清アルブミン
HSCT	hematopoietic stem cell transplantation 造血幹細胞移植
HSG	hysterosalpingography 子宮卵管造影撮影法
HSP	Henoch-Schönlein purpura ヘノッホ・シェーンライン紫斑病 [アレルギー性紫斑病]
HSV	herpes simplex virus 単純ヘルペスウイルス
Ht	height 身長 ＝body height(BH)
Ht	hematocrit ヘマトクリット
HT	hypertension 高血圧症
HTLV-1	human T-lymphotrophic virus 1 ヒトTリンパ球向性ウイルス1型
HTO	high tibial osteotomy 高位脛骨骨切り術
HTx	heart transplantation 心臓移植
HU	heat unit X線管熱容量
HU	Hounsfield unit ハンスフィールド単位 [CT値の単位. 空気を−1000, 水を0としている]
HUS	handheld ultrasonography 手動スキャン超音波検査
HUS	hemolytic uremic syndrome 溶血性尿毒症性症候群
HV	hepatic vein 肝静脈
HVA	homovanillic acid ホモバニリン酸
HVL	half value layer 半価層
HVOD	hepatic veno-occlusive disease 肝静脈閉塞性疾患, 肝中心静脈閉塞症 ＝veno-occlusive disease(VOD)
HVS	hyperventilation syndrome 過換気(深呼吸)症候群
Hx	histology 組織学
Hx	history 病歴
Hy	hysteria ヒステリー
Hys	hypersensitivity (dentin ——) (象牙質)知覚過敏症
HZ	herpes zoster 帯状疱疹
Hz	hertz ヘルツ [周波数の単位]

I

IAA	inferior alveolar artery　下歯槽動脈　=inferior dental artery (IDA)	
IAA	interruption of aortic arch　大動脈弓離断症	
IABO	intra-aortic balloon occlusion　大動脈内バルーン閉塞 =resuscitative endovascular balloon occlusion of the aorta (REBOA)　[大動脈内でバルーンを拡張し，下行大動脈を一時的に遮断して止血を図る]	
IABP	intra-aortic balloon pumping　大動脈バルーンポンピング法	
IAC	internal auditory canal　内耳道	
IADSA	intra-arterial digital subtraction angiography　経動脈性DSA	
IAEA	International Atomic Energy Agency　国際原子力機関	
IAP	intracarotid amobarbital procedure　内頸動脈アモバルビタール法　[和田テスト．言語・記憶機能の優位半球を評価する]	
IAS	insulin autoimmune syndrome　インスリン自己免疫症候群	
IASD	interatrial shunt device　心房間シャント作成デバイス [左室駆出率が保たれた心不全における左房圧上昇を抑制するため，心房中隔に留置してシャントを形成するデバイス]	
IBD	inflammatory bowel disease　炎症性腸疾患	
IBL(A)	immunoblastic lymphadenopathy　免疫芽球性リンパ腺症	
IBS	image brightness stabilizer　画像輝度安定器	
IBS	irritable bowel syndrome　過敏性腸症候群　=irritable colon syndrome(ICS)	
IBSN	International Breast Cancer Screening Network　国際乳がん検診ネットワーク	
IC	immune complex　免疫複合体	
IC	informed consent　説明と同意	
ic	intracutaneous injection　皮内注射　=intradermal injection (ID)	
ICA	ileocolic artery　回結腸動脈	
ICA	internal carotid artery　内頸動脈	
ICAD	intracranial atherosclerotic disease　頭蓋内アテローム性動脈硬化症	
ICBT	intracavitary brachytherapy　腔内照射	
ICC	intraclass correlation coefficient　級内相関係数　[信頼性指標の一つ]	
ICC	invasive cribriform carcinoma　浸潤性篩状癌　[乳腺腫瘍]	
iCCA	intrahepatic cholangiocarcinoma　肝内胆管癌	
ICD	implantable cardioverter defibrillator　植え込み型除細動器	
ICD	International Classification of Diseases　国際疾病分類	

ICDC	international consensus diagnostic criteria 国際コンセンサス診断基準
ICE	intracardiac echocardiography 心内エコー法
ICG (test)	indocyanine green (test) インドシアニングリーン（試験） ［緑色の色素で循環機能検査，肝機能検査に用いられる］
ICH	intracerebral hematoma 脳内血腫
ICH	intracranial hemorrhage 頭蓋内出血
ICH	intracranial hypertension 頭蓋内圧亢進症
ICI	immune checkpoint inhibitor 免疫チェックポイント阻害剤
ICM	idiopathic cardiomyopathy 特発性心筋症
ICP	intracranial pressure 頭蓋内圧
IC-PC	internal carotid artery-posterior communicating artery 内頸動脈-後交通動脈
ICPN	intracystic papillary neoplasm 胆嚢内乳頭状腫瘍
ICR	ileocecal resection 回盲部切除術
ICR	International Congress of Radiology 国際放射線医学会議
ICRP	International Commission on Radiological Protection 国際放射線防護委員会
ICRU	International Commission on Radiation Units and Measurement 国際放射線単位および測定委員会
ICS	irritable colon syndrome 過敏性腸症候群 ＝irritable bowel syndrome (IBS)
ICT	information and communication technology 情報通信技術
ICT	intracoronary thrombolysis 冠動脈内血栓症
ICTV	International Committee on Taxonomy of Viruses 国際ウイルス分類委員会
ICU	intensive care unit 集中治療部
ICU-AW	intensive care unit-acquired weakness ICU関連筋力低下 ［ICU入室後に生じる急性の四肢の筋力低下］
ICV	ileocolic vein 回結腸静脈
ICV	internal carotid vein 内頸静脈 ＝internal jugular vein (IJV)
ID	identification 同定，番号付け
ID	intradermal injection 皮内注射 ＝intracutaneous injection (ic)
IDA	inferior dental artery 下歯槽動脈 ＝inferior alveolar artery (IAA)
IDA	iron deficiency anemia 鉄欠乏性貧血
IDC	interlocking detachable coil ＝mechanical detachable coil (MDC) ［塞栓用コイルの一種］
IDC	invasive ductal carcinoma (of the pancreas) 浸潤性膵管癌
IDCP	idiopathic duct-centric pancreatitis ［自己免疫性膵炎2型．好中球上皮病変 (GEL) を特徴とする］
IDDM	insulin-dependent diabetes mellitus インスリン依存性糖尿病
IDP	intraductal papilloma 乳管内乳頭腫
IDRF	image-defined risk factor

IDS	intrusion detection system　侵入検知システム　［サーバやネットワークの外部との通信を監視し，不正な攻撃や侵入，アクセスを検知して管理者に通知するシステム］	
IDUS	intraductal ultrasonography　管腔内超音波検査法	
IE	infectious endocarditis　感染性心内膜炎	
IEC	International Electrotechnical Commission　国際電気標準会議	
IF	insufficiency fracture　脆弱性骨折	
IFI	ischiofemoral impingement　坐骨大腿インピンジメント　［外傷，腫瘍やハムストリングス腱炎，骨形態異常により，大腿骨小転子および坐骨結節間の距離が狭くなり，大腿方形筋が挟まれ，殿部，股関節，大腿背面に痛みを生じる症候群］	
IFN	interferon　インターフェロン	
IFOF	inferior fronto-occipital fasciculus　下前頭後頭束　［頭部神経線維］	
iFR	instantaneous wave-free ratio　瞬時血流予備量比　［冠動脈狭窄の指標］	
IFRT	involved-field radiotherapy　病巣部照射野放射線療法	
IFS	ischiofemoral space　［大腿骨小転子内側皮質から坐骨結節外側皮質までの最短距離］	
IFU	instruction for use　［ステントデバイスの症例に対する解剖学的適応基準］	
IFX	infliximab　インフリキシマブ　［抗ヒトTNF-αモノクローナル抗体，生物学的製剤］	
Ig	immunoglobulin　免疫グロブリン　［血清成分の一つで，免疫を担う糖タンパク質．IgG, IgA, IgM, IgD, IgEの5種がある］	
IGBT	image-guided brachytherapy　画像誘導小線源治療　［三次元画像を用いた密封小線源治療］	
IGHL	inferior glenohumeral ligament　下関節上腕靱帯	
IGRA	interferon-gamma release assay　インターフェロンγ遊離試験　［結核感染の診断法］	
IGRT	image-guided radiotherapy　画像誘導放射線治療	
IGT	impaired glucose tolerance　耐糖能異常	
IHA	idiopathic hyperaldosteronism　突発性アルドステロン症	
IH(C)	immunohistochemistry　免疫組織染色	
IHD	intrahepatic duct　肝内胆管	
IHD, ISHD	ischemic heart disease　虚血性心疾患	
IHE	infantile hemangioendothelioma　小児血管内皮腫	
IHE	Integrating the Healthcare Enterprise　［医療連携のための情報統合化プロジェクト．医療情報の連携を円滑にするために「標準規格を使用したシステム構築の枠組み」を提案する活動］	
IHSS	idiopathic hypertrophic subvalvular aortic stenosis　特発性肥厚性大動脈弁下狭窄症	
I.I.	image intensifier　蛍光増倍管	
IIA	internal iliac artery　内腸骨動脈	

IIMS	integrated intelligent management system	電子カルテシステム
IIP	idiopathic interstitial pneumonia	特発性間質性肺炎
IIV	internal iliac vein	内腸骨静脈
IJV	internal jugular vein	内頸静脈 ＝internal carotid vein（ICV）
IKE	internet key exchange	インターネット鍵交換（プロトコル）
ILA	interstitial lung abnormality	間質性肺異常陰影
ILCP	interstitial laser coagulation of the prostate	前立腺組織内レーザー凝固術
ILD	interstitial lung disease	間質性肺疾患
ILF	inferior longitudinal fasciculus	下縦束 ［頭部神経線維］
IM	intrahepatic metastasis	肝内転移
im	intramuscular injection	筋肉内注射
Im	middle thoracic esophagus	胸部中部食道
IMA	inferior mesenteric artery	下腸間膜動脈
IMC	intima-media complex	内中膜複合体
IMDRF	International Medical Device Regulators Forum	国際医療機器規制当局フォーラム
IMH	intramural hematoma	壁内血腫 ［偽腔内の血栓を示唆し，椎骨脳底動脈解離のMRI診断において特に重視されている所見］
Imp	impression	印象採得
(123I-)IMP	N-isopropyl-p-(123I-)iodoamphetamine	塩酸N-イソプロピル-p-ヨードアンフェタミン ［脳血流シンチグラフィに使用される注射液の成分］
IMPC	invasive micropapillary carcinoma	浸潤性微小乳頭癌
IMR	index of microvascular resistance	微小血管抵抗指数 ［冠微小循環を評価する指標．微小血管抵抗＝冠内圧／冠血流量］
IMRT	intensity-modulated radiation therapy	強度変調放射線照射
iMSDE	improved motion-sensitized driven-equilibrium	［MRI用語．血管信号を抑制するBBI（black blood imaging）の手法の一つ］
IMT	intima-media thickness	内中膜複合体厚
IMV	inferior mesenteric vein	下腸間膜静脈
IMV	intermittent mandatory ventilation	間欠的強制換気法 ［自発呼吸に間欠的な強制換気を加え，自発呼吸の不足を補う方法］
In	inlay	インレー ［歯の詰め物］
INJ	injection	注射
INOCA	ischemia with nonobstructive coronary artery disease	非閉塞性冠動脈疾患 ［有意な冠動脈狭窄が見られない心筋虚血］
INPC	International Neuroblastoma Pathology Classification	国際神経芽腫病理分類
iNPH	idiopathic normal pressure hydrocephalus	特発性正常圧水頭症

INR	international normalized ratio　国際標準比　[試薬・測定機器によりばらつきが生じる測定値を補正する方法．WHOが推奨している]
insp.	inspiration　吸気
INV	innominate vein　無名静脈　[腕頭静脈のこと]
I/O	input/output　入力／出力
IO	intraosseous　骨髄内の
IOA	infraorbital artery　眼窩下動脈
IOCA	ischemia with obstructive coronary artery disease　閉塞性冠動脈疾患
IOD	Information Object Definition　情報オブジェクト定義　[DICOM規格で，発生する画像などを示す]
IOERT	intraoperative electron radiotherapy　術中電子線治療
IOI	intraosseous infusion　骨髄内輸液
IOL	interosseous ligament　骨間靱帯
ION	idiopathic osteonecrosis of the femoral head　特発性大腿骨頭壊死症
IOR	intraoperative radiotherapy　術中照射療法
IoT	internet of things　モノのインターネット
IOUS	intraoperative ultrasonography　術中超音波検査法
IP	imaging plate　イメージングプレート　[CRに使用される輝尽性発光体]
IP	interstitial pneumonia　間質性肺炎
IP, IVP	intravenous pyelography　経静脈性腎盂造影撮影法
IPA	Information-technology Promotion Agency, Japan　情報処理推進機構
IPAF	interstitial pneumonia with autoimmune features　自己免疫疾患の要素を有する間質性肺炎
IPDA	inferior pancreaticoduodenal artery　下膵十二指腸動脈
IPF	idiopathic pulmonary fibrosis　特発性肺線維症
IPF	interstitial pulmonary fibrosis　間質性肺線維症
IPG	implantable pulse generator　植込み型刺激装置
IPH	idiopathic portal hypertension　特発性門脈圧亢進症
IPH	idiopathic pulmonary hemosiderosis　特発性肺ヘモジデリン症
IPL	idiopathic plasmacytic lymphadenopathy　特発性形質細胞性リンパ節症
IPL	inferior parietal lobe　下頭頂小葉
IPMC	intraductal papillary mucinous carcinoma (of the pancreas)　膵管内乳頭粘液性腺癌
IPMN	intraductal papillary mucinous neoplasm (of the pancreas)　膵管内乳頭粘液性腫瘍　＝intraductal papillary mucinous tumor (of the pancreas) (IPMT)

IPMN-B	intraductal papillary mucinous neoplasm of the bile duct　胆管内乳頭粘液性腫瘍　＝intraductal papillary neoplasm of the bile duct (IPNB)
IPMT	intraductal papillary mucinous tumor (of the pancreas)　膵管内乳頭粘液性腫瘍　＝intraductal papillary mucinous neoplasm (of the pancreas) (IPMN)
IPNB	intraductal papillary neoplasm of the bile duct　胆管内乳頭腫瘍　＝intraductal papillary mucinous neoplasm of the bile duct (IPMN-B)
IPS	idiopathic pneumonia syndrome　特発性肺炎症候群
IPS	inferior petrosal sinus　下錐体静脈洞
iPS cell	induced pluripotent stem cell　人工多能性幹細胞, iPS細胞
IPSS	International Prostate Symptom Score　国際前立腺症状スコア
IPT	inflammatory pseudotumor　炎症性偽腫瘍
IPV	incompetent perforating vein　不全穿通枝　[下肢静脈]
IQ	intelligence quotient　知能指数
IQF	image quality figure　画質指数　[C-Dファントムを使用した視覚評価における計算法の一つ]
IQR	interquartile range　四分位範囲　[データのばらつきを求める]
IR	inversion recovery　[MRIのパルスシーケンスの一つ]
irAE	immune-related adverse event　免疫関連有害事象
IRBBB	incomplete right bundle branch block　不完全右脚ブロック
IRDS	idiopathic respiratory distress syndrome　特発性呼吸障害(窮迫)症候群
IRI	insulin　インスリン　[IRIはimmunoreactive insulinの略]
IRIS	immune reconstitution inflammatory syndrome　免疫再構築症候群
IRP, IVRP	interventional reference point　インターベンショナル基準点　[線量測定に関する幾何学的配置]
irrigo.	irrigography　逆行性大腸透視撮影法
ISDN	Integrated Services Digital Network　総合デジタル通信網
ISMRM	International Society for Magnetic Resonance in Medicine　国際磁気共鳴医学会
ISR	instent restenosis　ステント内再狭窄
ISR	intersphincteric resection　括約筋間直腸切除術
ISRRT	International Society of Radiographers and Radiological Technologists　世界診療放射線技師会
IT	information technology　情報通信技術
IT	isomeric transition　核異性体転移
ITA	internal thoracic artery　内胸動脈　＝internal mammary artery
ITAG	internal thoracic artery graft(ing)　内胸動脈グラフト
ITB	iliotibial band　腸脛靱帯

ITB therapy	intrathecal baclofen therapy　バクロフェン髄腔内投与療法（髄注療法）　[薬剤を脊髄に直接投与し，痙縮を和らげる治療法]
IThyA	inferior thyroid artery　下甲状腺動脈
ITP	idiopathic thrombocytopenic purpura　特発性血小板減少性紫斑病
ITPN	intraductal tubulopapillary neoplasm (of the pancreas)　膵管内管状乳頭腫瘍
ITT	insulin tolerance test　インスリン負荷試験，インスリン抵抗性試験
IU	international unit　国際単位
Iu	upper thoracic esophagus　胸部上部食道
IUD	intrauterine contraceptive device　子宮内避妊器具
IUFD	intrauterine fetal death　子宮内胎児死亡
IUS	intrauterine contraceptive system　子宮内避妊システム
IV	intravariceal injection　静脈瘤注入法
IV	intravenous injection　静脈内注射
IV	involved field　病巣部照射野
IVC	inferior vena cava　下大静脈
IVC	intravenous cholecystocholangiography　経静脈性胆嚢胆管造影撮影法
IVD	intravenous drip　点滴静脈注射　＝drip infusion in vein (DIV)
IVDSA	intravenous digital subtraction angiography　経静脈性DSA
IVF	in vitro fertilization　体外受精
IVH	intravenous hyperalimentation　経静脈性高カロリー輸液
IVH	intraventricular hemorrhage　脳室内出血
IVIM	intravoxel incoherent motion　ボクセル内の不規則な動き[MRI撮像方法の一つ]
IVL	intravascular malignant lymphomatosis　血管内悪性リンパ腫（症）
IVN	inferior vestibular nerve　下前庭神経
IVPD	intraventricular pressure difference　心室内圧較差
IVR	interventional radiology　インターベンショナルラジオロジー，放射線介在的治療　[放射線を用いて検査と同時に治療を行う方法]
IVU	intravenous urography　経静脈性尿路造影撮影法
IVUS	intravascular ultrasound　血管内超音波（検査）

J

JAF	juvenile angiofibroma 若年性血管線維腫
JARP	Japanese Association of Radiological Physicists 日本医学放射線学会物理部会
JART	Japanese Association of Radiological Technologist 日本放射線技師会
JASTRO	Japanese Society for Therapeutic Radiology and Oncology 日本放射線腫瘍学会
JATEC	Japan Advanced Trauma Evaluation and Care ［外傷初期診療のガイドラインおよびその研修コース］
JCI	Joint Commission International ［米国に拠点を置く団体で，国際的に病院機能評価・認証を行う］
JCIC	Japanese society of Congenital Interventional Cardiology 日本先天性心疾患インターベンション学会 ［旧 日本 Pediatric Interventional Cardiology 学会］
JCML	juvenile chronic myeloblastic leukemia 若年性慢性骨髄芽球性白血病
JCOG	Japan Clinical Oncology Group 日本臨床腫瘍研究グループ
JCS	Japan coma scale 日本昏睡尺度 ［急性期意識レベルを9段階に分類する方法（＝3・3・9度方式）］
JCVSD	Japan cardiovascular surgery database 日本心血管外科手術データベース ［日本における胸部外科手術データベース］
JESRA	Japan Engineering Standard of Radiation Apparatus 日本放射線機器工業会規格
JIA	juvenile idiopathic arthritis 若年性特発性関節炎 ＝juvenile rheumatoid arthritis (JRA)
JIRA	Japan Industries Association of Radiological Systems 日本画像医療システム工業会 ［旧名；日本放射線機器工業会］
JIS	Japanese Industrial Standard 日本工業規格
JJC	Japanese Joint Committee on TNM Classification 日本TNM分類委員会
JMIP	Japan Medical Service Accreditation for International Patients 外国人患者受け入れ医療機関認証制度
JMML	juvenile myelomonocytic leukemia 若年性骨髄単球性白血病
JPEG	joint photographic expert group ［JPEG（ジェイペグ），静止画像の標準規格を検討するワーキンググループ，またその規格の名称］
JRA	juvenile rheumatoid arthritis 若年性関節リウマチ ＝juvenile idiopathic arthritis (JIA) ［旧称．現在は若年性特発性関節炎 (JIA) と呼ばれる］
J-RIME	Japan Network for Research and Information on Medical Exposures 医療被ばく研究情報ネットワーク

JROD	Japanese Radiation Oncology Database 〔日本放射線腫瘍学会による放射線治療症例登録事業〕
JRS	Japan Radiological Society 日本医学放射線学会
JSC	Jaccard similarity coefficient ジャッカード係数 〔2つの集団の類似度を測る指標〕
JSRT	Japanese Society of Radiological Technology 日本放射線技術学会

K

KBT	kissing balloon technique　キッシングバルーンテクニック　[分岐部病変に対して2本のバルーンを同時に拡張する方法]
Kerma	kinetic energy released per unit mass　カーマ　[間接電離粒子によって単位質量の物質に付与された最初の運動エネルギー]
KK polyp	Kehlkopfpolyp　独　喉頭ポリープ
KKK	Kehlkopfkrebs　独　喉頭癌　=laryngeal cancer
KS	Kaposi's sarcoma　カポジ肉腫　[特発性多発性色素肉腫]
KTPP	keratodermia tylodes palmaris progressiva　進行性指掌角皮症
KUB	kidney, ureter, and bladder　腎・尿管・膀胱単純撮影(腎膀単)

L

L	left　左，左側の
L, Lat.	lateral　側面，外側の，横向きの
L(x)	lumbar vertebra　腰椎　[(x)＝1〜5]
LA	left atrium　左心房
LA	lingual artery　舌動脈
LAA	left atrial appendage　左心耳
LAC	laparoscopy-assisted colectomy　腹腔鏡補助下結腸切除術
LAD	left anterior descending artery　左前下行枝　[冠動脈の]
LAD	left atrial dimension　左房径
LADG	laparoscope-assisted distal gastrectomy　腹腔鏡補助下幽門側胃切除
LAH	left atrial hypertrophy　左心房肥大
LAM	lymphangioleiomyomatosis　リンパ脈管筋腫症
LAO	left anterior oblique (position)　第二斜位，左前斜位
LAP	leucine aminopeptidase　ロイシンアミノペプチダーゼ　[ウシ小腸粘膜，眼レンズ，ブタ腎臓などに存在する上澄み酵素]
LAR	low anterior resection　低位前方切除術　[直腸癌における術式の一つ]
LBAC	localized bronchioloalveolar carcinoma　限局性肺胞上皮癌
LBBB	left bundle branch block　左脚ブロック
LBD	Lewy body disease　レビー小体病
LBL	lymphoblastic leukemia　リンパ芽球性白血病
LBWI	low birth weight infant　低体重出生児
LC	laparoscopic cholecystectomy　腹腔鏡下胆嚢摘出術
LC	liver cirrhosis　肝硬変
LCA	left colic artery　左結腸動脈
LCA	left coronary artery　左冠動脈
LCC	left coronary (aortic valve) cusp　左冠尖　[大動脈弁のうち左冠動脈が出る位置の弁尖]
LCC	luxatio coxae congenita 匰　先天性股関節脱臼　＝congenital dislocation of the hip joint (CDH)
LCCA	late cortical cerebellar atrophy　晩発性小脳皮質萎縮症
LCD	liquid crystal display (monitor)　液晶ディスプレイ(モニタ)
LCH	Langerhans cell histiocytosis　ランゲルハンス細胞組織球症
LCI	linked color imaging　[狭帯域光観察のモードの一つ]
LCIS	lobular carcinoma in situ　非浸潤性小葉癌
LCL	lateral collateral ligament　外側側副靱帯
LCNEC	large cell neuroendocrine carcinoma　大細胞神経内分泌癌
LCOS	low cardiac output syndrome　低心拍出量症候群　＝low output syndrome (LOS)

LCV	left colic vein	左結腸静脈
LCX	left circumflex (artery)	左回旋枝
LD	learning disabilities	学習障害
LD50	lethal dose 50　50%致死(線)量，半致死(線)量　＝median lethal dose(MLD)	
LDA	low density area	低濃度領域
LD(F)	latissimus dorsi (flap)	広背筋(皮弁)
LDG	laparoscopic distal gastrectomy	腹腔鏡下幽門側胃切除術
LDH	lactate dehydrogenase	乳酸脱水素酵素
LDH	lumbar disc herniation	腰椎椎間板ヘルニア
LDLT	living donor liver transplantation	生体肝移植術
LDR	low dose rate	低線量率
LEC	lymphoepithelial cyst　リンパ上皮性嚢胞　[lymphoepithelial cyst of the pancreas　膵リンパ上皮性嚢胞]	
LECS	laparoscopic and endoscopic cooperative surgery　腹腔鏡・内視鏡合同手術	
LEIT	laparoscopic ethanol injection therapy　腹腔鏡下エタノール注入療法　[HCCに対する腹腔鏡的治療の一つ]	
LEL	lymphoepithelial lesion	リンパ上皮性病変
LES	late-evening snack	睡眠前軽食
LES	lower esophageal sphincter	下部食道括約筋
LET	linear energy transfer	線エネルギー付与
LGBT	lesbian, gay, bisexual, transgender　[性的少数者であるレズビアン・ゲイ・バイセクシュアル・トランスジェンダーの総称]	
LGCS	left gastric vena-caval shunt	左胃静脈-下大静脈吻合術
LGE	late gadolinium enhancement	ガドリニウム遅延造影(MRI)
LGG	low-grade glioma	低悪性度神経膠腫
LGSC	low-grade serous carcinoma　低悪性(低異型)度漿液性腺癌 [卵巣腫瘍]	
LH	luteinizing hormone	黄体形成ホルモン
LH	lymphoid hyperplasia	リンパ組織過形成
LHAS	lipomatous hypertrophy of the atrial septum　心房中隔脂肪性肥大	
LHB	long head of biceps tendon	上腕二頭筋長頭腱
LHRH	luteinizing hormone-releasing hormone　黄体形成ホルモン放出ホルモン	
LHS	learning health system　学習する医療システム　[ビックデータ解析を現場にフィードバックするシステム]	
LHV	left hepatic vein	左肝静脈
Li	liver	肝
LIE	late iodine enhancement　ヨード遅延造影　[CTで行われる心筋の遅延造影. ECVの評価が可能]	
LIFE	Long-term Care Information System for Evidence　[厚生労働省の科学的介護情報システム]	

LIH	last image hold ラストイメージホールド ［透視機器において，最終表示画像をディスプレイに表示したままにしておく］
LIM	laparoscopic intragastric mucosal resection 腹腔鏡下胃内粘膜切除術
LINAC	linear accelerator 直線加速器
Lip	lipase リパーゼ
LIP	lymphoid interstitial pneumonia リンパ性間質性肺炎
LIPUS	low-intensity pulsed ultrasound 低出力超音波パルス ［超音波骨折治療法に用いられる極めて弱い出力の超音波］
LIPV	left inferior pulmonary vein 左下肺静脈
LK	left kidney 左腎
LK	Lungenkrebs 独 肺癌
LLL	left lower lung 左下肺葉
LM	lateral meniscus 外側半月板
LMC	laparoscopic microwave coagulation therapy 腹腔鏡下マイクロ波凝固療法 ［HCCに対する腹腔鏡的治療］
LMDF	lupus miliaris disseminatus faciei 顔面播種状栗粒性狼瘡
LMI	left mitral isthmus line 僧帽弁峡部ライン ［アブレーション時，左肺静脈と僧帽弁輪をつなぐ線をいう］
LMN	lower motor neuron 下位運動ニューロン
LMP	last menstrual period 最終月経
LMT	left main trunk 左主幹 ［冠動脈の］
LMV	lupus mesenteric vasculitis ループス腸間膜血管炎 ［全身性エリテマトーデスに伴う消化管病変の一つ］
LN	Lesch-Nyhan syndrome レッシュ・ナイハン症候群 ［小児高尿酸血症の中の一つ］
LN	lupus nephritis ループス腎炎
LN	lymph node リンパ節
LNT	linear no-threshold model 直線閾値なしモデル
LOS	low output syndrome 低拍出量症候群 ＝low cardiac output syndrome（LCOS）
LP	lichen planus 扁平苔癬
LP	lumbar puncture 腰椎穿刺
LPA	left pulmonary artery 左肺動脈
LPD	lipiodolization リピオドール注入塞栓術 ［リピオドールと抗癌剤を混合し肝腫瘍栄養血管に注入する治療法］
LPD	lymphoproliferative disorder リンパ増殖性疾患
LPG	laparoscopic proximal gastrectomy 腹腔鏡下噴門側胃切除術
LPM	lamina propria mucosae 粘膜固有層
LPS	lumboperitoneal shunt 腰椎くも膜下腔腹腔短絡術 ［LPシャント］
LRFS	local relapse-free survival 局所無再発生存率
LRLT	living-related liver transplantation 生体部分肝移植術
LRN	large regenerative nodule 大再生結節

LRP	laparoscopic radical prostatectomy 腹腔鏡下前立腺全摘除術
LSa	lymphosarcoma リンパ肉腫
LSC	laparoscopic sacrocolpopexy 腹腔鏡下仙骨腟固定術
LSC	lateral semicircular canal 外側半規管
LSD	leukemia significant dose 白血病有意線量
LSF	line spread function 線像強度分布
LSI	large scale integrated circuit 大規模集積回路
LSLV	laparoscopic spherical laser vaporization 腹腔鏡下レーザー球状散凝固法
LSPV	left superior pulmonary vein 左上肺静脈
LSS	lumbar spinal stenosis 腰部脊柱管狭窄症
LST	laterally spreading tumor 側方発育型腫瘍 ［10mm以上の腫瘍径をもち, 側方に発育する病変］
LSVC	left superior vena cava 左上大静脈
LT	late thrombosis 遅発性血栓症 ［ステント留置後1ヵ月以上経過して発症するステント血栓症］
LT	lesser tubercle 小結節
LT	ligament teres 肝円索
LTBI	latent tuberculosis infection 潜在性結核感染症
LTG	laparoscopic total gastrectomy 腹腔鏡下胃全摘術
LU	longitudinal ulcer 縦走潰瘍
LUS	laparoscopic ultrasonography 超音波腹腔鏡
LUS	lung ultrasound 肺エコー検査
LUTS	lower urinary tract symptom 下部尿路症状
LV	left ventricle 左心室
LVA	lymphatic-venous anastomosis リンパ管静脈吻合術
LVAD	left ventricular assist device 左心室補助人工心臓 ＝left ventricular assist system (LVAS)
LVAS	left ventricular assist system 左心室補助人工心臓 ＝left ventricular assist device (LVAD)
LVDd	left ventricular end-diastolic dimension 左室拡張末期径
LVDs	left ventricular end-systolic dimension 左室収縮末期径
LVEDV	left ventricle end diastolic volume 左心室拡張末期容積
LVEF	left ventricle ejection fraction 左心室駆出率
LVESV	left ventricle end systolic volume 左心室収縮末期容積
LVG	left ventriculography 左心室造影
LVH	left ventricular hypertrophy 左心室肥大
LVOTO	left ventricular outflow tract obstruction 左室流出路閉塞
LVSI	lymphovascular space invasion 脈管侵襲
LYG	lymphomatoid granulomatosis リンパ腫様肉芽腫症

M

M	male 男性(の)，雄(の)
(^{99m}Tc-)MAA	(^{99m}Tc-)macroaggregated albumin 大凝集アルブミン
MAB	maximal androgen blockade 最大アンドロゲン遮断療法 ［前立腺癌の治療法の一つ］
MAC	minimum alveolar concentration 最小肺胞濃度
MAC infection	*Mycobacterium avium* complex infection MAC症 ［非結核性抗酸菌症］
MACE	major adverse cardiovascular event 主要(有害)心血管イベント
MALS	median arcuate ligament syndrome 正中弓状靱帯圧迫症候群
MALT lymphoma	mucosa-associated lymphoid tissue lymphoma 粘膜関連リンパ組織由来悪性リンパ腫
MANEC	mixed adenoneuroendocrine carcinoma 複合(混合)型腺神経内分泌癌
MAP	mean arterial pressure 平均血圧
MAP	mitral annuloplasty 僧帽弁輪形成術
MAPCA	major aortopulmonary collateral artery ［肺動脈がつまり，大動脈から直接流れるファロー四徴症に合併する太い側副血管］
MAR(S)	metal artifact reduction (sequence) 金属アーチファクト低減(シークエンス) ［CT用語］
MAS	macrophage activation syndrome マクロファージ活性化症候群
MAS	meconium aspiration syndrome 胎便吸引症候群
MAV	median antebrachial vein 前腕正中皮静脈
MB	microbubble マイクロバブル
MB	myocardial bridge 心筋ブリッジ ［冠動脈は通常，心外膜下脂肪組織内を走行するが，心筋内を走行すること］
MBC	mucinous bronchioloalveolar carcinoma 粘液産生性細気管支肺胞上皮癌
MBF	myocardial blood flow 心筋血流量
MBIR	model-based iterative reconstruction モデルベース逐次近似再構成法
MBs	microbleeds 微小出血
MC	Monte Carlo method モンテカルロ法
MCA	middle cerebral artery 中大脳動脈
MCA	middle colic artery 中結腸動脈
MCDK	multicystic dysplastic kidney 多囊胞性異形成腎
MCG	micturition cystography 排尿時膀胱造影撮影法
MCH	muscle contraction headache 筋収縮(緊張)性頭痛
MCI	mild cognitive impairment 軽度認知(機能)障害
MCJ	midcarpal joint 手根中央関節
MCL	medial collateral ligament 内側側副靱帯

MCLS	mucocutaneous lymph node syndrome　(急性)熱性皮膚粘膜リンパ症候群　[川崎病．冠動脈疾患]
MCN	mucinous cystic neoplasm　粘液性囊胞腫瘍　=mucinous cystic tumor (MCT)
MCNP	general Monte Carlo N-particle transport code　[モンテカルロ計算コードの一つ]
MCN(T)	microwave coagulo-necrotic therapy　マイクロ波凝固壊死療法
MCS	Monte Carlo simulation　モンテカルロシミュレーション
MCT	microwave coagulation therapy　マイクロ波凝固療法
MCT	mucinous cystic tumor　粘液性囊胞腫瘍　=mucinous cystic neoplasm (MCN)
MCTD	mixed connective tissue disease　混合結合織疾患
MCUG	micturition cystourethrography　排尿時膀胱尿道造影撮影法
MCV	median cubital vein　肘正中皮静脈
MCV	middle colic vein　中結腸静脈
MD	magnetic disk　磁気ディスク
MD	Meniere's disease　メニエール病
MD	microdensitometry　骨量測定法
MD	(bone) mineral density　骨塩量
MD	myotonic dystrophy　筋強直性ジストロフィー
MDA	mean distance to agreement　平均一致距離
MDA	Müllerian duct anomaly　ミュラー管奇形
MDC	major diagnostic category　主要診断群
MDC	mechanical detachable coil　=interlocking detachable coil (IDC)　[塞栓用コイルの一種]
MDCT	multidetector-row computed tomography　多列検出器型CT
MDD	manic depressive disease　躁うつ病　=manic depressive illness (MDI)
MDD	multidisciplinary discussion　集学的検討　[診断のための多職種による検討]
MDI	manic depressive illness　躁うつ病　=manic depressive disease (MDD)
MDI	manisch-depressives Irresein　独　躁うつ病
MDIC	Medical Device Information Communicator　医療機器情報コミュニケーター　[日本医療機器学会が認定する資格]
MDL	Magen Durchleuchtung　独　胃透視
MDME (sequence)	multi-dynamic multi-echo (sequence)　[synthetic MRIの2Dシーケンス]
MDP	methylene diphosphonic acid　メチレン二リン酸
MDR	middle dose rate　中線量率
MDRA	multidrug-resistant *Acinetobacter*　多剤耐性アシネトバクター
MDRP	multidrug-resistant *Pseudomonas aeruginosa*　多剤耐性緑膿菌
MDS	myelodysplastic syndrome　脊髄異形成症候群　[前白血病状態のことをいう]

MDTA	middle deep temporal artery	中深側頭動脈
ME	medical (electronics) engineering	医用(電子)工学
Me	menton [下顎骨オトガイ部の正中断面像の最下点，セファロの計測点]	
MEA	multiple endocrine adenoma 多発性内分泌腺腫 ＝multiple endocrine neoplasia (MEN)	
MED	microendoscopic discectomy	内視鏡下椎間板切除術
MED	minimum effective dose	最小有効量
MEG	magnetoencephalogram 脳磁図 [頭皮上に発生する磁界を測定したもの]	
MEL	microendoscopic laminectomy (laminoplasty) 内視鏡下椎弓切除術	
MELAS	mitochondrial myopathy, encephalopathy, lactic acidosis and stroke-like episodes 脳卒中様症状を伴うミトコンドリア脳筋症 [ミトコンドリア異常症の一種]	
MEN	multiple endocrine neoplasia 多発性内分泌腺腫 ＝multiple endocrine adenoma (MEA)	
MEP	motor-evoked potential	運動誘発電位
MERS	Middle East respiratory syndrome	中東呼吸器症候群
MET	medical emergency team	緊急医療チーム
METs	metabolic equivalent [METs(メッツ)，安静時のエネルギー消費量を1とし，身体活動があるときのエネルギー消費量の大きさを表したもの]	
MF	mycosis fungoides	菌状息肉症
MFD	multiple fraction per day	(1日)多分割照射
MFH	malignant fibrous histiocytoma	悪性線維性組織球腫
MFICU	maternal-fetal intensive care unit	母体胎児集中治療室
MG	myasthenia gravis	重症筋無力症
MH	malignant hyperpyrexia	悪性高体温症
MH	mesenchymal hamartoma	間葉性過誤腫
MHV	middle hepatic vein	中肝静脈
MI	mitral valve insufficiency 僧帽弁閉鎖不全症 ＝mitral regurgitation (MR)	
MI	mutual information	相互情報量
MI	myocardial infarction	心筋梗塞
MIA	minimally invasive adenocarcinoma	微小浸潤腺癌
MIAA	microaggregated albumin	小凝集アルブミン
(¹²³I-)MIBG	(¹²³I-)metaiodobenzylguanidine メタヨードベンジルグアニジン [副腎，心筋シンチグラフィで使用]	
(⁹⁹ᵐTc-)MIBI	(⁹⁹ᵐTc-)methoxyisobutylisonitrile メトキシイソブチルイソニトリル [副甲状腺，心筋シンチグラフィで使用する放射性製剤]	
MICS	minimally invasive cardiac surgery	低侵襲心臓手術
MINOCA	myocardial infarction with nonobstructive coronary arteries 冠動脈閉塞を伴わない心筋梗塞	
MIP	maximum intensity projection	最大値投影法

MIPS	Medical Imaging Processing Standard　医用画像処理システム標準化規格	
MIRD	Medical Internal Radiation Dose (Committee)　(米国核医学会)医療内部被ばく線量(委員会)	
MIS	metal insulator semiconductor　光電変換素子	
MIS	minimally invasive surgery　低侵襲外科治療	
MIS	Müllerian duct inhibiting substance　ミュラー管抑制物質	
MIST	mechanism, injury, sign, treatment　受傷機転, 受傷部位, ショックの有無, 実施した処置　[救急隊が事故現場で確認し, 医療機関へ連絡すべき情報]	
MIT	minimally invasive therapy　低侵襲治療	
MIVS	microincision vitrectomy surgery　小切開硝子体手術	
MK	Magenkrebs　独　胃癌　=gastric cancer (GC), carcinoma ventriculi (Ca. Vent.)　ラ	
ML	malignant lymphoma　悪性リンパ腫	
ML	mechanical learning　機械学習	
ML	metachromatic leukodystrophy　異染性脳白質異常症	
ML view	medio lateral view　内外方向	
MLC	multileaf collimator　多分割コリメータ	
MLD	median lethal dose　50%致死(線)量, 半致死(線)量　=lethal dose 50 (LD₅₀)	
ML-EM (reconstruction)	maximum likelihood-expectation maximization (reconstruction)　最尤推定期待値最大化(再構成)　[RIにおける散乱線補正法]	
MLF	medial longitudinal fasciculus　内側縦束	
MLO view	medio lateral oblique view　内外斜位方向	
MM	medial meniscus　内側半月板	
MM	multiple myeloma　多発性骨髄腫　[形質細胞腫瘍の一種]	
MMA	middle meningeal artery　中硬膜動脈	
MMBT	Müllerian mucinous borderline tumor　ミュラー管型粘性境界悪性腫瘍　=endocervical-like mucinous borderline tumor (ELMBT)	
MMCM	macromolecular contrast media　[MR用語. ガドリニウムに側鎖を付けた高分子造影剤]	
MMG	mammography　乳房撮影法	
MMIHS	megacystis-microcolon-intestinal hypoperistalsis syndrome　大膀胱小結腸小腸低蠕動小腸症候群	
MMK	Magen Mittel Kyudai　独　九大胃薬	
MMK, MK	Mammakrebs　独　乳癌　=breast cancer	
MMN	multifocal motor neuropathy　多巣性運動ニューロパチー	
MMO	maximal mouth opening　最大開口量	
MMPH	multifocal micronodular pneumocyte hyperplasia　多巣性微小結節性肺細胞過形成　[結節性硬化症においてみられる2型肺胞上皮細胞の増殖による病変]	

MMPRT	medial meniscus posterior root tear	内側半月板後根断裂
MMSE	Mini-Mental State Examination	ミニメンタルステート検査，簡易認知機能検査
MMT	manual muscle test	徒手筋力テスト
MMUS	mammary ultrasonography	乳房超音波検査
MND	mild neurocognitive disorder	軽度神経認知障害　[HIV関連神経認知障害(HAND)の重症度分類]
MND	motor neuron disease	運動性ニューロン病
MNMS	myonephropathic metabolic syndrome	筋腎代謝症候群
Mo	modiolus	蝸牛軸
MOD	magneto-optical disk	光磁気ディスク
MODY	maturity-onset diabetes of the young	若年発症成人型糖尿病
MOE	massive ovarian edema	広汎性卵巣浮腫
MOF	multiple organ failure	多臓器不全
MOH	medication-overuse headache	薬物乱用頭痛
MOPP	nitrogen mustard, oncovin, procarbazine and prednisolone	ナイトロジェンマスタード，オンコビン，プロカルバジンおよびプレドニゾロン　[悪性腫瘍の混合化学療法．特に小児の悪性リンパ腫に用いる]
M φ	macrophage	マクロファージ
MP	mediastinal pseudocyst	縦隔内偽嚢胞
MP joint	metacarpophalangeal joint	中手指節関節
MPA	main pulmonary artery	主肺動脈
MPA	microscopic polyangiitis	顕微鏡的多発血管炎　[腎・肺をはじめ，全身の小血管に血管壁の破壊を生じる]
MPD	main pancreatic duct	主膵管
MPD	myeloproliferative disorder	骨髄増殖性疾患
MPEG	Moving Picture Experts Group	[MPEG(エムペグ)，動画の標準規格を検討するワーキンググループ，またその規格の名称]
MPG	motion probing gradient	[MR用語．磁場の不均一さを引き起こす傾斜磁場を強力に印加する]
MPGN	membranoproliferative glomerulonephritis	膜性増殖性糸球体腎炎
MPI	myocardial perfusion imaging	心筋血流イメージング
MPM	malignant pleural mesothelioma	悪性胸膜中皮腫
mpMRI	multiparametric MRI	マルチパラメトリックMRI
MPN	myeloproliferative neoplasm	骨髄増殖性腫瘍
MPNST	malignant peripheral nerve sheath tumor	悪性末梢神経鞘腫瘍
MPPS	modality performed procedure step	モダリティ実施済み手続きステップ
MPR	multiplanar reconstruction	多断面再構成像
MPRAGE	magnetization-prepared rapid acquisition with gradient echo	[MR用語．ブラックイメージング法の一つ]
MPS	mucopolysaccharidosis	ムコ多糖症

MPT	mucin-producing tumor　粘液産生腫瘍
MPT	mucin-producing tumor of the pancreas　粘液産生膵腫瘍
MPV	main portal vein　門脈本幹
MR	medical representative　医薬情報担当者
MR	mental retardation　精神遅滞
MR	mitral regurgitation　僧帽弁閉鎖不全症　＝mitral valve insufficiency (MI)
MRA	magnetic resonance angiography　磁気共鳴(MR)血管撮影法
MRA	magnetic resonance arthrography　磁気共鳴(MR)関節造影
MRA	malignant rheumatoid arthritis　悪性リウマチ様関節炎
MRC	magnetic resonance cholangiography　磁気共鳴(MR)胆道撮像法
MRC	Medical Research Council　医学研究審議会
MRCP	magnetic resonance cholangiopancreatography　磁気共鳴(MR)胆道膵管撮像法
MRD	minimal residual disease　微小残存病変
MRE	magnetic resonance elastography　磁気共鳴(MR)エラストグラフィ　[MRIにより非侵襲的に臓器・組織の弾性を画像化する方法]
MRE	magnetic resonance endoscopy　磁気共鳴(MR)内視鏡
MRE	magnetic resonance enterography　磁気共鳴(MR)エンテログラフィ　[内視鏡検査の前に服用した腸管洗浄剤が充満した状態で腸管のMRI検査を行う]
MRF	magnetic resonance fingerprinting　磁気共鳴(MR)指紋法　[MRI撮像法. 1スキャンでT_1, T_2などのパラメータをランダムに変更しながら撮像し画像化する]
MRF	mesorectal fascia　直腸間膜筋膜
MRF	motor-related field　運動関連磁界
MRH	magnetic resonance hydrography　[体内の特定の液体成分を強調した画像]
MRH	magnetic resonance imaging of hair and scalp　毛髪・頭皮のMRI　[MRI によって, 男性型脱毛症(AGA)における髪と頭皮の解剖学的変化を評価する手法]
MR(I)	magnetic resonance imaging　磁気共鳴映像法
MRM	magnetic resonance mammography　磁気共鳴(MR)マンモグラフィ, 乳腺MRI
MRONJ	medication-related osteonecrosis of the jaw　薬剤関連顎骨壊死
MR-PET	magnetic resonance-positron emission tomography　[3T MRIとPETを同時に撮影することができる装置]
MRS	magnetic resonance spectroscopy　磁気共鳴(MR)スペクトロスコピー　[MRでスペクトル(物体固有の波形)を計測する装置]
MRSA	methicillin-resistant *Staphylococcus aureus*　メチシリン耐性黄色ブドウ球菌　[難治感染症の一つで有効な抗菌剤がない]
MRU	magnetic resonance urography　磁気共鳴(MR)尿路撮像法

MRV	magnetic resonance velocimetry 磁気共鳴(MR)流速測定法
MRV	magnetic resonance venography 磁気共鳴(MR)静脈撮像法
MS	metallic stent 金属ステント [内腔を保持するための用具]
MS	mitral valve stenosis 僧帽弁狭窄症
MS	multiple sclerosis 多発性硬化症
MSA	multiple system atrophy 多系統萎縮症 [進行性の神経変性疾患で，神経系の複数の系統に障害が及ぶ]
MSAM	multisegmental amyotrophy 多髄節性筋萎縮症 [脊柱管前部硬膜に欠損・損傷があり，髄液が硬膜外に漏出，髄液貯留が長期間になり脊髄を圧迫し，脊髄前角に異常を呈する病態]
MSDE	motion-sensitized driven equilibrium [MR撮像法]
MSFT	malignant solitary fibrous tumor 悪性孤立性線維性腫瘍
MSI	mitral valve stenosis and insufficiency 僧帽弁狭窄兼閉鎖不全症
MSR	mitral valve stenosis and regurgitation 僧帽弁狭窄および閉鎖不全症 [症状の重いほうを大文字で書く．例)MSr, MsR]
MST	Minimal Standard Terminology 最小の標準用語 [世界消化器内視鏡学会が作成した，データの電子記録に必要な用語のデータベース]
MSW	medical social worker 医療ソーシャルワーカー
MT	magnetic tape 磁気テープ
MT	magnetization transfer 磁化遷移
MT	missing teeth 欠損歯
MTA	molecular-targeted agent 分子標的薬
MTC	magnetization transfer contrast [MR用語．末梢血管の描出能を向上させる一撮像法]
MTF	modulation transfer function 変調伝達関数 [画像工学用語]
MTP	massive transfusion protocol 大量輸血プロトコール
MTS	medial temporal sclerosis 内側側頭葉硬化
MTT	mean transit time 平均通過時間
MTV	metabolic tumor volume 代謝腫瘍体積 [投与したfluoro-deoxyglucose(FDG)が集積した病巣の体積を三次元的に計測した値，FDG集積の指標の一つ]
MTX	methotrexate メトトレキサート [抗癌剤，抗リウマチ薬]
MU	monitor unit モニタ単位
MV	mitral valve 僧帽弁
MVA	manual vacuum aspiration 手動真空吸引法
MVA	mitral valve area 僧帽弁口面積
MVD	microvascular decompression (頭蓋内)微小血管減圧術
MVI	microvascular invasion 微小血管浸潤
MVM	medullary venous malformation 髄質静脈奇形 [脳静脈性血管腫．治療方針は経過観察]

MVNT	multinodular and vacuolating neuronal tumor of the cerebrum 大脳多結節空胞状神経細胞腫瘍 ［てんかんに関連した良性腫瘍］
MVP	mitral valve plasty 僧帽弁形成術
MVP	mitral valve prolapse 僧帽弁逸脱症
MVR	mitral valve replacement 僧帽弁置換術
MWF	myelin water fraction ミエリン水画分 ［大脳白質における加齢関連マーカーとして使用される］
MWM	modality worklist management モダリティワークリスト管理 ［DICOM規格］

N

N	nasion [前頭鼻骨縫合部の最前点，セファロの計測点]
N	Neurose 独 神経症 =neurosis
N	number of cases observed 観察症例数
NA	noradrenaline ノルアドレナリン
NAC	neoadjuvant chemotherapy 術前補助化学療法，主治療前化学療法
NAFL	nonalcoholic fatty liver 非アルコール性脂肪肝
NAFLD	nonalcoholic fatty liver disease 非アルコール性脂肪性肝疾患
NASCET method	North American Symptomatic Carotid Endarterectomy Trial method NASCET(ナセット)法 [血管狭窄率の計算方法の一つ．NASCET は頸動脈硬化，頸動脈狭窄症に関する大規模臨床試験]
NASH	nonalcoholic steatohepatitis 非アルコール性脂肪性肝炎
NB	neuroblastoma 神経芽細胞腫
NB	nichts Besonders 独 所見なし，異常なし
NB, NGB	neurogenic bladder 神経因性膀胱
NBCA	n-butyl cyanoacrylate [ヒストアクリル®．医療用瞬間接着剤で，内視鏡的硬化療法や，リピオドールと混和し血管塞栓物質として使用される]
NBI system	narrow banding image system 狭帯域画像システム [この内視鏡は，光源(照明装置)の先端に青い光だけを通すフィルターを取り付け，患部に波長の短い青い光があたるようにして観察するもの]
NBIA	neurodegeneration with brain iron accumulation 脳内鉄沈着を伴う神経変性症
NBM	narrative-based medicine 物語に基づく医療 [医療者と患者との対話から疾病の背景を理解することを重視する医療]
NBS	National Bureau of Standards 米国基準局
NBTE	nonbacterial thrombotic endocarditis 非細菌性血栓性心内膜炎
NC	no change 不変
NCC	noncoronary (aortic valve) cusp 無冠尖 [大動脈弁のうち冠動脈が出ていない位置の弁尖]
NCC	normalized cross-correlation 正規化相互相関
NCD	National Clinical Database ナショナル クリニカル データベース [日本における外科系医療の現状把握のため，手術・治療・剖検情報の登録を行っている一般社団法人]
NCI	National Cancer Institute 国際癌協会(学会)
NCR	noncoding region 非翻訳領域
NCR	not in complete remission 非寛解

NCRP	National Council on Radiation Protection and Measurements 国立放射線防護測定委員会
ND	neck dissection 頸部郭清術
NDB	National Database of Health Insurance Claims and Specific Health Checkups of Japan レセプト情報・特定健診等情報データベース
NDI	nephrogenic diabetes insipidus 腎性尿閉症
NEC	necrotizing enterocolitis 壊死性腸炎
NEC	neuroendocrine carcinoma 神経内分泌癌
NEC	noise equivalent count 雑音等価計数
NEC	not elsewhere classified 他のいずれにも分類されない ［疾病分類などにおける表記］
NED	no evidence of disease 疾患の所見なし
NEN	neuroendocrine neoplasm 神経内分泌腫瘍
NEQ	noise equivalent quanta 雑音等価量子数
NET	neuroendocrine tumor 神経内分泌腫瘍
NEX	number of excitation 加算回数または励磁回数 ［MR用語］
NF	neurofibromatosis 神経線維腫症
NF(P)	neuroferritinopathy 神経フェリチン症 ［中枢神経系に鉄とフェリチンの蓄積を起こし，神経系の機能障害を呈する常染色体顕性遺伝の疾患］
NG	nephrography 腎造影撮影法
NG	nitroglycerin ニトログリセリン
NHL	non-Hodgkin's lymphoma 非ホジキン性リンパ腫
NHOS	nonhelical overlapping scan ノンヘリカル オーバーラップ スキャン
NI	noise index ノイズインデックス ［CT-AECにおける目標SD値］
NIC	neonatal intensive care 新生児集中治療
NICU	neonatal intensive care unit 新生児集中治療部
NIDCM	nonischemic dilated cardiomyopathy 非虚血性拡張型心筋症
NIDDM	non-insulin-dependent diabetes mellitus 非インスリン依存性糖尿病 ［2型糖尿病］
NIH	National Institute of Health 米国国立衛生研究所
NIHSS	National Institutes of Health Stroke Scale 米国国立衛生研究所脳卒中スケール
NIID	neuronal intranuclear inclusion disease 神経核内封入体病
NIRS	near infrared spectroscopy 近赤外線スペクトロスコピー
NME	non-mass enhancement ［非腫瘤性造影効果．乳房MRIでfocusでもmassでもない，増強される病態］
NMO	neuromyelitis optica 視神経脊髄炎
NMOSD	neuromyelitis optica spectrum disorder 視神経脊髄炎スペクトラム障害 ［自己免疫疾患の一つ］
NMR	nuclear magnetic resonance 核磁気共鳴

NMS	neuroleptic malignant syndrome　神経遮断悪性症候群　[抗精神病薬の最も大きな副作用の一つ]	
NNDC	National Nuclear Data Center　米国国立核データセンター	
NOAC	non-vitamin K antagonist oral anticoagulant　非ビタミンK拮抗経口抗凝固薬　[≒直接経口抗凝固薬 direct oral anticoagulant (DOAC)]	
NOD	nodular opacity　粒状影	
NOM	nonoperative management　非手術的治療	
NOMI	nonocclusive mesenteric infarction　非閉塞性腸間膜梗塞	
NOS	not otherwise specified　特定されない　[疾病分類などにおける表記. 性質や詳細が不明の状態]	
NP	neuropsychiatry　神経精神医学	
NP	normal pattern　正常	
NP	nothing particular　特になし	
NP	nurse practitioner　診療看護師, ナースプラクティショナー　[医師などの指示を受けずに独自の判断で一定の医療行為を実施することが認められている]	
NPA	nasopharyngeal airway　鼻咽頭エアウェイ	
NPDR	nonproliferative diabetic retinopathy　非増殖糖尿病網膜症	
NPH	normal pressure hydrocephalus　正常圧水頭症	
NPPV	noninvasive positive pressure ventilation　非侵襲的陽圧換気療法　[気管切開や気管内挿管を伴わない人工呼吸法]	
NPS	noise power spectrum　ノイズパワースペクトル	
NPSLE	neuropsychiatric systemic lupus erythematosus　神経精神全身性エリテマトーデス, 神経精神ループス	
NRS	Numerical Rating Scale　数値評価スケール　[患者自身が痛みを0〜10の11段階で評価する]	
NS	nephrosclerosis　腎硬化症	
NS	nephrotic syndrome　ネフローゼ症候群	
NS	Nissl substance　ニッスル小体　=Nissl body	
NS	not significant　有意でない	
Ns	nurse　看護師	
NS	nurse station　看護師室	
NSAID	nonsteroidal anti-inflammatory drug　非ステロイド系抗炎症薬	
NSCLC	non-small cell lung cancer　非小細胞肺癌	
NSD	nominal standard dose　名目標準線量	
NSE	neuron specific enolase　神経特異エノラーゼ	
NSF	nephrogenic systemic fibrosis　腎性全身性線維症　[以前は腎性線維化性皮膚症(NFD)と呼ばれていた. ガドリニウム含有造影剤使用との関連が示唆されている]	
NSGCT	nonseminomatous germ cell tumor　非精上皮腫性胚細胞腫瘍	
NSIP	nonspecific interstitial pneumonia　非特異性間質性肺炎	
NSR	normal sinus rhythm　正常洞調律	
NSS	nephron-sparing surgery　ネフロン温存手術	

NST	nonstress test　ノンストレステスト	
NSTE-ACS	non-ST(-segment) elevation acute coronary syndrome　非ST上昇型急性冠症候群	
NSTEMI	non-ST(-segment) elevation myocardial infarction　非ST上昇型心筋梗塞	
NSVT	nonsustained ventricular tachycardia　非持続性心室頻拍	
NTD	nipple-tumor distance　乳頭腫瘍間距離	
NTM	nontuberculous mycobacteriosis　非結核性抗酸菌症	
NVAF	nonvalvular atrial fibrillation　非弁膜(症)性心房細動	
NYHA	New York Heart Association　ニューヨーク心臓協会　　　．	

O

OA	occipital artery	後頭動脈
OA	osteoarthritis	骨関節炎
OAB	overactive bladder	過活動膀胱
OAE	otoacoustic emission	耳音響放射
OALL	ossification of anterior longitudinal ligament	前縦靱帯骨化症
OAM	open abdominal management	腹部開放管理
OAP	osteoarthropathy	骨関節症
OAS	oral allergy syndrome	口腔アレルギー症候群
OAS	orbital atherectomy system　オービタルアテレクトミーシステム ＝coronary orbital atherectomy system　[冠状動脈石灰化病変の治療器具．例：ダイアモンドバック®]	
OB	occult blood	潜血
OB	ohne Besondere　圖　所見なし，異常なし	
OB-GYN	obstetrics and gynecology	産科婦人科
OBI	on-board imager　オンボードイメージャー　[放射線治療装置に搭載されたX線撮影装置で，照射位置の確認に用いられる]	
OBS	organic brain stem syndrome	器質性脳幹症候群
OC	optic chiasm	視交叉
OC	oral contraceptives	経口避妊薬　[女性ホルモン剤，ピル]
OCD	obsessive-compulsive disorder	強迫性障害
OCD	osteochondritis dissecans	離断性骨軟骨炎
OCG	oral cholecystography	経口胆嚢造影撮影法
OCI	osteitis condensans ilii	腸骨硬化性骨炎
OCR	off center ratio	オフセンターレシオ
OCR	optical code reader	光学式文字読取装置
OCT	optical coherence tomography　光干渉断層法　[近赤外線を用いてIVUSと同様に冠動脈を観察する方法，約10μという高分解能]	
OD	orthostatic dysregulation	起立性調節障害
OD, OPD	optical disk	光ディスク
ODS	osmotic demyelination syndrome	浸透圧性脱髄症候群
ODT	occlusive dressing therapy	密封包帯法
OEF	oxygen extraction fraction	酸素摂取率
OER	oxygen enhancement ratio	酸素効果増強率
OGIB	obscure gastrointestinal bleeding　[内視鏡検査でも原因が特定できない消化管出血]	
OGTT	oral glucose tolerance test	経口ブドウ糖負荷試験
OHP	oxygen under high pressure	高圧酸素療法
OHSS	ovarian hyperstimulation syndrome	卵巣過剰刺激症候群
OKC	odontogenic keratocyst	歯原性角化嚢胞

OKK	Oberkieferkrebs 独 上顎癌
OLB	open lung biopsy 開胸肺生検
OLF	ossification of ligamentum flavum 黄色靭帯骨化症
OLIF	oblique lateral interbody fusion 腰椎前外側椎体間固定術
OLP	oral lichen planus 口腔扁平苔癬
OMA	otitis media acuta ラ 急性中耳炎 ＝acute (simple) tympanitis
O-MAR	orthopedic metal artifact reduction ［金属アーチファクトを最小限に抑える技術］
OMC	open mitral valve commissurotomy 僧帽弁交連切開術
OMC	otitis media chronica ラ 慢性中耳炎 ＝chronic tympanitis
OME	otitis media with effusion 浸出性中耳炎
OMI, old MI	old myocardial infarction 陳旧性心筋梗塞
OM-line	orbitomeatal line OM線, 眼窩耳孔線
OMT	optimal medical therapy 至適薬物治療
ON	optic nerve 視神経
ONFH	osteonecrosis of the femoral head 大腿骨頭壊死 ＝avascular necrosis of the femoral head(ANF)
OP	organizing pneumonia 器質化肺炎
OPA	oropharyngeal airway 口咽頭エアウェイ
OPCA	olivo-ponto-cerebellar atrophy オリーブ核・橋・小脳萎縮
OPD	out patient department 外来
Ope., OP	operation 手術
OPLL	ossification of posterior longitudinal ligament 後縦靭帯骨化症
OPQRST	onset, provocation/palliation, quality, region/radiation, severity, time 発症様式, 増悪・寛解因子, 症状の性質, 場所・痛みの放散の有無, 重症度, 時間(経過) ［胸痛患者などの問診に必要な項目の頭文字をとった略語］
Or	orbitale ［眼窩骨縁の最下点, セファロの計測点］
OR	organ at risk リスク臓器
ORIF	open reduction and internal fixation 観血的整復(内)固定術
ORN	osteoradionecrosis 放射線性骨壊死
ORT	orthoptist 視能訓練士
OS	operating system オペレーティングシステム ［コンピュータ用語］
OS	osteosarcoma 骨肉腫
OS	overall survival 全生存期間
OSA	obstructive sleep apnea 閉塞性睡眠時無呼吸
OSAHS	obstructive sleep apnea hypopnea syndrome 閉塞性睡眠時無呼吸低呼吸症候群
OSAM	overshunting-associated myelopathy ［過排液による脊髄症］
OSAS	obstructive sleep apnea syndrome 閉塞性睡眠時無呼吸症候群
OSCE	objective structured clinical examination 客観的臨床能力試験 ［OSCE(オスキー)］
OSE	ovarian surface epithelium 卵巣表層上皮

OSEM	order subset expectation maximization 逐次近似法
OSG	open stent graft オープンステントグラフト
OSL	optically stimulated luminescence 光刺激ルミネセンス ［線量計に利用される］
OT	occupational therapist 作業療法士
OTA	occupational therapist assistant 作業療法士助手
Ov	ovary 卵巣
OV tumor	ovarian tumor 卵巣腫瘍
OYL	ossification of yellow ligament 黄色靱帯骨化症

P

P	periodontitis	歯周炎
P cell	proliferating cell	増殖的細胞，増殖しつつある細胞
PA	pernicious anemia	悪性貧血
PA	phased array (coil)	フェイズドアレイ(コイル) ［MRのコイルの一種］
PA	physician assistant	フィジシャンアシスタント ［医師の監督の下，診察，薬の処方，手術の補助など，医師が行う医療行為の補助を行う］
PA	primary aldosteronism	原発性アルドステロン症 ［副腎皮質の原発性病変］
PA	pulmonary artery	肺動脈
PA, P→A	posterior-anterior (projection)	後→前(方向)
PAA	posterior auricular artery	後耳介動脈
PaB	pancreas body	膵体部
PABC	pregnancy-associated breast cancer	妊娠関連乳癌
PAC	plasma aldosterone concentration	血漿アルドステロン濃度
PaCO₂	partial pressure of arterial carbon dioxide	動脈血二酸化炭素分圧
PACS	picture archiving and communicating system	医用画像総合管理システム
PAD	peripheral arterial disease	末梢動脈疾患
PAES	popliteal artery entrapment syndrome	膝窩動脈捕捉症候群
PAF	paroxysmal atrial fibrillation	発作性心房細動
PAG	pelvic angiography	骨盤内血管造影撮影法
PAG	pulmonary artery angiography	肺動脈造影(撮影)法
PaH	pancreas head	膵頭部
PAIVS	pulmonary atresia with intact ventricular septum	純型肺動脈(弁)閉鎖症 ［心室中隔に欠損がない場合］
PAL	pyothorax-associated lymphoma	膿胸関連リンパ腫
PAN	para-aortic (lymph) node	傍大動脈リンパ節
PaO₂	partial pressure of arterial oxygen	動脈血酸素分圧
PAP	primary atypical pneumonia	原発性異型(非定型)肺炎
PAP	pulmonary alveolar proteinosis	肺胞タンパク症
PAP	pulmonary annuloplasty	肺動脈弁輪形成術
PAP	pulmonary arterial pressure	肺動脈圧
PAPVD	partial anomalous pulmonary venous drainage	部分肺静脈環流異常
PAPVR	partially anomalous pulmonary venous return	部分的肺静脈環流異常
PASI	Psoriasis Area and Severity Index	乾癬面積重症度指数

PaT	pancreas tail 膵尾部	
PAT	paroxysmal atrial tachycardia 発作性心房性頻拍症	
PAW	pulmonary artery wedge 肺動脈楔入部	
PAWP	pulmonary artery wedge pressure 肺動脈楔入圧	
PB	partial bath 部分清拭	
PBC	pencil beam convolution　ペンシルビームコンボリューション [定位放射線治療における線量計算アルゴリズムの一つ]	
PBC	primary biliary cirrhosis 原発性胆汁性肝硬変	
PBF	pancreaticobronchial fistula 膵気管支瘻	
PBF	peribronchiolar fibrosis 細気管支周囲線維化	
PBI	protein bound iodine　タンパク結合ヨウ素	
PBMAH	primary bilateral macronodular adrenal hyperplasia 原発性両側大結節性副腎皮質過形成	
PBP	progressive bulbar palsy 進行性球麻痺	
PBSCT	peripheral blood stem cell transplantation 末梢血幹細胞移植	
PBV	pulmonary blood volume 肺血液量	
PC	papillary carcinoma 乳頭癌　[甲状腺悪性腫瘍で80～90%を占める]	
PC	phase contrast　フェーズコントラスト　[MR angiographyの一撮像法]	
PC	pheochromocytoma 褐色細胞腫	
PC	platelet concentrate 濃厚血小板	
PC	pocket chamber　ポケット電離箱	
PC	prostate cancer (carcinoma) 前立腺癌	
PC	pushable coil　[デリバリーワイヤーで押し出すコイル]	
PCA	patient-controlled analgesia　(患者)自己調節鎮痛法	
PCA	posterior cerebral artery 後大脳動脈	
PCA	posterior communicating artery 後交通動脈	
PCAS	post-cardiac arrest syndrome 心停止後症候群	
PCBM	particulate cancellous bone and marrow　[腸骨海綿骨細片]	
PCCT	photon-counting CT　フォトンカウンティングCT	
PCD	photon-counting detector　フォトンカウンティング検出器　[X線を直接電気信号に変換し、X線光子1つ1つのエネルギー情報を検出する。PCD-CTは次世代CT装置と呼ばれている]	
PCD	plasma cell dyscrasia　[形質細胞の増殖を呈する疾患の総称.多発性骨髄腫など]	
PCD-CT	photon-counting detector CT　フォトンカウンティング検出器CT	
PCG	phonocardiogram 心音図	
PCI	percutaneous coronary intervention 経皮的冠動脈インターベンション	
PCI	prophylactic cranial irradiation 予防的全脳照射	
PCL	posterior cruciate ligament 後十字靱帯	
PCM	phase contrast mammography 位相コントラストマンモグラフィ [位相イメージングシステムを利用したデジタルマンモグラフィ]	

PCNA	proliferating cell nuclear antigen　増殖細胞核抗原
PCNSL	primary central nervous system lymphoma　原発性中枢神経系リンパ腫，中枢神経原発悪性リンパ腫
PCNSV	primary central nervous system vasculitis　原発性中枢神経系血管炎
PCO	polycystic ovary　多嚢胞性卵巣
PCOS	polycystic ovary syndrome　多嚢胞性卵巣症候群
PCPS	percutaneous cardio-pulmonary support　経皮的補助循環法
PCR	polymerase chain reaction　ポリメラーゼ連鎖反応　[遺伝子の検査に用いられる手法の一つ]
PCS	Pain Catastrophizing Scale　痛みの破局的思考尺度
PCU	palliative care unit　緩和ケア病棟
PCV	pressure-controlled ventilation　プレッシャーコントロール換気
PCWP	pulmonary capillary wedge pressure　肺毛細血管楔入圧
PD	pancreaticoduodenectomy　膵頭十二指腸切除術
PD	Parkinson's disease　パーキンソン病
PD	partial denture　部分床義歯
PD	peritoneal dialysis　腹膜透析
PD	pocket dosimeter　ポケット線量計
PD	posterior descending branch　後下行枝　[冠動脈の]
PD	progressive disease　病態進行　[主にがんの治療の効果判定に用いられる用語]
PDA	patent ductus arteriosus　動脈管開存症
PDA	personal digital assistant　携帯情報端末
PDD	Parkinson's disease with dementia　認知症を伴うパーキンソン病
PDD	percent depth dose　深部量百分率
PDF	probability density function　確率分布関数
PDFF	proton density fat fraction　プロトン密度脂肪率(分画)　[MR用語．脂肪量の変化を検出することが可能で，主に肝臓における脂肪量の計測に用いられている]
PDGF	platelet-derived growth factor　血小板由来成長因子
PDI	proton density image　プロトン画像　[MR用語]
PDPH	postdural puncture headache　硬膜穿刺後頭痛
PDPS	per-diem payment system　1日当たり包括支払い制度　[DPC/PDPSで診断と手技の組み合わせで病態を分類し，1日ごとの報酬を決める包括支払い制度]
PDR	proliferative diabetic retinopathy　増殖糖尿病網膜症
PDT	photodynamic therapy　光線力学療法
PE	plasma exchange　血漿交換療法
PE	pulmonary embolism　肺塞栓症
PE, PLE	panlobular emphysema　汎小葉性肺気腫

PEA	pulseless electrical activity　無脈性電気活動　[心電図は正常かそれに近いが，十分な心収縮ができないか，収縮はしていても脈をつくるほどの心拍出量がないもの]	
PeAF	persistent atrial fibrillation　持続性心房細動	
PED	percutaneous endoscopic discectomy　経皮的内視鏡下腰椎椎間板摘出術　＝percutaneous endoscopic lumbar discectomy (PELD)	
PEEP	positive end-expiratory pressure　機械的持続の陽圧呼吸	
PEF	pancreaticoesophageal fistula　膵食道瘻	
PEF(R)	peak expiratory flow (rate)　最大呼気流量，ピークフロー	
PEG	percutaneous endoscopic gastrostomy　経皮内視鏡胃瘻造設術	
PEIT	percutaneous ethanol injection therapy　経皮的エタノール注入療法	
PELD	percutaneous endoscopic lumbar discectomy　経皮的内視鏡下腰椎椎間板摘出術　＝percutaneous endoscopic discectomy (PED)	
PEM	positron emission mammography　[乳房専用の近接撮像型PET]	
Per	periapical periodontitis　根尖性歯周炎	
Perico	pericoronitis　歯冠周囲炎　[一般に下顎智歯周囲炎が多くみられる]	
Pero. A	peroneal artery　腓骨動脈	
Pero. V	peroneal vein　腓骨静脈	
PERP	patient entrance reference point　患者照射基準点　[旧 IVR基準点]	
PET	pancreatic endocrine tumor　膵内分泌腫瘍	
PET	peritoneal equilibration test　腹膜平衡試験	
PET	positron emission tomography　ポジトロン断層撮影法　＝positron computed tomography	
PF	pitch factor　ピッチファクター　[CT用語.1回転の寝台移動距離／ビーム幅]	
PFB	perflubutane　ペルフルブタン	
PFC	peripancreatic fluid collection　膵周囲液体貯留	
PFM	patient flow management　[入退院の管理手法. 入院予定の患者の情報を事前に把握し，入退院や退院後の療養に関する問題解決・支援を行う]	
PFO	patent foramen ovale　卵円孔開存	
PFP	posterior fat pad　後方脂肪層　[上腕骨の]	
PFS	progression-free survival　無増悪生存期間	
PG	parotid gland　耳下腺	
PG	proximal gastrectomy　噴門側胃切除	
PGA	pyloric gland adenoma　幽門腺腺腫	
Ph	Philadelphia chromosome　フィラデルフィア染色体　[白血病にみられる染色体異常]	

PH	pulmonary hypertension	肺高血圧症
PHA	proper hepatic artery	固有肝動脈
PHA	pulse height analyzer	波高分析器
PHC	primary health care	プライマリヘルスケア
PHEIT	percutaneous hot ethanol injection therapy	経皮的温熱エタノール注入療法
PHN	postherpetic neuralgia	帯状疱疹後神経痛
PHPT	primary hyperparathyroidism	原発性副甲状腺機能亢進症
PHR	personal health record	パーソナルヘルスレコード　[個人に関する生涯の医療・健康情報を収集・保存し活用できる仕組み]
PI	perfusion index	灌流指標
PI	present illness	現病歴
PI	pulmonary insufficiency	肺動脈弁閉鎖不全症
PI	pulsatility index	拍動指数　[超音波用語. 動脈硬化の指標の一つ. $PI = (V_{max} - V_{min})/V_{mean}$]
PIC	peritoneal inclusion cyst	腹膜貯留嚢胞　＝peritoneal pseudocyst
PICA	posterior inferior cerebellar artery	後下小脳動脈
PICC	peripherally inserted central catheter	末梢挿入型中心静脈カテーテル
PICS	post-intensive care syndrome	集中治療後症候群
PID	pelvic inflammatory disease	骨盤内炎症性疾患
PIE	pulmonary infiltration with eosinophilia	好酸球増多性肺浸潤
PIH	pregnancy-induced hypertension	妊娠高血圧症候群　[現在はhypertensive disorders of pregnancy(HDP)の用語が用いられる]
PIP joint	proximal interphalangeal joint	近位指節関節
PITFL	posterior inferior tibiofibular ligament	後下脛腓靱帯　[anterior ～　前下脛腓靱帯]
PIV	particle image velocimetry	粒子画像流速測定法　[液体や気体の流れの中に微粒子などのトレーサを混入して連続画像を撮影し, 流れの速度やベクトルを推定する方法]
PIVKA-II	protein induced by vitamin K absence or antagonist-II	ビタミンK欠乏性タンパクII　[肝細胞癌のときに上昇する腫瘍マーカー]
PJF	proximal junctional failure	近位隣接椎間後弯障害
PJK	proximal junctional kyphosis	近位隣接椎間後弯変形
PK	Prostatakarzinom　独	前立腺癌
PKD	polycystic kidney disease	多発性嚢胞腎
PL	palmaris longus	長掌筋(腱)
PL	peritoneal lavage	腹部洗浄
PLAP	placental alkaline phosphatase	胎盤性アルカリフォスファターゼ

PLCH	pulmonary Langerhans cell histiocytosis 肺ランゲルハンス細胞組織球症	
PLD	potentially lethal damage 潜在的致死障害	
PLDD	percutaneous laser disc decompression 経皮的レーザー椎間板減圧術	
PLDR	potentially lethal damage repair ［潜在的致死障害からの回復］	
PLEVA	pityriasis lichenoides et varioliformis acuta 急性痘瘡状苔癬状粃糠疹	
PLF	posterolateral fusion 後側方固定術	
PLIF	posterior lumbar interbody fusion 後方腰椎椎体間固定術	
PLRI	posterolateral rotatory instability （肘関節)後外側回旋不安定症	
PLS	partial least squares regression 部分的最小二乗回帰	
PM	petit mal 小発作	
PM	pulmonary mycosis 肺真菌症	
PM tube	photomultiplier tube 光電子増倍管	
PMCT	percutaneous microwave coagulation therapy 経皮的マイクロウェーブ壊死凝固療法	
PMCT	postmortem computed tomography 死後CT	
PMD	primary myocardial disease 原発性心筋疾患	
PMD	progressive muscular dystrophy 進行性筋発育異常症	
PMDA	Pharmaceutical and Medical Devices Agency 医薬品医療機器総合機構	
pMDI	pressurized metered-dose inhaler 加圧式定量噴霧器 ［薬剤をエアロゾル状にして吸入可能な装置］	
PME	postmortem endoscopy 死後内視鏡	
PMF	progressive massive fibrosis 進行性塊状線維症	
PMI	pacemaker implantation ペースメーカ植込み術	
PMI	postmortem imaging 死後画像	
PML	progressive multifocal leukoencephalopathy 進行性多巣性白質脳症	
PMLBL	primary mediastinal large B-cell lymphoma 原発性縦隔大細胞型B細胞性リンパ腫	
PMMA	polymethyl methacrylate ポリメタクリル酸メチル樹脂 ［アクリル樹脂, ファントム素材］	
PMMC flap	pectoralis major myocutaneous flap 大胸筋皮弁	
PMR	polymyalgia rheumatica ☑ リウマチ性多発筋痛症	
PMRT	postmastectomy radiation therapy 乳房切除術後放射線療法	
PMS	postmenopausal syndrome 閉経後症候群	
PMT	phosphaturic mesenchymal tumor リン酸塩尿性間葉系腫瘍	
PMTC	professional mechanical tooth cleaning 専門的機械的歯面清掃	
PN	percutaneous nucleotomy 経皮的髄核摘出術	
PN, PAN	periarteritis nodosa 結節性動脈周囲炎 ＝polyarteritis nodosa(PN, PAN)	

PN, PAN	polyarteritis nodosa　結節性多発動脈炎　=periarteritis nodosa (PN, PAN)　[中・小動脈に炎症をきたし, 動脈瘤, 血流障害を多発性に生じる]
PNET	primitive (peripheral) neuro ectodermal tumor　神経原性腫瘍 [小児の骨盤内腫瘍の一種]
PNET, pNET	pancreatic neuroendocrine tumor　膵神経内分泌腫瘍
PNF	proprioceptive neuromuscular facilitation　固有受容性神経筋促通法　[リハビリテーション手技]
PNFA	progressive nonfluent aphasia　進行性非流暢性失語
PNH	paroxysmal nocturnal hemoglobinuria　発作性夜間血色素尿症
PNI	perineural invasion　神経周囲浸潤　[固形癌の悪性度の指標]
PNL	percutaneous nephrolithotripsy　経皮的腎砕石術
PNS	paraneoplastic neurological syndrome　傍腫瘍性神経症候群
PNS	percutaneous nephrostomy　経皮的腎瘻造設術
PNS	posterior nasal spine　後鼻棘の尖端点　[セファロの計測点]
p.o.	point out　指摘
Po	porion　[外耳道上縁の最上方点, セファロの計測点]
P/O	postoperative state　手術後, 術後　=status postoperation (S/P), postoperative day (POD), postsurgery (P/S)
POBA	plain old balloon angioplasty　バルーン血管形成術
POCS	peroral cholangioscopy　経口胆道鏡検査
POCT	point-of-care testing　[病院の検査室を離れて行われる検査]
POCUS	point-of-care ultrasound　ポイントオブケア超音波検査　[臨床上重要と判断されたものを中心に評価することが主体となる超音波検査]
POD	postoperative day　手術後, 術後　=postoperative state (P/O), status postoperation (S/P), postsurgery (P/S)
POEM	peroral endoscopic myotomy　経口内視鏡的 (食道) 筋層切開術
Pog	pogonion　[下顎骨オトガイ部の正中断面像の最前方点, セファロの計測点]
POMC	postoperative maxillary cyst　術後性上顎嚢胞
POP	pelvic organ prolapse　骨盤臓器脱
Pop. A	popliteal artery　膝窩動脈
Pop. V	popliteal vein　膝窩静脈
POPF	postoperative pancreatic fistula　術後膵液瘻
POPS	peroral pancreatoscopy　経口膵管鏡
Post.	posterior　後
POT	proximal optimization technique　[冠動脈分岐部のステント留置術におけるテクニック]
PP	periodic paralysis　周期性四肢麻痺
PP	phthisis pulmonum　⑦　肺結核
PP	plasmapheresis　血漿浄化療法

PPC	pancreatic pseudocyst　膵仮性嚢胞
PPCF	pancreaticopericardial fistula　膵心膜瘻
PPD	partial pericardial defect　部分的心外膜欠損
PPDA	proper palmar digital arteries　固有掌側指動脈
PPE	personal protective equipment　個人用防護具　[感染症対策で使用するガウンなど]
PPF	pancreaticopleural fistula　膵胸膜瘻
PPF	progressive pulmonary fibrosis　進行性肺線維症
PPFE	pleuroparenchymal fibroelastosis　胸膜実質性線維弾性症　[肺尖部から上肺野の胸膜直下を主体に肺組織の虚脱と弾性線維増生を伴う線維化病変が形成される病態．網谷病]
PPGL	pheochromocytoma/paraganglioma　褐色細胞腫・パラガングリオーマ
PPH	primary pulmonary hypertension　原発性肺高血圧症
PPI	percutaneous peripheral intervention　経皮的末梢(動脈)血管形成術
PPI	proton pump inhibitor　プロトンポンプ阻害剤
PPMS	primary progressive multiple sclerosis　一次性進行型多発性硬化症
PPN	peripheral parenteral nutrition　末梢静脈栄養法
PPNAD	primary pigmented nodular adrenocortical disease　原発性色素沈着性結節性副腎皮質病変
PPP	palmoplantar pustulosis　掌蹠(しょうせき)膿疱症
PpPD	pylorus-preserving pancreaticoduodenectomy　幽門輪温存膵頭十二指腸切除術
PPS	parapharyngeal space　咽頭間隙
PPS	percutaneous pedicle screw　経皮的椎弓根スクリュー
PPS	peripheral pulmonary stenosis　末梢性肺動脈狭窄症
PR	partial remission(response)　部分寛解(奏効)
PR	psychogenic reaction　心因性反応
PR	pulmonary (valve) regurgitation　肺動脈弁逆流(症)
PRA	plasma renin activity　血漿レニン活性
PRCA	pure red cell aplasia (anemia)　赤芽球癆(ろう)
PRDI	panoramic radiology dose index　パノラマ撮影線量指標
PRE	peripheral ring enhancement　腫瘤辺縁の輪状濃染像
PRES	posterior reversible encephalopathy syndrome　可逆性後頭葉白質脳症
PRO	patient-reported outcome　患者報告アウトカム　[症状やQOLについて，患者の主観的な判定をもとに評価する方法]
PROM	premature rupture of membranes　前期破水
PROPELLER	periodically rotated overlapping parallel lines with enhanced reconstruction　[MRにおける高速スピンエコー法での再構成法]

PROSET	principle of selective excitation technique	[MR用語. binominal 項に基づいて 90°パルスを分割し, 水または脂肪を励起する方法]
PRP	pityriasis rubra pilaris	毛孔性紅色粃糠疹
PRP	platelet rich plasma	多血小板血漿
PRP	pneumoretroperitoneum	後膜腔送気法
PRRT	peptide receptor radionuclide therapy	ペプチド受容体放射性核種治療, 放射性核種標識ペプチド療法
PRV	planning organ at risk volume	計画危険(リスク)臓器体積 [放射線治療]
PS	pathological stage	病理学的病期
PS	performance status	パフォーマンスステータス [米国の腫瘍学研究グループ(ECOG)による全身状態の指標]
PS	plastic stent	プラスチックステント
P/S	postsurgery	手術後, 術後 ＝postoperative day(POD), postoperative state(P/O), status postoperation(S/P)
PS	pouch sign	ポーチサイン [食道閉鎖症で, 上部食道盲端(ポーチ)が一過性に嚢胞状に拡大する所見]
PS	pubic symphysis	恥骨結合
PS	pulmonary artery stenosis	肺動脈狭窄症
PS	pyloristenosis	幽門狭窄
PS test	pancreozymin-secretin test	パンクレオザイミン・セクレチンテスト [膵機能検査の一つ]
PSA	persistent sciatic artery	遺残坐骨動脈
PSA	prostate specific antigen	前立腺特異抗原
PSA	pseudoaneurysm	仮性動脈瘤
PsA	psoriatic arthritis	乾癬性関節炎
PSC	posterior semicircular canal	後半規管
PSC	primary sclerotic cholangitis	原発性硬化性胆管炎
PSD	psychosomatic disease	心身症, 精神身体疾患
PSDA	posterior superior dental artery	後上歯槽動脈
PSE	paraseptal emphysema	傍隔壁型肺気腫
PSE	partial splenic embolization	部分的脾(動脈)塞栓術
PSF	point spread function	点像強度分布 [画像工学用語]
PSG	polysomnography	終夜睡眠ポリグラフ検査
PSI	pulmonary stenosis and insufficiency	肺動脈狭窄閉鎖不全症
PSIR	phase-sensitive inversion recovery	[MR撮像法]
PSL	photo-stimulated luminescence	光輝尽発光
PSL	prednisolone	プレドニゾロン [副腎皮質ホルモン製剤]
PSMA	prostate specific membrane antigen	前立腺特異的膜抗原
PSP	progressive supranuclear palsy	進行性核上性麻痺
PSP (test)	phenolsulfonphthalein (test)	フェノールスルホンフタレイン(テスト) [腎機能検査の一つ]

PSPDA	posterior superior pancreaticoduodenal artery	後上膵十二指腸動脈
PSS	progressive systemic sclerosis	進行性全身性硬化症
PSS	pure sensory stroke	純粋感覚性脳卒中
PST	primary systemic treatment	初期全身治療 [術前化学療法]
PSV	peak systolic velocity	収縮期最大血流速度
PSV	pressure support ventilation	プレッシャーサポート換気
PSVT	paroxysmal supraventricular tachycardia	発作性上室性頻拍症
PT	partial tolerance	部分耐容(力)
Pt	patient	患者
PT	peak time	ピークタイム
PT	physical therapist	理学療法士
PT	physical therapy	理学療法
PT	popliteus tendon	膝窩筋腱
PT	prothrombin time	プロトロンビン時間
PTA	percutaneous transluminal angioplasty	経皮経管的血管形成術
PTA	posterior tibial artery	後脛骨動脈
PTA	pure-tone audiometry	純音聴力検査
PTAD	percutaneous transhepatic abscess drainage	経皮経肝的膿瘍ドレナージ
PTBD	percutaneous transhepatic biliary drainage	経皮経肝的胆道ドレナージ
PTC	percutaneous transhepatic cholangiography	経皮経肝的胆管造影撮影法
PTCA	percutaneous transluminal coronary angioplasty	経皮経管的冠動脈血管形成術
PTCD	percutaneous transhepatic cholangiodrainage	経皮経肝的胆道ドレナージ
PTCL	peripheral T-cell lymphoma	末梢T細胞性リンパ腫
PTCR	percutaneous transluminal coronary recanalization	経皮経管的冠動脈血栓融解療法
PTCS	percutaneous transhepatic cholangioscopy	経皮経肝的胆道内視鏡
PTE	pulmonary thromboembolism	肺血栓塞栓症
PTEG	percutaneous transesophageal gastrotubing	経皮経食道胃管挿入術 [胸骨上縁より食道を穿刺し，胃瘻を作成する手技]
PTFE	polytetrafluoroethylene	ポリテトラフルオロエチレン，フッ化エチレン [連続多孔質(expanded)ポリテトラフルオロエチレン(ePTFE)．ゴアテックスとして，人工血管などに使用される]
PTFL	posterior talofibular ligament	後距腓靱帯
PTGBA	percutaneous transhepatic gallbladder aspiration	経皮経肝胆嚢吸引穿刺法
PTGBD	percutaneous transhepatic gallbladder drainage	経皮経肝胆嚢ドレナージ
PTH	parathyroid hormone	副甲状腺(上皮小体)ホルモン

263

PTH	posttransfusion hepatitis　輸血後肝炎	
PTLD	posttransplantation lymphoproliferative disorders　移植後リンパ増殖性疾患	
PTLV	percutaneous transhepatic laser vaporization　レーザー穿刺照射法	
Ptm	pterygomaxillary fissure　［翼口蓋窩の最下点，セファロの計測点］	
PTMC	percutaneous transvenous mitral commissurotomy　経皮経静脈的僧帽弁交連裂開術	
PTO	percutaneous transhepatic obstruction　経皮経肝的塞栓術	
PTP	percutaneous transhepatic portography　経皮経肝的門脈造影撮影法	
PTPA	percutaneous transluminal pulmonary angioplasty　経皮的肺動脈形成術　＝balloon pulmonary angioplasty（BPA）	
PTPE	percutaneous transhepatic portal embolization　経皮的門脈塞栓療法	
PTRA	percutaneous transluminal renal angioplasty　経皮経管の腎動脈形成術	
PTSD	posttraumatic stress disorder　心的外傷後ストレス障害	
PTSMA	percutaneous transluminal septal myocardial ablation　経皮的中隔心筋焼灼術　［肥大型閉塞性心筋症（HOCM）の治療の一つ．カテーテルによって冠動脈（中隔枝）よりエタノールを注入し，人為的に心筋壊死を作る手技］	
PTT	posterior tibial tendon　後脛骨筋腱	
PTV	planning target volume　計画標的体積　［CTV（臨床的標的体積）に起こりうるすべての幾何学的な変動に不正確性を考慮した領域］	
PTV	posterior tibial vein　後脛骨静脈	
PTx	parathyroidectomy　副甲状腺（上皮小体）摘出術	
PUJ	pyeloureteral junction　腎盂尿管移行部	
Pul	pulpitis　歯髄炎	
PUV	paraumbilical vein　傍臍静脈	
PV	pemphigus vulgaris　尋常性天疱瘡	
PV	portal vein　門脈	
PV	pulmonary valve　肺動脈弁	
PV	pulmonary vein　肺静脈	
P-V shunt	portal-venous shunt　門脈肝静脈短絡	
PVC	premature ventricular contraction　心室性期外収縮　＝ventricular premature contraction（VPC）	
PVDF	polyvinylidene fluoride　ポリフッ化ビニリデン　［超音波探触子材］	
PVG	pneumoventriculography　気脳室造影法	
PVH	periventricular hyperintensity　脳室周囲高信号域	
PVI	pulmonary vein isolation　肺静脈隔離術　［カテーテルアブレーションでの左心房内焼灼手法］	

PVL	paravalvular leakage （人工）弁周囲漏出
PVL	periventricular leukomalacia 脳室周囲白質軟化
PVL	periventricular lucency 側脳室周囲低吸収域 ［高齢者の側脳室周囲白質に認められる低吸収域］
PVNS	pigmented villonodular synovitis 色素性絨毛性結節性滑膜炎
PVOD	pulmonary veno-occlusive disease 肺静脈閉塞症
PVP	peripheral venous pressure 末梢静脈圧
PVP	polyvinylpyrrolidone ポリビニルピロリドン
PVR	pulmonary valve replacement 肺動脈弁置換術
PVR	pulmonary vascular resistance 肺血管抵抗 ［PVR=［（平均肺動脈圧－肺動脈楔入圧)／(心拍出量)］× 80］
PVT	paroxysmal ventricular tachycardia 発作性心室性頻拍症
PW	penumbral width 半影幅
PWB	partial weight-bearing 部分荷重
PWI	perfusion-weighted image 灌流強調画像 ［MR用語］
PWML	punctate white matter lesion 点状白質病変
PWS	Prader-Willi syndrome プラダー・ウィリー症候群 ［内分泌・神経症状を呈する先天異常症候群. 乳児期の筋緊張低下, 性腺発育不全, 知的障害, 乳児期以降の肥満などを認める］
PWV	pulse wave velocity 脈波伝播速度
PXA	pleomorphic xanthoastrocytoma 多形黄色星細胞腫
(99mTc-)PYP	(99mTc-)pyrophosphate ピロリン酸塩 ［心筋シンチグラフィに使用］
PZ	preparation von Zahn 支台歯形成 ［英語とドイツ語からなる造語］
PZT	lead titanate zirconate ジルコン酸チタン酸鉛 ［超音波探触素子材］

Q

Q cell	quiescent cell	静止細胞
QA	quality assurance	品質保証
QALY	quality-adjusted life year	質調整生存年
Q_B	blood flow rate	血流量
QC	quality control	品質管理
QCA	quantitative coronary arteriography	定量的冠動脈造影法
QCT	quantitative computed tomography	定量的CT [骨塩定量の一手法]
Q_D	dialysate flow rate	透析液流量
Q_F	filtration rate	濾過流量
QFS	quadratus femoris space [大腿骨小転子内側皮質−ハムストリングス腱上外側表面の最短距離]	
QGS	quantitative gated single photon emission computed tomography 定量的心電図同期SPECT	
QI	quality indicator	医療の質指標
QIBA	Quantitative Imaging Biomakers Alliance [北米放射線学会(RSNA)に設置された，放射線画像の定量化の推進を目的とした委員会]	
QMS	quality management system	品質マネジメントシステム
QOL	quality of life	生活の質
Qp/Qs	pulmonary blood flow/systemic blood flow	肺体血流比
QSM	quantitative susceptibility mapping	定量的磁率マッピング
QUS	quantitative ultrasound	定量的US [超音波を用いた骨塩定量法]

R

R	Richtung 独 方向	
R	roentgen レントゲン ＝Röntgen	
R Ca	rectal cancer 直腸癌	
RA	radial artery 橈骨動脈	
RA	radiologist assistant ラジオロジスト・アシスタント	
RA	recurrent artery 反回動脈	
RA	refractory anemia 不応性貧血	
RA	renal artery 腎動脈	
RA	rest angina (pectoris) 安静時狭心症 ＝angina (pectoris) at rest	
RA	rheumatoid arthritis 関節リウマチ	
RA	right atrium 右心房	
RAA	right aortic arch 右側大動脈弓	
RAEB (in T)	refractory anemia with excess of blast (in transformation) 芽球過剰の不応性貧血（への転換） [白血病になる一歩手前]	
RAH	radical hysterectomy 広汎子宮全摘術	
RALP	robot-assisted laparoscopic prostatectomy ロボット支援前立腺摘除術	
RALS	remote controlled afterloading system 遠隔操型型後充填方式	
RAO	right anterior oblique (position) 第一斜位，右前斜位	
RAO	rotational acetabular osteotomy 寛骨臼回転骨切り術	
RAPN	robot-assisted (laparoscopic) partial nephrectomy ロボット支援(腹腔鏡下)腎部分切除術	
RAR	renal-aortic ratio [RAR＝腎動脈起始部PSV／腹部大動脈PSV（PSV；収縮期最大血流速度）]	
RARC	robot-assisted radical cystectomy ロボット支援根治的膀胱全摘除術	
RARS	refractory anemia with ringed sideroblasts 環状鉄芽球を伴う不応性貧血	
RAS	renal artery stenosis 腎動脈狭窄	
RAS	Rokitansky-Aschoff sinus ロキタンスキー・アショフ洞 [胆嚢腺筋症に特徴的な胆嚢壁内の小腔]	
RAVF	renal arteriovenous fistula 腎動静脈瘻	
RB-ILD	respiratory bronchiolitis-associated interstitial lung disease 呼吸細気管支炎関連間質性肺疾患	
RBBB	right bundle branch block 右脚ブロック	
RBC	red blood cell 赤血球	
RBE	relative biological effectiveness 生物学的効果比	
RBF	renal blood flow 腎血流量	
RCA	right colic artery 右結腸動脈	

RCA	right coronary artery　右冠動脈
RCA	root cause analysis　根本原因分析
rCBF	regional cerebral blood flow　局所脳血流量
rCBV	regional cerebral blood volume　局所脳血液量
RCC	renal cell carcinoma　腎細胞癌
RCC	right coronary (aortic valve) cusp　右冠尖　[大動脈弁のうち右冠動脈が出る位置の弁尖]
RCF	root canal filling　根管充填
R-CHOP	rituximab, cyclophosphamide, hydroxydoxorubicin (adriamycin), Oncovin®(vincristine), prednisolone　リツキシマブ，シクロホスファミド，ヒドロキシドキソルビシン(アドリアマイシン)，オンコビン®(ビンクリスチン)，プレドニゾロン　[悪性腫瘍の混合化学療法で5種の薬品の頭文字からなる略語]
RCJ	radiocarpal joint　橈骨手根関節
rCMRGL	regional cerebral metabolic ratio of glucose　局所脳グルコース消費量
rCMRO$_2$	regional cerebral metabolic ratio of O$_2$　局所脳酸素消費量
RCT	radioisotope computed tomography　RIコンピュータ断層撮影法
RCT	randomized controlled clinical trial　無作為臨床比較試験
RCT	root canal treatment　根管治療　[歯科治療]
RCT	rotator cuff tear　(肩)腱板断裂
RCV	right colic vein　右結腸静脈
RCVS	reversible cerebral vasoconstriction syndrome　可逆的脳血管攣縮症候群
RDC	rapidly destructive coxarthrosis　急性破壊性変形性股関節症
RDI	residual dipolar interaction　残余双極子相互作用　[NMRでタンパク質の立体構造決定に利用]
RDN	renal sympathetic denavation　腎交感神経除神経術　[高血圧抑制目的の経カテーテル的腎神経灼術]
RDS(x)	respiratory distress syndrome　呼吸障害(窮迫)症候群　[xは1〜4で，数が増すほど程度が高い]
RDSR	Radiation Dose Structured Reporting　[被ばく情報をDICOM SRファイルとして収集する．DICOM規格]
RE	radiographic effect　写真効果
REACT	relaxation-enhanced angiography without contrast and triggering　[MR撮像法，非造影MRA]
REBOA	resuscitative endovascular balloon occlusion of the aorta　(蘇生的)大動脈内バルーン遮蔽　＝intra-aortic balloon occlusion (IABO)
rec.	recurrence　再発　＝relapse
RECIST	response evaluation criteria in solid tumors　充実性腫瘍治療効果判定基準

REDCap	Research Electronic Data Capture ［REDCap（レッドキャップ）．Web上でのデータベース構築・管理を容易にしたデータ集積管理システムで，多施設からのデータを安全に集積できる］
Rel	related 血縁
REM	radiation exposure monitoring 放射線被ばく監視 ［画像検査に由来する放射線被ばくの管理に用いられるプロファイル］
rem	roentgen equivalent man レム(線量当量) ［現在ではSv単位に変更］
RES	reticuloendothelial system 細網内皮(系)組織
RET	reticular opacity 網状影
RF	radiofrequency ラジオ波
RF	renal failure 腎不全
RF	rheumatic fever リウマチ熱
RFA	radiofrequency ablation ラジオ波焼灼療法
RFB	rupture free balloon 非破裂型穿刺用バルーン ［経皮経食道胃管挿入術(PTEG)に使用するバルーン］
RFCA	radiofrequency catheter ablation 高周波カテーテルアブレーション
RHA	right hepatic artery 右肝動脈
RHC	right heart catheterization 右心カテーテル法(検査)
RHD	rheumatic heart disease リウマチ性心疾患
rhm	roentgen per hour at one meter ラム値 ［ガンマ線の量を表わす単位］
RHV	right hepatic vein 右肝静脈
RI	radioactive isotope 放射性同位元素 ＝radioisotope (RI)
RI	radioisotope 放射性同位元素 ＝radioactive isotope (RI)
RI	resistance index 抵抗係数 ［超音波用語．RI＝(V_{max}－V_{min})／V_{max}］
RIA	radioimmunoassay 放射免疫測定法, ラジオイムノアッセイ
RIND	reversible ischemic neurological deficit 可逆性虚血性神経脱落
RIPV	right inferior pulmonary vein 右下肺静脈
RIR	rigid image registration 剛体画像レジストレーション ［目的画像に被変形画像を一致させるため，被変形画像の平行移動および回転を利用した画像照合］
RIS	radiology information system 放射線情報システム
RISA	radioiodinated serum albumin 放射性ヨウ化血清アルブミン
R/L	right/left 右側／左側 ［被検者の］
RLH	reactive lymphoreticular hyperplasia 反応性リンパ細網組織増生症
RLL	right lower lobectomy 右下葉切除術
RLQ	right lower quadrant (of abdomen) 右下腹部
RMLL	right middle lobe of the lung 肺右中葉
RMP	risk management plan 医薬品リスク管理計画

RMS	root mean square 二乗平均平方根 [粒状の評価法の一つ]
RN	regenerative nodule 再生結節
RND	radical neck dissection 根治的頸部郭清術
RNP	recurrent nerve paralysis 反回神経麻痺
R/O	rule out 除外
ROC curve	receiver operating characteristic curve 受動者動作曲線 [画像工学用語. 画質評価法の一つ]
rOEF	regional oxygen extraction fraction 局所酸素摂取率
ROI	region of interest 関心領域
ROM	range of motion 関節可動域
ROP	retinopathy of prematurity 未熟児網膜症
ROSC	return of spontaneous circulation （自己）心拍再開
Rp	recipe 処方
RP	retrograde pyelography 逆行性腎盂造影撮影法
RPA	right pulmonary artery 右肺動脈
RPGN	rapidly progressive glomerulonephritis 急性進行性糸球体腎炎
RPLD	radiophoto luminescence dosimeter 蛍光ガラス線量計
RPLS	reversible posterior leukoencephalopathy syndrome [後頭葉白質の可逆性病変で, 浮腫をきたす]
RPOC	retained products of conception 胎盤ポリープ, 胎盤遺残
RPP	retrograde pneumopyelography 逆行性気体性腎盂造影撮影法
RR	resolution recovery 分解能補正
RRA	radioreceptor assay 放射受容体測定(法)
RRM	risk-reducing mastectomy リスク低減乳房切除術
RRS	rapid response system 院内迅速対応システム [患者の状態が通常と異なる場合に, 現場の看護師などが定められた基準に基づき, 直接, 専門チームに連絡し早期に介入・治療を行うシステム]
RRSO	risk-reducing salpingo-oophorectomy リスク低減卵管卵巣摘出術
RRT	rapid response team [緊急時にRRS（院内迅速対応システム）を起動するチーム]
RRT	renal replacement therapy 腎代替療法
RS	Raynaud's syndrome レイノー症候群 [四肢疾患]
RSD	reflex sympathetic dystrophy 反射性交感神経性ジストロフィー
RSNA	Radiological Society of North America 北米放射線学会
RS3PE syndrome	remitting seronegative symmetrical synovitis with pitting edema syndrome RS3PE症候群 [関節リウマチ類似の疾患で, 左右対称性の滑膜炎, 手足の圧痕性浮腫を呈する]
RSPV	right superior pulmonary vein 右上肺静脈

RSV	respiratory syncytial(RS) virus　RSウイルス，呼吸器合胞体ウイルス　[主に乳幼児の呼吸器感染症の原因として問題となるウイルス．冬～春季に流行しやすい．2歳までにほとんどの人が感染し，生涯にわたり再感染を繰り返す]
RT	radiological technologist　放射線技師
RT	radiotherapy　放射線治療
RT	resuscitative thoracotomy　蘇生的開胸術
RTA	renal tubular acidosis　尿細管性アシドーシス
RTBD	retrograde transhepatic biliary drainage　逆行性経肝胆道ドレナージ
RTH	resistance to thyroid hormone　甲状腺ホルモン不応症
RTOG	Radiotherapy Oncology Group　放射線治療研究グループ
RTP	radiation treatment planning　放射線治療計画
rt-PA	recombinant tissue-type plasminogen activator　遺伝子組換え組織(型)プラスミノーゲンアクチベータ(活性化因子)　[血栓溶解薬 アルテプラーゼ alteplase]
RTPS	radiation treatment planning system　放射線治療計画装置
RTRT	real-time tumor-tracking radiotherapy　動体追跡放射線治療
R(T)SA	reverse total shoulder arthroplasty　リバース型人工肩関節全置換術
RUL	right upper lobectomy　右上(肺)葉切除術
RUQ	right upper quadrant (of abdomen)　右上腹部
RUSH	rapid ultrasound for shock and hypotension　[ショック・低血圧時に，その原因を検索するために行われる迅速超音波検査]
RV	radial vein　橈骨静脈
RV	renal vein　腎静脈
RV	right ventricle　右心室
RVAD	right ventricular assist device　右心室補助人工心臓　＝right ventricular assist system(RVAS)
RVAS	right ventricular assist system　右心室補助人工心臓　＝right ventricular assist device(RVAD)
RVHT	renovascular hypertension　腎血管性高血圧症
RVOF	right ventricular outflow tract Doppler flow　右室流出路血流速波形
RVOT	right ventricle outflow tract　右室流出路
RVOTO	right ventricular outflow tract obstruction　右室流出路狭窄
R-Y	Roux-en-Y anastomosis　ルーワイ型吻合術　[胃全摘術の再建法の一つ．十二指腸断端を閉鎖して食道空腸吻合と空腸空腸吻合を行う]

S

SA	single atrium　単心房
SA	splenic artery　脾動脈
SA block	sinoatrial block　洞房ブロック
SA node	sinoatrial node　洞結節
SAB	selective alveolobronchography　選択的肺胞気管支造影
SABR	stereotactic ablative radiotherapy　定位的アブレーション放射線治療
SACI test	selective arterial calcium injection test　選択的動脈内カルシウム注入試験
SAD	source-axis distance　線源回転軸間距離
SAE	subcortical arteriosclerotic encephalopathy　皮質下動脈硬化性脳症　＝Binswanger's disease(BD)　[認知症の一種]
SAGE	symptoms associated with gadolinium exposure　[SAGE(セージ). 米国放射線医学会(ACR)は，ガドリニウム造影剤投与後の臨床症状を正しく解釈するために，症状の記録・報告手法の標準化を提言している]
SAH	subarachnoid hemorrhage　くも膜下出血
SAHS	sleep apnea hypopnea syndrome　睡眠時無呼吸低呼吸症候群
sAINP	spontaneous anterior interosseous nerve palsy　特発性前骨間神経麻痺
SAM	segmental arterial mediolysis　分節性動脈中膜融解症　[難治性血管炎の一つで，内臓の動脈に多い]
SANT	sclerosing angiomatoid nodular transformation　[脾に単発で認められる腫瘤性病変]
Sao₂	saturation of arterial oxygen　動脈血酸素飽和度　[採血した血液サンプルをガス分析して得た動脈血酸素飽和度]
SAP	sensor-augmented pump　[持続血糖測定機能をもつインスリンポンプ]
SAP	stable angina pectoris　安定狭心症
SAR	specific absorption rate　[MR用語. RF信号の人体への吸収エネルギー(W/kg)の大きさを示す数値]
SARS	severe acute respiratory syndrome　重症急性呼吸器症候群
SARS-CoV-2	severe acute respiratory syndrome coronavirus 2　重症急性呼吸器症候群コロナウイルス2　[ICTVによりSARSを引き起こすウイルス(SARS-CoV)の姉妹種であるとして命名されたCOVID-19の原因ウイルス]
SAS	sleep apnea syndrome　睡眠時無呼吸症候群
SAS	subarachnoid space　くも膜下腔
SASI test	selective arterial secretin injection test　選択的動脈内セクレチン注入法

SASP	salazosulfapyridine サラゾスルファピリジン　[抗リウマチ薬. 関節リウマチにおいて消炎鎮痛剤などで十分な効果が得られない場合に使用する]	
SASS	supravalvular aortic stenosis syndrome　大動脈弁上狭窄症候群	
SAT	subacute thrombosis　亜急性血栓症　[ステント留置後1ヵ月以内に発症するステント血栓症]	
SAVR	surgical aortic valve replacement　外科的大動脈弁置換術	
SB	shower bath　シャワー浴	
SB tube	Sengstaken-Blakemore tube　SBチューブ　[食道胃静脈瘤の一時止血に用いられる. ゼングスターケン・ブレークモア管]	
SBE	subacute bacterial endocarditis　亜急性細菌性心内膜炎	
SBMA	spinal and bulbar muscular atrophy　球脊髄性筋萎縮症	
SBO	small bowel obstruction　小腸閉塞	
SBP	spontaneous bacterial peritonitis　特発性細菌性腹膜炎	
SBP	systolic blood pressure　収縮期血圧	
SBRT	stereotactic body radiotherapy　体幹部定位放射線治療	
SBS	shaken baby syndrome　揺さぶられっ子症候群	
SBS	short bowel syndrome　短腸症候群	
SC	saphenous compartment　[大伏在静脈周囲の区画, 浅在筋膜と深在筋膜の間]	
SC	scatter correction　散乱補正	
Sc	schizophrenia　統合失調症　[旧名；精神分裂病]	
SC	sigmoid colon　S状結腸	
sc	subcutaneous injection　皮下注射	
SCA	subclavian artery　鎖骨下動脈	
SCA	superior cerebellar artery　上小脳動脈	
SCC	small cell carcinoma　小細胞癌	
SCC, Sq.C.C.	squamous cell carcinoma　扁平上皮癌	
SCD	source-chamber distance　線源検出器間距離	
SCD	spinocerebellar degeneration　脊髄小脳変性症	
SCID	severe combined immune deficiency　重症複合免疫不全症	
SCIWORA	spinal cord injury without radiographic abnormality　X線異常所見のない脊髄損傷　[骨折や脱臼を認めない]	
SCIWORET	spinal cord injury without radiographic evidence of trauma　外傷所見のない脊髄損傷	
SCLC	small cell lung cancer　小細胞肺癌	
SCM	sternocleidomastoid　胸鎖乳突筋	
SCN	serous cystic neoplasm　漿液性嚢胞腫瘍	
SCS	spinal cord stimulation　脊髄刺激療法	
SCT	serous cystic tumor　漿液性嚢胞腫瘍	
SCT	solid and cystic tumor　充実性嚢胞性腫瘍	
SCTA	subtraction CT angiography　[単純CT画像と造影CT画像をサブトラクションする]	

SCU	staging care unit　広域搬送拠点臨時医療施設　[災害時に，傷病者の被災地外への搬送拠点に設置され，トリアージや初期対応を行う]
SCU	stroke care unit　脳卒中集中治療室
SCV	subclavian vein　鎖骨下静脈
SD	stable disease　安定　[病勢に変化がみられないこと]
SD	standard deviation　標準偏差
SDAT	senile dementia of Alzheimer's type　アルツハイマー型老年認知症
SDD	source-diaphragm distance　線源絞り間距離
SDGs	Sustainable Development Goals　持続可能な開発目標
SDH	subdural hematoma　硬膜下血腫
SDJ	sigmoid descending junction　S状結腸・下行結腸移行部
SDN	software-defined networking　ソフトウェア デファインド ネットワーキング　[コンピュータネットワークの構成・設定変更などを制御専用のソフトウェアによって一元的に行う技術]
SDNR	signal difference-to-noise ratio　信号差対雑音比
SE	strong echo　高エコー　[high echoと同義語で，反射が強い部をいう]
SED	skin erythema dose　皮膚紅斑(線)量　＝Hauterythemdose (HED) 独
SED	spondyloepiphyseal dysplasia　骨端骨異形成症
SEE	subendometrial enhancement　[MRダイナミック造影のT2WIにおいて認められる子宮内膜と筋層間の薄い線状の造影効果. 筋層浸潤がないことを示す所見]
SEF	somatosensory evoked field　体性感覚誘発磁界
SEMAR	single energy metal artifact reduction　単一エネルギー金属アーチファクト低減　[CT用語]
SF-MPQ	Short-form McGill Pain Questionnaire　簡易版マギル疼痛質問票
SFA	superficial femoral artery　浅大腿動脈
SFD	small for dates (infant)　＝small for gestational age (infant) (SGA)　[妊娠期間に比して小さすぎる児]
SFD	source-film distance　線源フィルム間距離
SFJ	saphenofemoral junction　伏在大腿静脈接合部
SFT	solitary fibrous tumor　孤立性線維性腫瘍　[血管外皮細胞腫 hemangiopericytoma も本腫瘍と同種に分類される(2016年WHO分類)]
SFTS	severe fever with thrombocytopenia syndrome　重症熱性血小板減少症候群
SFV	superficial femoral vein　浅大腿静脈
SGA	small for gestational age (infant)　＝small for dates (infant) (SFD)　[妊娠期間に比して小さすぎる児, 胎内発育遅延児]
SGB	stellate ganglion block　星状神経節ブロック
SGHL	superior glenohumeral ligament　上関節上腕靱帯

SGP	stent-graft placement	ステントグラフト内挿術(治療)
SH	serum hepatitis	血清肝炎
S-H (purpura)	Schönlein-Henoch purpura	シェーンライン・ヘノッホ紫斑病 [関節症状と胃腸症状を合併]
SHD	structural heart disease	[心弁疾患・シャント疾患を包括した概念]
SHP	secondary hyperparathyroidism	二次性副甲状腺機能亢進症
SHRS	splenic hilar renal shunt	遠位脾腎静脈シャント術
SI	International System of Units	国際単位
SIADH	syndrome of inappropriate secretion of antidiuretic hormone	抗利尿ホルモン(ADH)不適切分泌症候群
SIB	simultaneous integrated boost	標的体積内同時ブースト [IMRT放射線治療での照射法の一つ]
SID	source-image receptor distance	撮影(照射)距離
SID	source-isocenter distance	線源アイソセンター間距離
SIDS	sudden infant death syndrome	乳幼児突然死症候群
S(I)GRT	surface (image)-guided radiotherapy	体表面(画像)誘導放射線治療 [患者皮膚表面をスキャンし,位置合わせを行う]
SIMV	synchronized intermittent mandatory ventilation	同期型間欠的強制換気
SIRS	systematic inflammatory response syndrome	全身炎症反応症候群
SISBH	spontaneous intramural small bowel hematoma	特発性小腸壁内血腫
SISCOM	subtraction ictal SPECT coregistered to MRI	[てんかん患者の発作時SPECT画像から非発作時SPECT画像を減算処理し,MR画像に重ね合わせた画像]
SISMAD	spontaneous isolated superior mesenteric artery dissection	特発性孤立性上腸間膜動脈解離
SITSH	syndrome of inappropriate secretion of thyroid-stimulating hormone	甲状腺刺激ホルモン(TSH)不適切分泌症候群
SJS	Stevens-Johnson syndrome	スチーブンス・ジョンソン症候群 [薬剤アレルギーなどにより,皮膚の多形紅斑,眼・口などに重症の粘膜疹をきたす.皮膚粘膜眼症候群]
SL	spin labeling	スピンラベリング [MR用語]
SL	syphilis latens	潜在梅毒
SLB	surgical lung biopsy	外科的肺生検
SLD	sublethal damage	亜致死障害
SLDR	sublethal damage repair	亜致死障害からの回復
SLE	systemic lupus erythematosus	全身性紅斑性狼瘡,全身性エリテマトーデス
SLF	superior longitudinal fasciculus	上縦束 [大脳線維]
SLL	scapholunate ligament	舟状月状骨靱帯
SLN	sentinel lymph node	センチネルリンパ節 [最初に転移したリンパ節]

S(L)NB	sentinel (lymph) node biopsy センチネルリンパ節生検
SLR test	straight leg raising test 下肢伸展挙上試験
SM	submucosal 粘膜下(層)の
SM	synthesized 2D mammography ［デジタルブレストトモシンセシスにおいて3Dデータから2D画像を生成する］
SMA	spinal muscular atrophy 脊髄性筋萎縮症
SMA	superior mesenteric artery 上腸間膜動脈
SMAP	stepwise initiation of peritoneal dialysis using Moncrief and Popovich technique 段階的腹膜透析導入法
SMBG	self-monitoring of blood glucose 血糖自己測定
SMD	spinomalleolus distance 上前腸骨棘内果間距離(棘果長)
SMG	submandibular gland 顎下腺
SMI	silent myocardial ischemia 無症候性心筋虚血
SMI	superb microvascular imaging スーパーブマイクロバスキュラーイメージング ［超音波検査における低速血流表示法］
SMON	subacute myelo-optico-neuropathy スモン, 亜急性脊髄視神経障害
SMT	submucosal tumor 粘膜下腫瘍
SMV	superior mesenteric vein 上腸間膜静脈
SN	sinus node 洞結節
SN	solid nodule 充実性結節
SNOP	Systematized Nomenclature of Pathology ［SNOP(スノップ), 国際病理学用語コード］
SNR, S/N	signal-to-noise ratio 信号雑音比
SNT	supernumerary tooth 過剰歯
s/o	〜の疑い ［suspect of の略］
SOL	space occupying lesion 占拠性病変
SOS	sinusoidal obstruction syndrome 類洞閉鎖症候群
SP	Schirmbildphotographie 独 X線間接撮影
Sp	spleen 脾臓
SP	Spülung 独 洗浄
S/P	status postoperation 手術後, 術後 ＝postoperative state (P/O), postoperative day(POD), postsurgery(P/S)
SP	suboccipital puncture 後頭下穿刺
Sp Ab	spontaneous abortion 自然流産
SpA	seronegative spondyloarthritis 血清反応陰性脊椎関節炎
SPA	sphenopalatine artery 蝶口蓋動脈
SpA	spondyloarthritis 脊椎関節炎
SPC	single photon counting 単一光子計数方式
SPD	supply, processing, and distribution ［医療製品の物流管理を指す］
SPECT	single photon emission computed tomography 単一光子放射型コンピュータ断層撮影

SPIDDM	slowly progressive type 1 diabetes mellitus　緩徐進行1型糖尿病
sPINP	spontaneous posterior interosseous nerve palsy　特発性後骨間神経麻痺
SPIO	superparamagnetic iron oxide particle　超常磁性酸化鉄粒子 ［造影剤として用いられる］
SPIR	spectral presaturation with inversion recovery　SPIR法　［MR用語.IR法を用いた脂肪抑制画像撮影法］
SPJ	saphenopopliteal junction　伏在膝窩静脈接合部
SPK	superficial punctate keratopathy　点状表層角膜症
SPMA	spinal progressive muscular atrophy　脊髄性進行性筋萎縮
SPMS	secondary progressive multiple sclerosis　二次性進行型多発性硬化症
SPN	solid pseudopapillary neoplasm　充実性偽乳頭状腫瘍
SPN	solitary pulmonary nodule　孤立性結節影　［孤立性結節影の定義は ①最大径30mm以下，②肺実質に完全に囲まれている，③リンパ節腫大・胸水・無気肺などを有しないことである］
Spo₂	saturation of peripheral oxygen　末梢(動脈)血酸素飽和度
SPONK	spontaneous osteonecrosis of the knee　膝特発性骨壊死
SPP	skin perfusion pressure　皮膚潅流圧
SPS	superior petrosal sinus　上錐体静脈洞
SPT	solid pseudopapillary tumor　(膵)充実性偽乳頭腫瘍　［若い女性に多い膵腫瘍. かつてはsolid cystic tumor(SCT)と呼ばれていた］
SQUID	superconducting quantum interference device　超伝導量子干渉素子　［脳機能を計測する脳磁図検査装置に用いられる超高感度素子］
SR	surface rendering　サーフェスレンダリング　［CT三次元画像作成の一手法. 対象物の表面データを抽出して画像を構築する］
SRA	superior rectal artery　上直腸動脈
SRD	serous retinal detachment　漿液性網膜剥離
SRIF	smoking-related interstitial fibrosis　喫煙関連間質性線維症
SRP	scaling and root plaining　根面滑択化
SRPP	skin reperfusion pressure　皮膚再潅流圧
SRQD	Self-Rating Questionnaire for Depression　［うつの自己記入式質問票］
SRS	somatostatin receptor scintigraphy　ソマトスタチン受容体シンチグラフィ　［神経内分泌腫瘍(NET)の局在診断に用いられる］
SRS	stereotactic radiosurgery　定位手術的照射
SRT	stereotactic radiotherapy　定位放射線治療
SS	sigmoid sinus　S状静脈洞
SS, SjS	Sjögren's syndrome　シェーグレン症候群　［涙腺, 唾液腺, 上気道分泌腺の乾性角膜結膜炎を主徴とする］
SSC	subscapularis (tendon)　肩甲下筋(腱)
SSD	shaded surface display　三次元表面表示

SSD	solid state detector 半導体検出器
SSD	source-surface (skin) distance 線源表面(皮膚)間距離
SSDE	size-specific dose estimate [CT用語. CTDIvolの値を体格で補正した値, 被ばくの推定値]
S(S)EP	somatosensory evoked potential 体性感覚誘発電位
SSFP	steady-state free precession 定常状態自由歳差運動 [MR用語]
SSFSE	single-shot fast spin echo シングルショット高速スピンエコー [MR用語]
SSI	surgical site infection 手術部位感染
SS-MIX	Standardized Structured Medical Record Information Exchange [厚生労働省電子的診療情報交換推進事業]
SSP	section sensitivity profile 断面感度分布
SSP	sessile serrated polyp 無茎性鋸歯状ポリープ
SSP	spastic spinal paralysis 痙性脊髄麻痺
SSP	supraspinatus (tendon) 棘上筋(腱)
SSPE	subacute sclerosing panencephalitis 亜急性硬化性全脳炎(汎脳炎)
SSPPD	subtotal stomach-preserving pancreaticoduodenectomy 亜全胃温存膵頭十二指腸切除術
SSPz	section sensitivity profile at the Z-axis Z軸(体軸)方向の感度プロファイル
SSRO	sagittal splitting ramus osteotomy 下顎枝矢状分割法, サジタルスプリットレイムスオステオトミー [下顎の外科矯正の手術の一つ]
SSS	sick sinus syndrome 洞機能不全症候群
SSS	single scatter simulation 単一散乱シミュレーション, 一回散乱推定法 [RI用語]
SSSS	staphylococcal scalded skin syndrome ブドウ球菌性剥脱性皮膚症候群
SST	sclerosing stromal tumor 硬化性間質性腫瘍
SST	social skills training 社会生活技能訓練, 生活技能訓練
SSTR	somatostatin receptor ソマトスタチン受容体 [シンチグラフィでは, 神経内分泌腫瘍(NET)の全身分布の把握に利用される]
SSV	small saphenous vein 小伏在静脈
SSV	superficial sylvian vein 表在性シルビウス静脈
ST	solid tumor 固形腫瘍
ST	speech therapist 言語療法士
St	stomach 胃
ST	stomach tube 胃管チューブ
STA	superficial temporal artery 浅側頭動脈
STAS-J	Support Team Assessment Schedule Japanese version [ホスピス・緩和ケアの評価尺度]
STC	sensitivity time control ＝time gain compensation(TGC) [エコーにおいて, 深さ方向に対し信号強度を調整する仕組み]

STD	sexually transmitted disease　性感染症
STD	source-tumor distance　線源腫瘍間距離
STEMI	ST(-segment) elevation myocardial infarction　ST上昇型心筋梗塞
SThyA	superior thyroidal artery　上甲状腺動脈
STI	stereotactic irradiation　定位放射線照射
STIC	serous tubal intraepithelial carcinoma　漿液性卵管上皮内癌
STIR	short-tau inversion recovery　[MR用語．非選択的脂肪抑制法の一つ]
STR	Society of Thoracic Radiology　米国胸部放射線学会
STS	serological test for syphilis　血清梅毒反応
STS score	Society of Thoracic Surgeons score　STSスコア　[アメリカ胸部外科学会で作成された胸部手術の適応の検討と予後を予想するためのスコア．0～100%で表し，高値ほど手術リスクが高い]
STSG	split-thickness skin graft　分層植皮術
STUMP	smooth muscle tumor of uncertain malignant potential　悪性度不明な平滑筋腫瘍
SUI	stress urinary incontinence　腹圧性尿失禁
susp.	suspect(ed)　疑い　=Verdacht auf圏
SUV	standardized uptake value　[投与したfluorodeoxyglucose(FDG)が体内に均等に分布する放射能濃度を1としたときの病巣部のFDG集積濃度の比率を意味する指標]
Sv	Sievert　シーベルト　[線量当量のSI単位]
SV	single ventricle　単心室
SV	soleal vein　ひらめ静脈
SV	splenic vein　脾静脈
SV	stroke volume　1回(心)拍出量
SV	superficial vein　表在静脈
SVA	selective visceral angiography　選択的臓器血管造影撮影法
SVC	superior vena cava　上大静脈
SVD	single-vessel disease　一枝病変(疾患)
SVD	singular value decomposition　特異値分解
SVG	saphenous vein graft　伏在静脈グラフト
SVN	superior vestibular nerve　上前庭神経
SVPC	supraventricular premature contraction　上室性期外収縮
SVR	support vector regression　サポートベクター回帰　[機械学習を利用した非線形回帰の一つ]
SVR	systemic vascular resistance　全身血管抵抗，全末梢血管抵抗，体血管抵抗　[SVR＝[(平均肺動脈圧－右心房圧)／(心拍出量)]× 80]
SVT	supraventricular tachycardia　上室頻拍
SWD	shear wave dispersion map for SWE　[弾性率と粘性率のグラフの傾きをカラーマップ化したもの]

SWE	shear wave elastography　シアウェーブエラストグラフィ　［剪断波弾性画像法．組織の硬さを画像化する方法］
SWI	susceptibility-weighted imaging　磁化率強調画像

T

T	tablet	錠剤
T	temperature	体温
T	tesla テスラ [国際単位系による磁束密度の単位. 1T = 10,000 Gauss]	
T2T	treat-to-target 治療ターゲット [治療方針の決定と治療の目的についての指針. 疾患活動性評価や臨床的寛解達成を目的とする]	
T₃	triiodothyronine トリヨードチロニン [甲状腺ホルモンの一つ]	
T₄	tetraiodothyronine テトラヨードチロニン ＝thyroxine [甲状腺ホルモンの一つ]	
TA	thyrocervical artery 甲状頸動脈	
TA	tricuspid valve atresia 三尖弁閉鎖症	
TAA	thoracic aortic aneurysm 胸部大動脈瘤	
TAA	total ankle arthroplasty 人工足関節全置換術	
TAC	time activity curve 時間放射能曲線	
TACE	transarterial chemoembolization 経動脈(肝)化学塞栓療法 [chemolipiodolization ＋ TAEのこと]	
TACE	transcatheter arterial chemoembolization 経カテーテル動脈化学塞栓療法	
TAE	transcatheter arterial embolization 経カテーテル動脈塞栓術	
TAG	triacylglycerol トリアシルグリセロール ＝triglyceride(TG) [中性脂肪]	
TAH	total abdominal hysterectomy 腹式全子宮切除術	
TAI	transcatheter arterial infusion 経カテーテル動注療法	
TAI	traumatic aortic injury 外傷性大動脈損傷	
TA(K)	Takayasu's arteritis 高安動脈炎	
T-ALL	T-cell acute lymphocytic leukemia T細胞急性リンパ(球)性白血病	
TAM	tumor-associated macrophage 腫瘍関連マクロファージ	
TAO	thromboangiitis obliterans 閉塞性血栓性血管炎 ＝Buerger's disease	
TAO	transpositional acetabular osteotomy 寛骨臼移動術	
TAP	tricuspid valve annuloplasty 三尖弁輪形成術	
TAPP	transabdominal preperitoneal approach 経腹的腹膜前アプローチ [腹腔鏡下鼠径部ヘルニア修復術の術式, TAPP法]	
TAPSE	tricuspid annulus plane systolic excursion 三尖弁輪収縮期移動距離	
TAPVC	total anomalous pulmonary venous connections 総肺静脈還流異常	
TAPVD	total anomalous pulmonary venous drainage 総肺静脈還流異常	

TAPVR	total anomalous pulmonary venous return　総肺静脈還流異常
TAR	tissue air ratio　組織空中線量比
TAR	total arch replacement　全弓置換術
TASC	Trans-Atlantic Inter-Society Consensus　[TASC(タスク)，末梢動脈疾患の診療ガイドライン]
T(A)US	transabdominal ultrasonography　経腹超音波検査
TAVI	transcatheter aortic valve implantation　経皮的大動脈弁植え込み術　=transcatheter aortic valve replacement (TAVR)
TAVR	transcatheter aortic valve replacement　経皮的大動脈弁植え込み術　=transcatheter aortic valve implantation (TAVI)
TBAB	transbronchial aspiration biopsy　経気管支針吸引生検
Tbc, Tb, TB	tuberculosis　結核
TBDE	twin beam dual energy　ツインビームデュアルエナジー　[CT用語]
TBF	tumor blood flow　腫瘍血流量
TBG	thyroxine-binding globulin　サイロキシン結合グロブリン
TBI	total body irradiation　全身照射
T-Bil	total bilirubin　総ビリルビン
TBLB	transbronchial lung biopsy　経気管支肺生検
TBLC	transbronchial lung cryobiopsy　経気管支肺凍結生検
TBP	thyroxine-binding protein　サイロキシン結合タンパク
TBPI	toe brachial pressure index　足趾上腕血圧比
TBR	tumor-to-background ratio　腫瘍・バックグラウンド比
TBS	trabecular bone score　海綿骨スコア　[腰椎のDXA画像から計算される構造指標]
TBV	total blood volume　全身血液量
TCD	transcranial Doppler ultrasonography　経頭蓋のドプラ法
TCD	tumor control dose 50%　50%腫瘍治癒線量
TCF	total colonfiberscopic examination　全大腸内視鏡検査
TCP	transcutaneous pacing　経皮ペーシング
TCPC	total cavopulmonary connection　大静脈肺動脈連結法　[下大静脈からの血流を人工血管などを介して右肺動脈に導く手術法．フォンタン型手術]
tcPo₂	transcutaneous partial pressure of oxygen　経皮酸素分圧
TCRV	two chambered right ventricle　右室二腔症
TCS	tethered cord syndrome　繋(係)留脊髄症候群　[二分脊椎などで発現する]
TCS	total colon scopy　全大腸内視鏡検査
TDF	testis-determining factor　精巣決定因子
TDF	time dose fractionation　時間的線量配分
TDLU	terminal ductal lobular unit　終末乳管小葉単位
TE	echo time　エコー時間
TE	tissue equivalent　組織等価
TE	tissue expander　組織拡張器

TEC	time-enhancement curve　時間信号曲線
TECS	technology enabled care services　［科学技術が可能にした保健医療サービス］
TEE	transesophageal echocardiography　経食道心エコー（検査）
TEF	tracheoesophageal fistula　気管食道瘻
TeK	temporary crown　仮歯
TEN	toxic epidermal necrolysis　中毒性表皮壊死症　［ライエル症候群］
TEP	totally extraperitoneal approach　腹膜外腔アプローチ　［腹腔鏡下鼠径部ヘルニア修復術の術式, TEP法］
TEVAR	thoracic endovascular aortic aneurysm repair　胸部大動脈瘤ステントグラフト内挿術
TEW	triple energy window　トリプルエネルギーウィンドウ　［RIにおける散乱線補正法］
TF	trial fitting　試適
TFA	transfemoral approach　（経）大腿動脈アプローチ
TFC	triangular fibrocartilage　三角線維軟骨
TFCC	triangular fibrocartilage complex　三角線維軟骨複合体
TFE-DSDE	3D turbo field-echo with diffusion-sensitized driven-equilibrium preparation　［高分解能拡散強調画像］
TFix	temporary splinting　暫間固定　［歯科用語］
TFP	tumor forming pancreatitis　腫瘤形成膵炎
TFT	thin-film transistor　薄膜トランジスタ
TG	total gastrectomy　胃全摘術
TG	triglyceride　トリグリセリド　=triacylglycerol（TAG）［中性脂肪］
TGA	transient global amnesia　一過性健忘
TGA	transposition of the great arteries　大血管転位症 =transposition of the great vessels（TGV）
TGC	time gain compensation　=sensitivity time control（STC）
TGCV	triglyceride deposit cardiomyovasculopathy　中性脂肪蓄積心筋血管症　［心臓移植待機症例から発見された難病］
TGF	therapeutic gain factor　治療利得
TGF	tumor growth factor　腫瘍成長因子
TGV	transposition of the great vessels　大血管転位症 =transposition of the great arteries（TGA）
Th(x)	thoracic vertebra　胸椎　［(x)=1〜12］
THA	total hip (joint) arthroplasty　人工股関節置換術 =total hip (joint) replacement（THR）
THCE	transcatheter hepatic arterial chemoembolization　経肝動脈性化学塞栓
THI	tissue harmonic imaging　ティシューハーモニックイメージング
THR	total hip (joint) replacement　人工股関節置換術　=total hip (joint) arthroplasty（THA）
TI	inversion time　反転時間

TI	tricuspid insufficiency 三尖弁閉鎖不全症 =tricuspid valve regurgitation(TR)
TIA	transient (cerebral) ischemic attack 一過性脳虚血発作
TIBC	total iron binding capacity 全(総)鉄結合能
TIL	tumor infiltrating lymphocyte 腫瘍浸潤リンパ球
TIO	tumor-induced osteomalacia 腫瘍性骨軟化症
TIPS	transjugular intrahepatic portosystemic shunt 経皮的肝内門脈静脈短絡術
TIU	thyroid iodine uptake 甲状腺ヨウ素摂取率
TIVA	total intravenous anesthesia 全静脈麻酔 [吸入麻酔を使用しない方法]
TJO	transjugular obliteration for gastric varices 経頚静脈的胃静脈瘤塞栓術
TKA	total knee (joint) arthroplasty 人工膝関節置換術 =total knee (joint) replacement(TKR)
TKI	tyrosine kinase inhibitor チロシンキナーゼ阻害薬 [分子標的薬で, がん細胞の増殖を抑制する]
TKR	total knee (joint) replacement 人工膝関節置換術 =total knee (joint) arthroplasty(TKA)
T-LBL	T-cell lymphoblastic lymphoma Tリンパ芽球性リンパ腫
TLD	thermoluminescence dosimeter 熱蛍光線量計
TLE	temporal lobe epilepsy 側頭葉てんかん
TLG	total lesion glycolysis [投与したfluorodeoxyglucose(FDG)の総腫瘍代謝量を示す値, FDG集積の指標の一つ]
TLH	total laparoscopic hysterectomy 腹腔鏡下子宮全摘術
TLIF	transforaminal lumbar interbody fusion 経椎間孔腰椎椎体間固定術 [片側の椎間関節を切除して椎間板を切除・ケージを挿入し, スクリューとロッドで椎体を固定する手術]
TLOC	transient loss of consciousness 一過性意識消失
TLS	tumor lysis syndrome 腫瘍崩壊症候群
TMD	temporomandibular joint disorder 顎関節異常, 顎関節障害
TMDR	tissue-maximum dose ratio 組織最大線量比 =tissue-maximum ratio(TMR)
TME	total mesorectal excision 直腸全間膜切除
TMJ	temporomandibular joint 側頭下顎骨関節, 顎関節
TMR	tissue-maximum ratio 組織最大線量比 =tissue-maximum dose ratio(TMDR)
TMT	trail making test トレイルメイキングテスト [注意障害の検査方法]
TMT	treadmill test トレッドミル負荷試験 [心臓運動負荷試験]
TMVR	transcatheter mitral valve repair 経カテーテル僧帽弁修復(置換)術
TNBC	triple-negative breast cancer トリプルネガティブ乳癌 [腫瘍の細胞に3種類のタンパク質の表現がないものをいう]
TNI	total nodal irradiation 全リンパ節照射

TNM	tumor-node-metastasis (classification) TNM分類 [腫瘍進展度の分類法で, 原発腫瘍の大きさ, リンパ節への浸潤, 遠隔転移の有無を表す. TxNyMz(x, y, zは数字が入る)と表記]	
TOA	tubo-ovarian abscess 卵管卵巣膿瘍	
TOCU	transoral carotid ultrasonography 経口腔頸部血管超音波検査 [頭蓋外内頸動脈遠位部を観察するために口腔内に体腔用探触子を挿入する検査法]	
TOF	time of flight タイム オブ フライト [MR angiographyの一撮像法]	
TOF, T/F	tetralogy of Fallot ファロー四徴症	
tomo.	tomography 断層撮影法	
TONE	tilted optimized non-saturated excitation トーン法 [MR用語. 末梢血管の描出能を向上させる一撮影法. ramped RFともいわれる]	
TP	total protein 総タンパク [血清に含まれるタンパク質の総量. 肝機能の診断や栄養状態の指標として用いられる]	
t-PA	tissue-plasminogen activator 組織(型)プラスミノーゲンアクチベータ(活性化因子)	
TPE	total pelvic exenteration 骨盤内臓全摘術	
TPN	total parenteral nutrition 完全静脈栄養	
TPPV	tracheostomy positive pressure ventilation 気管切開下陽圧換気療法	
TPR	tissue peak ratio 組織ピーク線量比	
TPR 20,10	tissue phantom ratio 20,10 [線質指標]	
TPS	treatment planning system 治療計画装置	
TPVR	transcatheter pulmonary valve replacement 経カテーテル肺動脈弁置換	
TPVS	transhepatic portal venous sampling 経肝的門脈採血	
TR	repetition time 繰り返し時間	
TR	therapeutic radiology 放射線治療学	
TR	therapeutic ratio 治療比, 治療可能比	
TR	tricuspid valve regurgitation 三尖弁閉鎖不全症 =tricuspid insufficiency (TI)	
TRA	transradial approach (経)橈骨動脈アプローチ	
TRE	target registration error 目標レジストレーション誤差	
TRH	thyrotropin-releasing hormone TSH放出ホルモン	
TRI	transradial coronary intervention 経橈骨動脈冠動脈インターベンション	
TRPG	tricuspid regurgitation pressure gradient 三尖弁逆流圧較差	
TRT	targeted radionuclide therapy [標的アイソトープ治療, 内用療法, 内照射法. 放射性医薬品を利用した治療法]	
TRUS	transrectal ultrasonography 経直腸的超音波検査	
TS	temporal subtraction 経時差分	

TS	Tourette's syndrome　トゥレット症候群　[複数の運動チックと，音声チックを呈する疾患．多くは学童期初期から発症がみられる]	
TS	tricuspid valve stenosis　三尖弁狭窄症	
TS	tuberous sclerosis　結節性硬化症	
TSA	total shoulder arthroplasty　人工肩関節全置換術	
TSAT	transferrin saturation　トランスフェリン飽和度	
TSD	target-skin distance　焦点皮膚間距離	
TSE	turbo spin echo　ターボスピンエコー法　[MR用語]	
TSH	thyroid-stimulating hormone　甲状腺刺激ホルモン	
TSLS	toxic shock-like syndrome　トキシック(毒素性)ショック様症候群	
TSM	transient severe motion artifact　[呼吸性アーチファクト]	
TSME	tumor-specific mesorectal excision　腫瘍特異的直腸間膜切除	
TSP	temporal sensitivity profile　時間分解能	
TSS	toxic shock syndrome　トキシック(毒素性)ショック症候群	
TSS	transsphenoidal surgery　経蝶形骨洞手術	
TT	thrombotest　トロンボテスト	
TTA	time to arrival　(造影剤)到達時間	
TTA	transtracheal aspiration　経気管吸引法	
TTD	tissue tolerance dose　(組織)耐容線量	
TTE	transthoracic echocardiography　経胸壁心エコー検査	
TTM	targeted temperature management　体温管理療法　[低体温療法などで脳障害の進行を防ぎ，中枢神経の保護作用を期待する治療法]	
TTN	transient tachypnea of the newborn　新生児一過性多呼吸	
TTP	thrombotic thrombocytopenic purpura　血栓性血小板減少性紫斑病	
TTP	time to progression　無増悪期間	
TTR	transthyretin　トランスサイレチン　[肝で生成されるタンパク質で，名称はサイロキシンやレチノールの血中輸送を担うことに由来する．プレアルブミンとも呼ばれる]	
TTT	thymol turbidity test　チモール混濁試験	
TTT	tolbutamide tolerance test　トルブタミド負荷試験	
TTTS	twin-twin transfusion syndrome　双胎間輸血症候群	
TUC	transurethral electrocoagulation　経尿道的電気凝固術	
TUL	transurethral ureterolithotripsy　経尿道的尿管砕石術	
TULIP	transurethral ultrasound-guided laser-induced prostatectomy　経尿道的超音波ガイド下レーザー前立腺切除術	
TUMT	transurethral microwave thermotherapy　経尿道的マイクロ波高温度療法	
TUR	transurethral resection　経尿道的切除術	
TUR-Bn	transurethral resection of the bladder neck　経尿道的膀胱頸部切除術	

TUR-Bt	transurethral resection of the bladder tumor	経尿道的膀胱腫瘍切除術
TUR-P	transurethral resection of the prostata	経尿道的前立腺切除術
TVD	transvaginal delivery	経腟分娩
TVE	transvenous embolization	経静脈的塞栓術
TVI	time-velocity integral	時間流速積分値
TVP	transurethral vaporization of the prostate	経尿道的前立腺電気蒸散術
TVR	tricuspid valve replacement	三尖弁置換術
TVUS	transvaginal ultrasonography	経腟超音波検査
Tx	therapy	治療

U

U	unit	単位
UA	ulnar artery	尺骨動脈
UA	uric acid	尿酸
UAE	uterine artery embolization	子宮動脈塞栓術
UAP	unstable angina pectoris	不安定狭心症
UC	ulcerative colitis	潰瘍性大腸炎
UC	urothelial carcinoma	尿路上皮癌
UCA	unruptured cerebral aneurysm	未破裂脳動脈瘤
UCG	ultrasonic cardiogram	心エコー図
UCG	urethrocystography	尿道膀胱造影撮影法
UCL	ulnar collateral ligament	(肘)内側側副靱帯
UD	ulcus dueodeni 　⑦　十二指腸潰瘍	
UDC	undifferentiated carcinoma	未分化型癌
UDS	urodynamic study	尿流動態検査　［下部尿路機能を評価する検査］
UES	undifferentiated embryonal sarcoma	未分化胎児性肉腫
UES	upper esophageal sphincter	上部食道括約筋
UF	uncinate fasciculus	鉤状束
UFCT	ultrafast computed tomography	超高速CT
UFM	uroflowmetry	尿流測定
UG	urethrography	尿道造影撮影法
UHL	unilateral hilar lymphadenopathy	片側性肺門リンパ腺症
UI	user interface	ユーザーインターフェイス
UIBC	unsaturated iron binding capacity	不飽和鉄結合能
UICC	Unio Internationalis Contra Cancrum	国際対癌連合
UIP	usual interstitial pneumonia	通常型間質性肺炎
UK	urokinase	ウロキナーゼ
UKA	unicompartmental knee arthroplasty	単顆型人工膝関節置換術
ULP	ulcer-like projection	潰瘍状突出
UMN	upper motor neuron	上位運動ニューロン
UN	United Nation	国際連合
UP	urine protein	尿タンパク
UPI	uteroplacental insufficiency	子宮胎盤機能不全症
UPJ, U-P junction	ureteropelvic junction	腎盂尿管移行部
UPJS	ureteropelvic junction stenosis	腎盂尿管移行部狭窄
UPPP	uvulopalatopharyngoplasty	口蓋垂軟口蓋咽頭形成術
UPS	uninterruptible power supply	無停電電源装置
UR	unrelated	非血縁

URI	upper respiratory infection　上気道感染症
US	ultrasound　超音波　＝ultrasonic
US	undifferentiated sarcoma　未分化肉腫
US	urine sugar　尿糖
USG	ultrasonography　超音波検査法
USP	ureteral stent placement　尿管ステント挿入術
UST	ultrasound tomography　超音波断層検査法
UTE	ultrashort echo time　超短エコー時間　［MR用語］
UTI	urinary tract infection　尿路感染症
UTS	urolithiasis　尿路結石
UUI	urge urinary incontinence　切迫性尿失禁
UV	ulcus ventriculi　囵　胃潰瘍
UV	ulnar vein　尺骨静脈
UV	umbilical vein　臍静脈，臍帯静脈
UVCM	ultraviolet curing material　紫外線硬化樹脂
UVJ	ureterovesical junction　尿管膀胱移行部
UVJS	ureterovesical junction stenosis　膀胱尿管移行部狭窄

V

VA	vascular access　バスキュラーアクセス　［血液透析を行う際に脱血したり返血したりするための人体側の出入り口のこと］	
VA	ventricular aneurysm　心室瘤	
VA	vertebral artery　椎骨動脈	
V-A shunt	ventriculo-atrial shunt　脳室-心房短絡術	
VA(B)B	vacuum-assisted (breast) biopsy　（ステレオガイド下）マンモトーム吸引式組織生検　［乳腺生検法の一種］	
VAC	vacuum-assisted closure therapy　持続陰圧療法	
VAC	vincristine, actinomycin-D, cyclophosphamide　ビンクリスチン,アクチノマイシンD, シクロホスファミド（併用療法）　［骨肉腫や軟部肉腫などに対する化学療法］	
VAD	ventricular assist device　補助人工心臓　＝ventricular assist system (VAS)　［左補助の場合はleft ventricular assist device (LVAD), 右補助の場合は right ventricular assist device (RVAD), 両心補助の場合はbiventricular assist device (BVAD) と呼ばれる］	
VAG	vertebral angiography　椎骨動脈造影撮影法	
VAIVT	vascular access intervention therapy　バスキュラーアクセスインターベンション治療	
VAP	variant angina pectoris　異型狭心症	
VAP	ventilator-associated pneumonia　人工呼吸器関連肺炎	
VAS	ventricular assist system　補助人工心臓　＝ventricular assist device (VAD)　［左補助の場合は left ventricular assist system (LVAS), 右補助の場合は right ventricular assist system (RVAS), 両心補助の場合はbiventricular assist system (BVAS) と呼ばれる］	
VAS	Visual Analogue Scale　視覚アナログ尺度　［疼痛スケール］	
VAT	ventilator-associated tracheobronchitis　人工呼吸器関連気管気管支炎	
VATS	video-assisted thoracoscopic surgery　ビデオ下胸腔鏡手術	
VAU	vein, artery, ureter　（腎）動脈,（腎）静脈, 尿管	
VBR	virtual basal ring　バーチャルベーサルリング　［大動脈の3つの弁尖の最低位を結ぶ面］	
VC	vital capacity　肺活量	
VCG	vectorcardiogram　ベクトル心電図	
VCG	voiding cystography　排泄性膀胱造影法	
VCM	vancomycin　バンコマイシン	
VCR	vincristine　ビンクリスチン　［抗癌剤］	
VCS	vena cava superior syndrome　上大静脈症候群	

VCTE	vibration-controlled transient elastography ［超音波エラストグラフィの一つで，肝硬度測定に用いられる］
VCUG	voiding cystourethrography 排泄性膀胱尿道造影法
VD	vascular dementia 血管性認知症
VD	venereal disease 性病
VDI	virtual desktop infrastructure デスクトップ仮想化 ［PCのデスクトップ環境をサーバ上に置き，そこにアクセスすれば場所や端末を問わず自身のPCを利用できるシステム］
VDR	video disc recorder ビデオディスクレコーダ
VDT	visual display terminal 画像表示端末
VDT	volume doubling time 腫瘍体積倍加時間
VE	vacuum extraction 吸引分娩
VE	videoendoscopic examination of swallowing 嚥下内視鏡検査
VE	virtual endoscopy 仮想内視鏡（像）
VEGF	vascular endothelial growth factor 血管内皮増殖因子
VEMP	vinblastine, endoxan, mercaptopurine, predonine ビンブラスチン，エンドキサン，メルカプトプリン，プレドニン ［悪性リンパ腫の化学療法の一つ］
VENP	vinblastine, endoxan, natulan, predonine ビンブラスチン，エンドキサン，ナチュラン，プレドニン ［悪性リンパ腫の化学療法の一つ］
VEP	visual evoked potential 視覚誘発電位 ［光などの視覚刺激による電位を大脳皮質視覚野のある後頭部に電極をおいて記録する視機能検査］
VES	virtualized endoscope system 仮想化内視鏡システム
VETC	vessels encapsulating tumor clusters ［腫瘍血管が腫瘍を包囲する構造］
Vf	ventricular fibrillation 心室細動
VF	videofluoroscopic examination (study) of swallowing (deglutition) 嚥下造影検査
VFM	vector flow mapping ［心エコー図法の一種．血流の速度ベクトル表示］
VGP	virtual gross pathology 仮想切除標本展開像 ［CT colonographyを用いた仮想内視鏡での画像表示法］
VHB	virtualized human body 仮想化人体
VHL	von Hippel-Lindau disease フォン・ヒッペル・リンダウ病 ［全身の血管豊富な臓器で，血管の異常な増殖を起こす遺伝性疾患］
VIF	variance inflation factor 多重共線性 ［統計用語］
VIP	etoposide(VP-16)/ifosfamide/cisplatin(cis-platinum) エトポシド・イホスファミド・シスプラチン（併用療法）［精巣腫瘍に対する化学療法］
VIP	vasoactive intestinal peptide 血管作動性腸管ペプチド
VKH	Vogt-Koyanagi-Harada disease フォークト・小柳・原田病 ［両眼性のぶどう膜炎などを起こす疾患で，メラノサイトに対する自己免疫疾患と考えられている］

VLAP	visual laser-assisted ablation of the prostate	直視下レーザー前立腺切除術
VLBWI	very low birth weight infant	極小未熟児
VLNT	vascularized lymph node transfer	血管柄付きリンパ節移植術
VM	venous malformation	静脈奇形
VMA	vanillylmandelic acid	バニリルマンデル酸
VMAT	volumetric-modulated arc therapy	強度変調回転照射
VMI	virtual monochromatic image	仮想単色(X線)画像
VMI	virtual monochromatic X-ray image 仮想単色X線画像 [仮想的に任意のエネルギーの単色X線で撮影したような画像が得られる]	
VNC(-CT)	virtual noncontrast CT 仮想単純CT [造影CT画像から造影剤相当分を差分して作成される仮想的な単純CT画像]	
VNR	vinorelbine ビノレルビン [抗癌剤]	
VNS	vagus nerve stimulation	迷走神経刺激療法
VOD	veno-occlusive disease 静脈閉塞性(肝)疾患 =hepatic veno-occlusive disease(HVOD)	
VOI	volume of interest	関心領域
V-P shunt	ventriculo-peritoneal shunt	脳室-腹腔短絡術
VPC	vacuum packing closure [一時的閉腹法]	
VPC	ventricular premature contraction 心室性期外収縮 =premature ventricular contraction(PVC)	
VPW	vascular pedicle width [正中から大動脈弓部左鎖骨下動脈分岐部までの距離と，正中から奇静脈の高さで上大静脈外縁までの距離の和で表される]	
VR	virtual reality 仮想現実	
VR	volume rendering ボリュームレンダリング [CT三次元画像作成の一手法]	
VRE	vancomycin-resistant enterococci バンコマイシン耐性腸球菌	
VSA	vasospastic angina 血管攣縮性狭心症 =coronary spastic angina(CSA)[夜間から早朝にかけて発症することが多く，安静時にも認められる]	
VSD	ventricular septal defect 心室中隔欠損症	
VSRAD	voxel-based specific regional analysis system for Alzheimer's disease [早期アルツハイマー型認知症診断支援システム]	
V$_T$	tidal volume 一回換気量	
VT	ventricular tachycardia 心室性頻拍	
VTE	venous thromboembolism 静脈血栓塞栓症	
VTLB	videothoracoscopic lung biopsy 胸腔鏡下肺生検	
VTR	video tape recorder ビデオテープレコーダ	
VUR	vesicoureteral reflux 膀胱尿管逆流	
VWI	vessel wall imaging 血管壁イメージング	
VZV	varicella-zoster virus 水痘帯状疱疹ウイルス	

W

WAIR	white matter attenuated inversion recovery　[脳脊髄液と白質の信号を抑制するDIR（duble inversion recovery）]
WAN	wide area network　[広い地域内でコンピュータをネットワーク化させること]
WaR	Wassermann's reaction　ワッセルマン反応　[梅毒血清反応]
WAS	Wiskott-Aldrich syndrome　ウィスコット・アルドリッチ症候群 [男児に起こる免疫不全症候群]
WBC	white blood cell　白血球
WBP	wound bed preparation　創面環境調整　[創傷の治癒を促進するため，傷口表面の環境を整えること]
WBRT	whole-brain radiotherapy　全脳照射
WDHAS	watery diarrhea, hypokalemia and achlorhydria syndrome　水溶性下痢・低カリウム血症・無酸症症候群，膵性コレラ
WFNS	World Federation of Neurological Surgeons　世界脳神経外科連合
WG	Wegener's granulomatosis　ウェゲナー肉芽腫症 ＝granulomatosis with polyangiitis（GPA）[旧称．現在は多発血管炎性肉芽腫症（GPA）と呼ばれる]
WGC	wire-guided cannulation　[ERCPの挿管手技として，造影剤を用いず，ガイドワイヤーを挿入して胆管挿管を行う方法]
WHO	World Health Organization　世界保健機関
WIT	warm ischemic time　温阻血時間　[体温に近い温度で臓器への血流が停止している時間]
W/L	window width and level　ウィンドウ幅およびウィンドウレベル
WMA	wall motion abnormality　壁運動異常
WNL	within normal limit　正常範囲内
W/O	without　〜なしで
WON	walled-off necrosis　被包化壊死　[感染性急性膵炎から発生するwalled-off pancreatic necrosis（WOPN）がWONに統一された]
WOR	washout rate　洗い出し率 [心筋シンチグラフィにおける指標]
WPW syndrome	Wolff-Parkinson-White syndrome　ウォルフ・パーキンソン・ホワイト症候群　[心疾患の一つで，副伝導路症候群]
WSD	wedge-shaped defect　くさび状欠損　[歯科用語]
WSIS	whiplash shaken infant syndrome　乳児揺さぶり症候群
Wt	(body) weight　体重
WZ	Wurzel Zyste　独　歯根嚢胞

X

XCT	X-ray computed tomography　X線CT
XLIF	extreme lateral interbody fusion　(内視鏡下腰椎)側方椎体間固定術
Xp	X-ray photograph　X線写真
XT	exotropia　外斜視
XVRE	expanded volume reconstruction engine　[MR用語，大量の画像を再構成できるリコンストラクションエンジン]

Y

YAM	young adult mean　若年成人平均値

Z

ZAP	zoster-associated pain　帯状疱疹関連痛
ZES	Zollinger-Ellison syndrome　ゾリンジャー・エリソン症候群　[消化管疾患]
ZK	Zungenkrebs　圏　舌癌　=cancer of the tongue

付 録

頭蓋基準点

1 眼窩下縁 infraorbital point
2 鼻根点 nasion
3 外後頭結節 inion
4 前鼻棘点 acanthion
4′ 鼻橋根部, 鼻唇角
5 眉間 glabella
6 外眼角 outer canthus

頭蓋基準線

A–B 前正中線 anterior median line
C–D 眼窩下線 infraorbital line
E–F 人類学的基準線（ドイツ水平線）
  anthropological basal line
  （眼窩下縁と外耳孔上縁とを結ぶ線）
G 眼窩耳孔線（OMライン）
  orbitomeatal line
  （外耳孔中心と眼窩中心とを結ぶ線）
G′ 外眼角耳孔線（CMライン）
  canthomeatal line
H 耳垂直線 auricular line
I 眉間耳孔線 glabellomeatal line

頭蓋基準面

A–B 正中矢状面 median sagittal plane
E–F フランクフルト平面（ドイツ水平面）
  horizontal plane of Frankfurt
  (anthropological plane)
G 眼窩耳孔面 orbitomeatal plane
H 耳垂直面 frontal biauricular plane
  （前額面, 前頭面 frontal plane,
  冠状面 coronal plane）

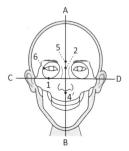

前面

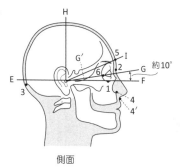

側面

体表面と骨格（頭蓋）

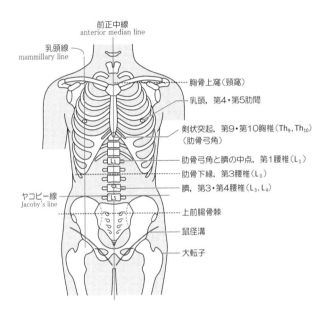

立位 前面

体表面と骨格（体幹①）

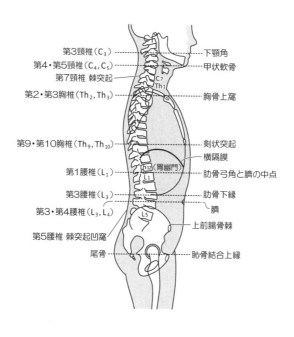

第3頸椎（C₃）	下顎角
第4・第5頸椎（C₄, C₅）	甲状軟骨
第7頸椎 棘突起	
第2・第3胸椎（Th₂, Th₃）	胸骨上窩
第9・第10胸椎（Th₉, Th₁₀）	剣状突起
	横隔膜
第1腰椎（L₁）	肋骨弓角と臍の中点
第3腰椎（L₃）	肋骨下縁
第3・第4腰椎（L₃, L₄）	臍
	上前腸骨棘
第5腰椎 棘突起凹窩	
尾骨	恥骨結合上縁

立位 側面

体表面と骨格（体幹②）

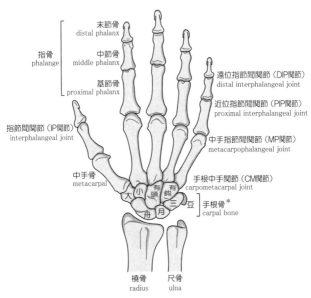

指骨 phalange
末節骨 distal phalanx
中節骨 middle phalanx
基節骨 proximal phalanx

遠位指節間関節（DIP関節）distal interphalangeal joint
近位指節間関節（PIP関節）proximal interphalangeal joint
中手指節間関節（MP関節）metacarpophalangeal joint
手根中手関節（CM関節）carpometacarpal joint
手根骨* carpal bone

指節間関節（IP関節）interphalangeal joint
中手骨 metacarpal

大　小
有頭　鈎有
舟　月　三
豆

橈骨 radius
尺骨 ulna

*手根骨 carpal bone
　豆状骨 pisiform, 三角骨 triquetrum, 月状骨 lunate, 舟状骨 scaphoid,
　大菱形骨 trapezium, 小菱形骨 trapezoid, 有頭骨 capitate, 有鈎骨 hamate
　覚え方（右手背側・時計回り）"父さんの月収は大小あるが, 有効に使えよ"

手の骨と関節
（右手 背側）

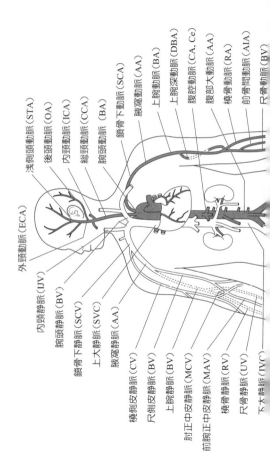

外頸動脈(ECA)

浅側頭動脈(STA)
後頭動脈(OA)
内頸動脈(ICA)
総頸動脈(CCA)
腕頭動脈 (BA)

鎖骨下動脈(SCA)
腋窩動脈(AA)
上腕動脈(BA)
上腕深動脈(DBA)
腹腔動脈(CA, Ce)
腹部大動脈(AA)
橈骨動脈(RA)
前骨間動脈(AIA)
尺骨動脈(BV)

内頸静脈(IJV)
腕頭静脈(BV)
鎖骨下静脈(SCV)
上大静脈(SVC)
腋窩静脈(AA)

橈側皮静脈(CV)
尺側皮静脈(BV)
上腕静脈(BV)
肘正中皮静脈(MCV)
前腕正中皮静脈(MAV)
橈骨静脈(RV)
尺骨静脈(UV)
下大静脈(IVC)

300

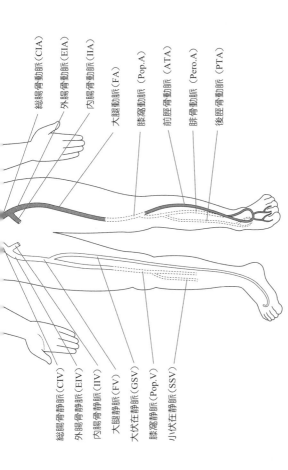

総腸骨動脈（CIA）
外腸骨動脈（EIA）
内腸骨動脈（IIA）

大腿動脈（FA）

膝窩動脈（Pop.A）

前脛骨動脈（ATA）

腓骨動脈（Pero.A）

後脛骨動脈（PTA）

全身の主な動静脈

総腸骨静脈（CIV）
外腸骨静脈（EIV）
内腸骨静脈（IIV）

大腿静脈（FV）

大伏在静脈（GSV）

膝窩静脈（Pop.V）

小伏在静脈（SSV）

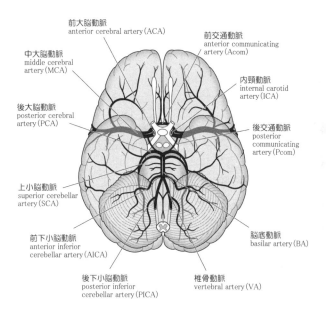

前大脳動脈
anterior cerebral artery（ACA）

前交通動脈
anterior communicating
artery（Acom）

中大脳動脈
middle cerebral
artery（MCA）

内頸動脈
internal carotid
artery（ICA）

後大脳動脈
posterior cerebral
artery（PCA）

後交通動脈
posterior
communicating
artery（Pcom）

上小脳動脈
superior cerebellar
artery（SCA）

前下小脳動脈
anterior inferior
cerebellar artery（AICA）

後下小脳動脈
posterior inferior
cerebellar artery（PICA）

脳底動脈
basilar artery（BA）

椎骨動脈
vertebral artery（VA）

頭部の動脈

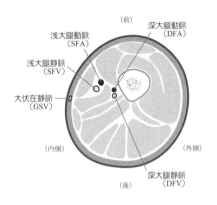

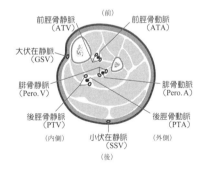

大腿・腓腹の動静脈

大腿(上)・腓腹(下)の中央部横断面

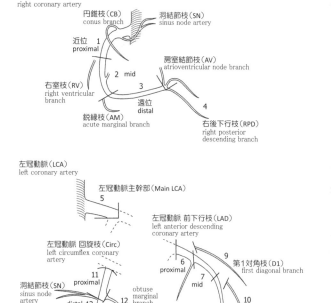

右冠動脈（RCA）
right coronary artery

円錐枝（CB）
conus branch

洞結節枝（SN）
sinus node artery

近位 1
proximal

房室結節枝（AV）
atrioventricular node branch

2 mid

3

右室枝（RV）
right ventricular branch

遠位
distal

4

鋭縁枝（AM）
acute marginal branch

右後下行枝（RPD）
right posterior descending branch

左冠動脈（LCA）
left coronary artery

左冠動脈主幹部（Main LCA）
5

左冠動脈 前下行枝（LAD）
left anterior descending coronary artery

左冠動脈 回旋枝（Circ）
left circumflex coronary artery

9 第1対角枝（D1）
first diagonal branch

11 proximal

6 proximal

7 mid

洞結節枝（SN）
sinus node artery

obtuse marginal branch
12 鈍縁枝（OM）

10 第2対角枝（D2）
second diagonal branch

distal 13

8 apical

左房回旋枝（AC）
left atrial circumflex branch

14 後外側枝（PL）
posterolateral branch

15

後下行枝（PD）
posterior descending branch

AHA分類による冠動脈の区域と名称

304

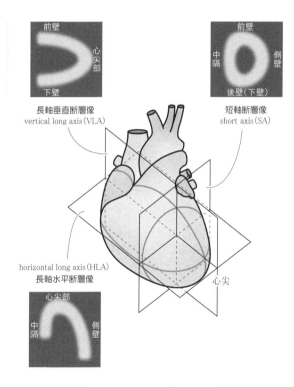

前壁
心尖部
下壁
長軸垂直断層像
vertical long axis(VLA)

前壁
中隔
側壁
後壁(下壁)
短軸断層像
short axis(SA)

horizontal long axis(HLA)
長軸水平断層像

心尖

心尖部
中隔
側壁

心筋シンチグラフィの断層像

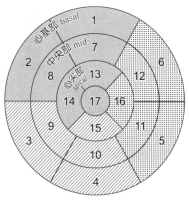

短軸断層像 short axis
1～6 心基部 basal
7～12 中央部 mid
13～17 心尖部 apical

冠動脈の主な支配領域
左前下行枝（LAD）
左回旋枝（LCX）
右冠動脈（RCA）

1. basal anterior 2. basal anteroseptal 3. basal inferoseptal 4. basal inferior 5. basal inferolateral 6. basal anterolateral 7. mid anterior 8. mid anteroseptal 9. mid inferoseptal 10. mid inferior 11. mid inferolateral 12. mid anterolateral 13. apical anterior 14. apical septal 15. apical inferior 16. apical lateral 17. apex

心筋の領域分割
（17セグメントモデル, polar map）

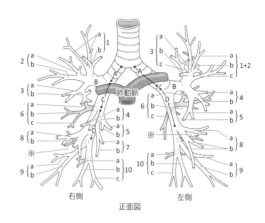

正面図

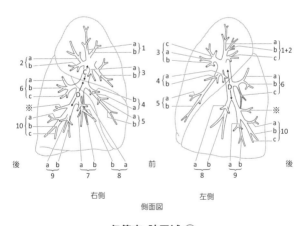

側面図

気管支・肺区域 ①

※ 欠如することがある

右肺	左肺
A　右気管支	A　左気管支
B　右上葉気管支	B　左上葉気管支
1　肺尖枝	1+2　肺尖後枝
2　後上葉枝	3　前上葉枝
3　前上葉枝	4　上舌枝
C　右中葉気管支	5　下舌枝
4　外側中葉枝	
5　内側中葉枝	
D　右下葉気管支	D　左下葉気管支
6　上 - 下葉枝	6　上 - 下葉枝
※上枝下 - 下葉枝	※上枝下 - 下葉枝
（欠如することがある）	（欠如することがある）
7　内側肺底枝	
8　前肺底枝	8　前肺底枝
9　外側肺底枝	9　外側肺底枝
10　後肺底枝	10　後肺底枝

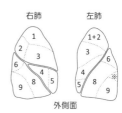

外側面

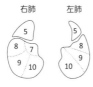

横隔膜面

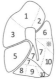

内側面

気管支・肺区域 ②

※ 欠如することがある

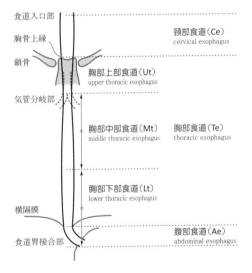

食道入口部

胸骨上縁

鎖骨

気管分岐部

横隔膜

食道胃接合部

頸部食道(Ce)
cervical esophagus

胸部上部食道(Ut)
upper thoracic esophagus

胸部中部食道(Mt)
middle thoracic esophagus

胸部下部食道(Lt)
lower thoracic esophagus

腹部食道(Ae)
abdominal esophagus

胸部食道(Te)
thoracic esophagus

食道の区分

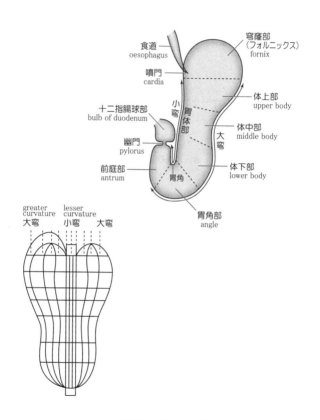

食道
oesophagus

穹窿部
（フォルニックス）
fornix

噴門
cardia

十二指腸球部
bulb of duodenum

小弯

胃体部

体上部
upper body

大弯

体中部
middle body

幽門
pylorus

前庭部
antrum

胃角

体下部
lower body

胃角部
angle

greater
curvature
大弯

lesser
curvature
小弯

大弯

胃の区分 "stomap"

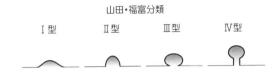

山田・福富分類

Ⅰ型　　　Ⅱ型　　　Ⅲ型　　　Ⅳ型

Ⅰ型：隆起の起始部がなめらかで明瞭な境が認められない隆起
Ⅱ型：隆起の起始部に境が認められるがくびれのない隆起（無茎性隆起）
Ⅲ型：隆起の起始部にくびれを形成しているが茎のない隆起（亜有茎性隆起）
Ⅳ型：有茎性隆起

胃の隆起性病変の肉眼分類

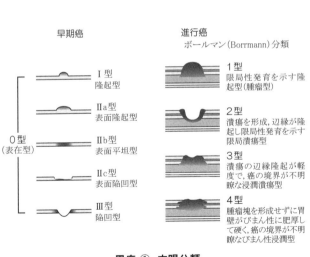

早期癌

Ⅰ型
隆起型

Ⅱa型
表面隆起型

0型
（表在型）

Ⅱb型
表面平坦型

Ⅱc型
表面陥凹型

Ⅲ型
陥凹型

進行癌
ボールマン（Borrmann）分類

1型
限局性発育を示す隆起型（腫瘤型）

2型
潰瘍を形成，辺縁が隆起し限局性発育を示す限局潰瘍型

3型
潰瘍の辺縁隆起が軽度で，癌の境界が不明瞭な浸潤潰瘍型

4型
腫瘍塊を形成せずに胃壁がびまん性に肥厚して硬く，癌の境界が不明瞭なびまん性浸潤型

胃癌 ① 肉眼分類

T分類 胃壁深達度による分類 (T=tumor)

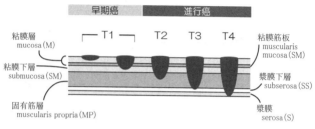

Tx: 不明
T0: 癌を認めないもの
T1: 粘膜層にとどまるもの(T1a), 粘膜下層にとどまるもの(T1b)
T2: 固有筋層にとどまるもの
T3: 漿膜下層にとどまるもの
T4: 漿膜に接する, または漿膜を破るもの(T4a), 他臓器に及ぶもの(T4b)

N分類 リンパ節への転移状況による分類 (N=lymph nodes)

Nx: 不明
N0: リンパ節転移を認めないもの
N1: 所属リンパ節に1〜2個の転移を認めるもの
N2: 所属リンパ節に3〜6個の転移を認めるもの
N3: 所属リンパ節に7個以上の転移を認めるもの
(7〜15個: N3a, 16個以上: N3b)

M分類 遠隔転移(所属リンパ節外への転移)の有無による分類 (M=metastasis)

Mx: 不明
M0: 遠隔転移を認めないもの
M1: 遠隔転移を認めるもの

胃癌 ② TNM分類

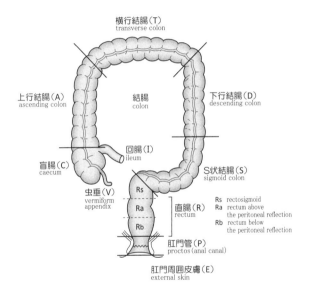

大腸の区分

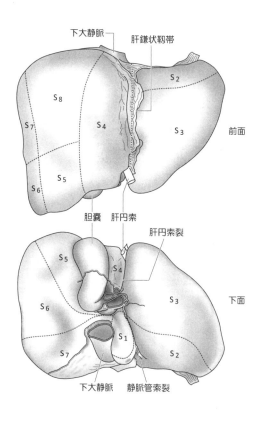

前面

下面

肝区域 ①　クイノー(Couinaud)**の区域分類**

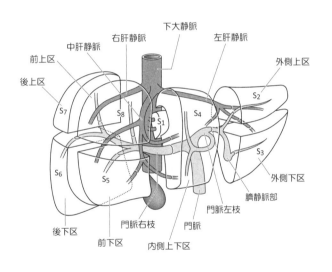

下大静脈
右肝静脈
中肝静脈
左肝静脈
前上区
後上区
外側上区
S7
S8
S1
S4
S2
S6
S5
S3
外側下区
臍静脈部
後下区
門脈右枝
前下区
内側上下区
門脈
門脈左枝

肝区域 ② 肝内血管

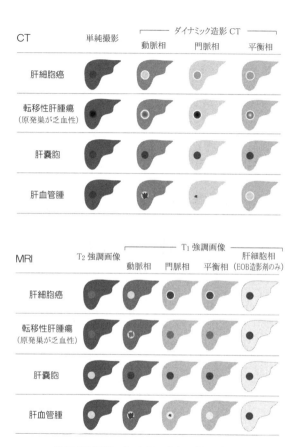

造影CT・MRIにおける肝病変の描出像の例

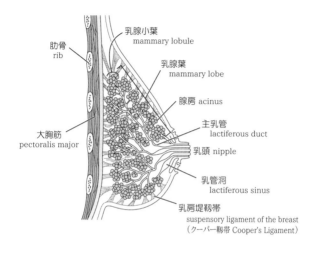

肋骨
rib

乳腺小葉
mammary lobule

乳腺葉
mammary lobe

腺房 acinus

主乳管
lactiferous duct

乳頭 nipple

大胸筋
pectoralis major

乳管洞
lactiferous sinus

乳房堤靱帯
suspensory ligament of the breast
（クーパー靱帯 Cooper's Ligament）

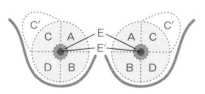

A. 内上部　B. 内下部　　C. 外上部　　D. 外下部
C′. 腋窩部　E. 乳輪部　　E′. 乳頭部

乳房区域

乳腺の構造と乳房区域

製品量	濃度	添加水量	出来上がり量
(g)	(W/V%)	(mL)	(mL)
100	50	175.3	200.0
100	60	142.4	166.7
100	70	118.9	142.9
100	80	101.3	125.0
100	90	87.6	111.1
100	100	76.7	100.0
100	110	67.7	90.9
100	120	60.3	83.3
100	130	53.9	76.9
100	140	48.5	71.4
100	150	43.8	66.7
100	160	39.7	62.5
100	170	36.1	58.8
100	180	32.9	55.6
100	190	30.0	52.6
100	200	27.4	50.0
100	210	25.0	47.6
100	220	22.9	45.5
100	230	21.0	43.5
100	240	19.2	41.7

硫酸バリウム($BaSO_4$)濃度計算式（製品の硫酸バリウム含有率98.6％の場合）

濃度（W/V%）＝ A×0.986／｛(A×0.986／4.5)＋B｝×100

濃度（W/V%）＝ A／C×100

A：製品量（g），B：添加水量（mL），C：出来上がり量（mL）

硫酸バリウム濃度調整表

ボンベ内容積3.4 L，ガス容量500Lの場合

ボンベ内圧力		酸素流量（L/分）										
(kgf/cm²)	(MPa)	0.5	1.0	2.0	3.0	4.0	5.0	6.0	7.0	8.0	9.0	10.0
150	15	816	408	204	136	102	81	68	58	51	45	40
140	14	761	380	190	126	95	76	63	54	47	42	38
130	13	707	353	176	117	88	70	58	50	44	39	35
120	12	652	326	163	108	81	65	54	46	40	36	32
110	11	598	299	149	99	74	59	49	42	37	33	29
100	10	544	272	136	90	68	54	45	38	34	30	27
90	9	489	244	122	81	61	48	40	34	30	27	24
80	8	435	217	108	72	54	43	36	31	27	24	21
70	7	380	190	95	63	47	38	31	27	23	21	19
60	6	326	163	81	54	40	32	27	23	20	18	16
50	5	272	136	68	45	34	27	22	19	17	15	13
40	4	217	108	54	36	27	21	18	15	13	12	10
30	3	163	81	40	27	20	16	13	11	10	9	8
20	2	108	54	27	18	13	10	9	7	6	6	5
10	1	54	27	13	9	6	5	4	3	3	3	2

▨ 30分未満　▨ 20分未満　■ 10分未満　　　　　　　　（分）

使用可能時間の計算式

圧力の単位が MPa の場合

$$使用可能時間 = \frac{残酸素量\ \overbrace{ボンベ内容積(L) \times ボンベ内圧力(MPa) \times 10 \times 安全係数0.8}}{酸素流量(L/分)}$$

圧力の単位が kgf/cm² の場合

$$使用可能時間 = \frac{残酸素量\ \overbrace{ボンベ内容積(L) \times ボンベ内圧力(kgf/cm²) \times 安全係数0.8}}{酸素流量(L/分)}$$

酸素ボンベ使用可能時間の目安

X線造影剤の造影部位

造影剤		CT	脳血管	心肺血管	大動脈	選択的血管	四肢血管	IADSA
イオパミロン® (イオパミドール注射液／非イオン性 モノマー造影剤)	150	●						●
	300	●	●		●	●	●	●
	370	●		●	●	●	●	●
イオメロン® (イオメプロール注射液／非イオン性 モノマー造影剤)	300	●			●	●	●	●
	350	●		●	●	●	●	
	400			●	●			
イソビスト® (イオトロラン注射液／非イオン性ダイ マー造影剤)	240							
	300							
ウログラフイン® (アミドトリゾ酸ナトリウムメグルミン注射 液／イオン性モノマー造影剤)	60%							
	76%							
オプチレイ® (イオベルソール注射液／非イオン性 モノマー造影剤)	240	●						
	320	●	●		●	●	●	●
	350	腹部のみ		●	●	●		
オムニパーク® (イオヘキソール注射液／非イオン性 モノマー造影剤)	140	●						●
	180							
	240	●					●	
	300	●	●				●	●
	350	●		●	●	●		
ガストログラフイン® (アミドトリゾ酸ナトリウムメグルミン液／ 経口剤)								
バリトップ®CT (硫酸バリウム／経口剤)								

IVDSA	脳室・脳槽	脊髄	唾液腺	消化管	消化管CT	静脈性胆道	PTC	ERCP	静脈性尿路	逆行性尿路	子宮卵管	関節	リンパ系
									●	●			
●									●	●			
●									●				
●									●				
●									●				
									●				
	●	●											●
												●	●
							●	●					
			●										
●									●				
	●	●											
	●	●							●				
●		●							●				
●									●				
				●	●								
					●								

（次ページへ続く）

造影剤	CT	脳血管	心肺血管	大動脈	選択的血管	四肢血管	IADSA
ビジパーク® （イオジキサノール注／非イオン性ダイマー造影剤） 270		●				●	
320						●	
ピリスコピン® （イオトロクス酸メグルミン注射液／イオン性ダイマー造影剤） 50							
プロスコープ® （イオプロミド注射液／非イオン性モノマー造影剤） 300	●	●		●	●	●	●
370	●		●	●	●	●	●
リピオドール® （ヨード化ケシ油脂肪酸エチルエステル注射液／油性造影剤） 480							
硫酸バリウム （経口剤）							

IVDSA	脳室・脳槽	脊髄	唾液腺	消化管	消化管CT	静脈性胆道	PTC	ERCP	静脈性尿路	逆行性尿路	子宮卵管	関節	リンパ系
								●		●			
						●							
●									●				
●									●				
											●		●
				●									

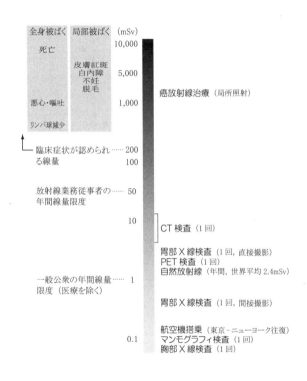

放射線被ばく

(上に示す検査・治療における放射線量は目安.
撮影方法，照射時間，機器などにより異なる)

MEMO

MEMO

ポケット英和医学用語・略語辞典

1999 年 3 月 4 日　 1 版 1 刷　　　　　　　©2024
2023 年 1 月 10 日　25 版 1 刷
2024 年 1 月 10 日　26 版 1 刷

編　者
「ポケット英和医学用語・略語辞典」編集委員会

発行者
株式会社 南山堂　代表者 鈴木幹太
〒 113-0034　東京都文京区湯島 4-1-11
TEL 代表 03-5689-7850　　www.nanzando.com

ISBN 978-4-525-01246-5

A0124612601-A